「食べる」ことを支える ケアとIPW

保健・医療・福祉における コミュニケーションと専門職連携

諏訪さゆり・中村丁次 編著

藤田伸輔・尾岸恵三子・大塚眞理子・長谷川真美・吉内佐和子
西郊靖子・伊藤美穂子・栢下　淳・小切間美保・近藤今子
弘津公子・清水紗弥香・荒木暁子・青木ゆかり・谷本真理子
工藤美香・三浦美奈子・石橋みゆき・島村敦子・松永美根子
桑田昭子・大塚弥生・会田薫子・佐伯恭子・林　静子

共著（執筆順）

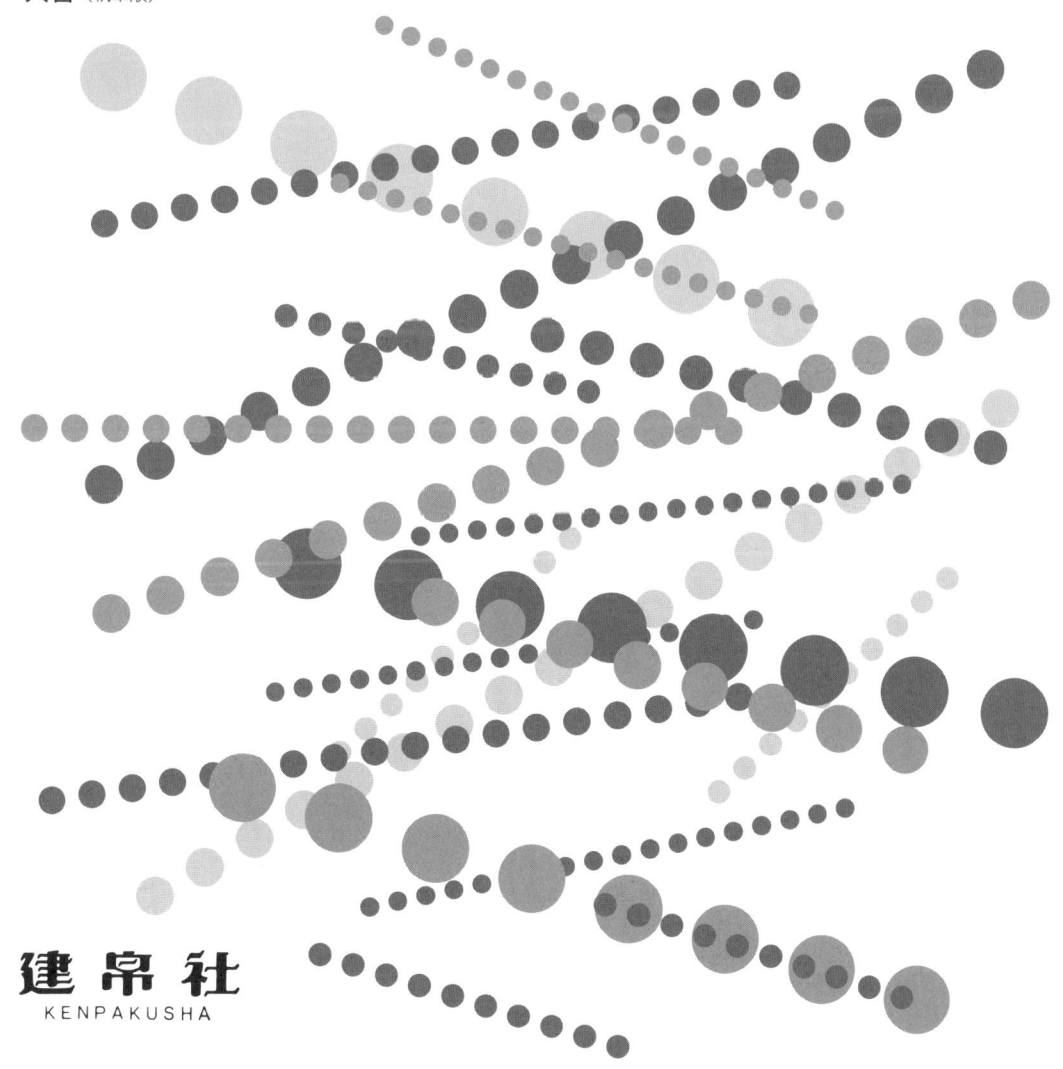

建帛社
KENPAKUSHA

はじめに

　「食べる」ことは，私たち人間が生命，生活，人生をよりよく営む上での重要な関心事である。一人の人間や家族としての成長，発達はもちろん，疾病，そして死にも大きくかかわり，政治，経済，環境，文化，科学技術など，社会におけるさまざまなものから影響を受けている。「食べる」ことを通して，人々，地域，社会はつながり，支え合っているのである。

　そのため保健・医療・福祉の専門職は，対象者の「食べる」ことに関するさまざまな問題に直面することが多い。それらはまさに対象者の生命，生活，人生に大きく影響しており，一専門職のみで支援できる問題とは限らない。

　例えばビタミンB_1欠乏症，いわゆる脚気は，日本において食糧事情が悪かった頃の病気ととらえられやすい。昔の病気だと認識している人がほとんどである。しかし，胃がんや妊娠悪阻を患っている人や経済的に困窮していたり一人暮らしであることによってバランスのよい食事を摂れなくなっている人，勤務時間が一定しない，昼夜逆転の生活をしているなど生活リズムが乱れて食事を規則正しく摂ることができない人，仕事や人間関係などのストレスからアルコールを大量に摂取している人などが，ビタミンB_1欠乏症を罹患している。ビタミンB_1の血中濃度の基準値も見直され，あらためて設定されている状況もある。決して昔の病気ではない。

　医療の進歩によってより多くの生命を救うことができるようになり，人々の生き方も多様になっていることから，「食べる」ことにかかわる障害もさまざまな種類とレベルが存在するようになった。しかも食べなくても生きられる時代を既に迎えている。だからこそ，「食べる」ことにかかわる問題は今まで以上に個別化し，複雑になっている。保健・医療・福祉の専門職たちが連携して，「食べる」ことの意義を対象者とともに見出したりとらえ直したりしながら支援することが求められているのである。

　Interprofessional Work，すなわち専門職連携と一口に言っても，それはたやすいことではない。「食べる」ことや生きることについて，対象者や専門職間の価値観の相違が明らかとなり，支援の方針を明確に立てるまでの合意に至らず，お互いに悩んでいることが多いという現実がある。専門職がたった一人で悩んでいる場合もあろう。

　しかし，ともに悩むことができる専門職を得ること，お互いに悩みながらも対象者のQOLが高まることを目指して，お互いの専門性を理解し信じて協働しようとすることから問題解決への着実な一歩が始まっていく。

　本書は，一筋縄ではいかないけれど，保健・医療・福祉を展開する上で不可欠となっている専門職連携を効果的に実践しながら，さまざまな対象者の「食べる」ことをいかに支えていくのかということに焦点を当てたものである。「食べる」こと

や専門職連携の基本的知識と多くの具体的実践から構成されているので，本書を手にとった方にとって，「食べる」ことに関する問題の諸相を理解するとともに，「食べる」ことや専門職連携の可能性が広がり，明日からの実践の貴重なヒントが得られる一冊となるであろう。「食べる」ことを支えるケアの具体的実践や専門職連携についての研修会などでも，ぜひ活用してほしい。

　本書は，「食べる」ことを出版の立場から支えたいと願う建帛社と編者らの出会いによって企画され，刊行までの道のりを歩むことができた。執筆者たちには本書の意義を深く理解していただき，理念と実践が統合された原稿を提供していただいた。これら執筆者，編集者との出会いに感謝し，本書によって「食べる」ことを支えるケアと専門職連携が深化し普及することを願っている。

2012年5月

編者　諏訪さゆり
中村　丁次

目次

第1章 「食べる」ことの意味　　1

1 「食べる」ことと栄養補給 …………………………………… 1
2 「食べる」ことの意義と特徴 ………………………………… 2
3 「食べる」ことと食欲 ………………………………………… 3
4 傷病者の食事 …………………………………………………… 4

第2章 ICF ―「食べる」を支えるケアと専門職連携の基盤―　　5

1 ICFの考え方 …………………………………………………… 5
2 ICFの具体的な構造とコード ………………………………… 10
3 ICFの活用と事例 ……………………………………………… 13
　　事例　Aさん：50歳，男性，糖尿病，単身赴任中 ………… 13
4 障害を克服するための医学モデルと社会モデル …………… 15
5 ICFを活用するメリット ……………………………………… 16

第3章 「食べる」ことの自立と自律を支えるケアとコミュニケーション　　17

1 「食べる」ことの自立と自律を支えるケア ………………… 17
　　事例　つくる行動 ……………………………………………… 20
　　事例　食べる行動 ……………………………………………… 21
　　事例　伝承する行動 …………………………………………… 22
2 「食べる」ことの自立と自律を支えるコミュニケーション … 23
3 おわりに：「食べる」ことの自立と自律のために …………… 26

第4章 「食べる」ことを支える専門職連携実践　　27

4-1. 専門職連携実践（Interprofessional Work；IPW）とは何か …… 27

1 連携の必要性 …………………………………………………… 27
2 用語の整理 ……………………………………………………… 27

目　次

  3　英国におけるIPW／IPEの発展 …………………………………… 29
  4　日本へのIPW／IPEの導入 ………………………………………… 29
  5　IPWの基本的な考え方 ……………………………………………… 30
  6　IPWの二重構造，三重構造 ………………………………………… 31

4-2. 専門職連携実践（IPW）のポイント ……………………………… 32

  7　IPWを実践する力 …………………………………………………… 32
  8　「食べる」ことを支える専門職 ……………………………………… 35
  9　摂食・嚥下のIPWの試み：摂食・嚥下事例検討会の例 ………… 35
   事例　摂食・嚥下事例検討会 ……………………………………… 36

第5章　「食べる」ことを支える栄養状態の評価・判定と栄養法　40

5-1. 「食べる」を支えるために必要なこと ……………………………… 40

  1　栄養アセスメントの必要性 ………………………………………… 40
  2　栄養アセスメントの方法と栄養補給 ……………………………… 41

5-2. 栄養状態の評価・判定 ……………………………………………… 42

  3　栄養状態評価のプロセス …………………………………………… 42
  4　栄養スクリーニング ………………………………………………… 42
  5　栄養アセスメント …………………………………………………… 43
  6　栄養状態の判定 ……………………………………………………… 46

5-3. 摂食・嚥下機能の評価・判定
　　　　―非経口摂取から経口摂取への進め方― ………………………… 46

  7　摂食・嚥下リハビリテーションにおける生活機能構造モデルと治療計画 …… 46
  8　摂食・嚥下の機構と特徴 …………………………………………… 47
  9　摂食・嚥下障害の予後 ……………………………………………… 48
  10　摂食・嚥下機能の障害の評価と訓練 ……………………………… 49
  11　QOLと治療 ………………………………………………………… 51

5-4. 栄養補給法の種類と特徴 …………………………………………… 51

  12　栄養補給法の種類 …………………………………………………… 51
  13　経静脈栄養法の種類と特徴 ………………………………………… 51
  14　経腸栄養法の種類と特徴 …………………………………………… 53
  15　「食べる」を支える栄養補給法の選択 …………………………… 54

5-5. 摂食・嚥下機能に応じた物性の食事の提供 ……………………… 54

  16　食べ物の物性 ………………………………………………………… 55

17 飲み物の物性……………………………………………………………… 58
18 高齢者への留意点……………………………………………………… 59

第6章 こどもの「食べる」を支える食育　62

1 食育とは何か…………………………………………………………… 62
2 こどもの食を取り巻く現状…………………………………………… 63
3 こどもの「食べる」を支えるしくみづくりと事例………………… 66
　事例 N小学校：食にかかわる体験学習……………………………… 67
　事例 P小学校：朝食お手伝いプロジェクト………………………… 68
4 おわりに：こどもの「食べる」を育てるために…………………… 69

第7章 働き盛り，子育て世代のおとなの「食べる」を支える健康教育　71

1 働き盛り，子育て世代のおとなの現状……………………………… 71
2 おとなの食生活・健康における問題点と健康教育………………… 71
3 おとなの「食べる」を支えるしくみづくりと健康教育の具体的な方法…… 73
　事例 職場給食を活用した取り組み…………………………………… 75
　事例 市民の生活の場に出向く健康教育……………………………… 76

第8章 高齢者の「食べる」を支える健康教育とケア　78

8-1. 健やかな老いを実現するための「食べる」を支える健康教育……78

1 少子高齢社会における高齢者の現状………………………………… 78
2 高齢者による健康教育：低栄養予防・介護予防を支援する事例… 79
　事例 「おばあちゃんと活き活きエコクッキング」事業…………… 80
3 高齢者の社会貢献活動と well-being…………………………………… 82

8-2. 機能低下や機能障害を有する高齢者のケア ……………………83

4 加齢に伴う心身の変化と「食べる」を支えるケア………………… 84
5 加齢に伴うその他の問題と「食べる」を支えるケア……………… 87
6 機能低下・障害を有する高齢者の「食べる」を支える多職種によるケア…… 89
7 経鼻経管栄養法からの経口移行：高次脳機能障害の症状を改善して
　摂取量を安定させるための多職種によるアプローチの事例……… 89
　事例 Qさん：87歳，女性，高次脳機能障害………………………… 90

目　次

第9章　障害のあるこどもの「食べる」を支えるケア　95

1　障害児施設におけるIPW構築のプロセス……………………… 95
2　障害のあるこどもの「食べる」にかかわる問題………………… 96
3　摂食・嚥下障害のあるこどもの多職種連携における支援と事例… 100
　　事例　Aくん：1歳，男児，早産超低出生体重児……………… 102
4　障害児の「食べる」ことにかかわるIPWのコミュニケーションの
　　ポイント………………………………………………………… 103

第10章　慢性疾患患者の「食べる」を支えるケア　105

1　慢性疾患をもつ人の「食べる」ことにかかわるケア…………… 105
2　慢性疾患患者の「食べる」を支えるケア関係の構築と多職種連携に
　　よる支援：一人暮らしの外来糖尿病患者を支援する事例……… 106
　　事例　Sさん：76歳，女性，2型糖尿病，一人暮らし………… 107

第11章　嚥下困難者の「食べる」を支えるケア　110

1　嚥下困難者が安全に食べるためのポイント……………………… 110
2　障害に応じたケアの方法………………………………………… 111
3　嚥下困難者の「食べる」を支える多職種連携，地域連携（救急医療から
　　施設・在宅へ）の重要性………………………………………… 114
4　経静脈栄養法からの経口移行：低栄養状態改善のための多職種による
　　アプローチの事例………………………………………………… 114
　　事例　Tさん：74歳，男性，低栄養，嚥下障害………………… 115

第12章　手術を受ける患者の「食べる」を支えるケア　117

1　手術を受けることと栄養状態との関連…………………………… 117
2　周手術各期の患者へのケア：患者の「食べる」を支える多職種連携に
　　よる支援の事例…………………………………………………… 119
　　事例　Uさん：70歳，男性，胸部食道がん，無職，妻と二人暮らし…… 119

第13章 在宅ケア・在宅療養を必要とする患者の「食べる」を支えるケア　125

13-1. 退院支援における「食べる」を支えるケア ……………………… 125
1. 退院支援とは ……………………………………………… 125
2. 「食べる」をつなぐ重要性 ……………………………………… 125
3. 退院支援のプロセスにおける「食べる」を支える職種とその連携 …… 126
4. 「食べる」を支える家族へのケア ……………………………… 130

13-2. 訪問による「食べる」を支えるケア ……………………………… 131
5. 在宅患者の「食べる」を支えるケアの重要性 …………………… 131
6. 自宅で誤嚥性肺炎のリスクを抱えながらも経口摂取を継続している事例 … 132
   - 事例　Wさん：80歳代，男性，誤嚥のリスク，在宅療養 ………… 132
7. 事例からみた訪問による「食べる」を支えるケアの特徴 ………… 134

第14章 認知症の人の「食べる」を支えるケア　140

1. 認知症の人の「食べる」を支えるケアとは ……………………… 140
2. アルツハイマー型認知症の人の介護老人保健施設における事例 …… 141
   - 事例　Yさん：97歳，女性，認知症 …………………………… 141
3. 施設における「食べる」を支えるケアの考え方 ………………… 144
4. おわりに：おいしく，楽しく，自立して食べるために ………… 146

第15章 エンドオブライフにおける「食べる」を支えるケア　147

15-1. 胃ろう栄養法の現状と課題―終末期医療における意識改革へ・147
1. 胃ろう栄養法に関する誤解のおそれ ……………………………… 147
2. 胃ろう栄養法の汎用の背景 ……………………………………… 147
3. 胃ろう栄養法の適応：利点の多さによる弊害も ………………… 148
4. 終末期の胃ろう栄養法の効果 …………………………………… 149
5. 意識改革へ：AHNの差し控えは餓死ではなく緩和ケア ………… 150
6. コミュニケーションの重要性 …………………………………… 150

15-2. 誤嚥性肺炎予防のケア …………………………………………… 151
7. 誤嚥性肺炎とは …………………………………………………… 151

目　次

　　8　誤嚥性肺炎の原因・誘因と誤嚥性肺炎予防のケア……………………… *152*
　　9　誤嚥性肺炎の早期発見のためのアセスメントとポイント……………… *154*
　10　誤嚥性肺炎の治療とケアの課題………………………………………… *155*

第16章　「食べる」を支えるケア管理・経営と専門職連携　*157*

　1　はじめに：近年の医療の動向と対応……………………………………… *157*
　2　診療報酬における「食べる」を支えることとIPW……………………… *157*
　　　事例　Zさん：83歳，女性，認知症，低栄養のリスク……………… *158*
　3　介護報酬における「食べる」を支えることとIPW……………………… *158*
　4　終わりに：患者・利用者の満足度向上につながる経営への貢献………… *158*

　■索　　引……………………………………………………………………… *159*

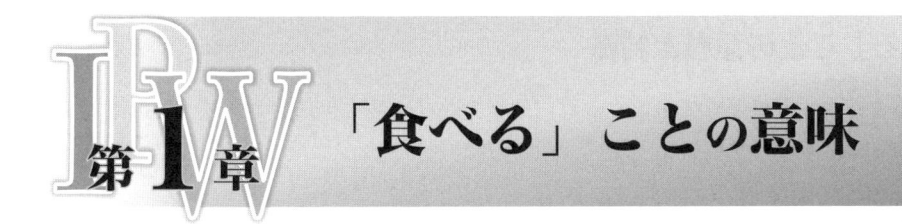

第Ⅰ章 「食べる」ことの意味

1 「食べる」ことと栄養補給

　「食」という漢字は，「人を良くする」と書く。漢字を発明した漢民族は，飲食物を口から摂取することで飢餓から解放され，人がよい状態，つまり健康で幸せになれると考え，この行為を「食べる」と表現したようである。逆に，人は食べないと体調を崩して病気になり，最終的には死ぬことから，健康で幸せにはならない，つまりよい状態にはならないことになる。

（1）栄養補給とは

　18世紀に誕生した栄養学は，人が食べないと死ぬことから，日常的に摂取している食物に生命の源があると考え，食物のなかの有効成分を分析してこれを生命の元とし，「栄養素」と名づけた。新たな栄養素の発見過程が栄養学の進歩であった。現在，エネルギーを有して摂取量が多いたんぱく質・脂質・糖質をマクロ栄養素，摂取量がmg単位以下で主として代謝の調節をする各種のビタミン・ミネラルをミクロ栄養素と位置づけ，約40種類の栄養素が発見されている。

　これら栄養素が欠乏状態にも過剰状態にもならない適正量が，健康人の場合に食事摂取基準（Dietary Reference Intakes；DRIs）として設定されている。栄養補給とは，人間が生命と健康を維持するために必要なエネルギーと栄養素を体内に補給することをいう。したがって栄養補給の目標は，対象者の健康状態，栄養状態，疾病状態に対応して，エネルギーと全ての栄養素を過不足なく補給することになる。

（2）「食べる」こと以外の栄養補給法

　従来，人間は食物を調理・加工して食事として日常的に食べること，つまり経口的に食物を摂取することにより，その有効成分を消化・吸収して栄養素として栄養補給を行っていた。「食べる」ことと栄養を補給することは同意語として扱われていた。生命を維持するためには，栄養補給が不可欠であり，摂食能力の低下により食事からの摂取量が減少すると，十分な栄養補給ができず栄養状態が悪化して，長期に及ぶ場合には栄養欠乏状態を起こし，最後には餓死することもある。栄養成分を多く含む食品の選択と摂取，さらに食欲の増大と，おいしく食べやすい調理の開発は，十分な栄養補給のための重要な条件であった。

　ところが，病人や高齢者では，どのように食品の選択や調理法を工夫しても摂取量が増大せず，栄養補給が十分行われない場合がある。近年，このような問題を解決するために，カテーテル（管）を用いて経管・経腸栄養や経静脈栄養として，栄養素を補給する方法が発展した。これらの特殊な方法で栄養素を摂取することを，食事に対峙する狭義として「栄養補給」（nutrition support）といわれるようになってきた。したがって，人間が体内に栄養素を補給する方法は，経口的な栄養補給法である食事と，食べることを介さないでカテーテルを用いた経腸栄養や経静脈栄養の2種類に大別できる。

2 「食べる」ことの意義と特徴

栄養補給法のなかで，食事として摂取する経口的な方法は，最も生理的であり，他の栄養補給法に比べて有利な点は多い（表1-1）。

（1）おいしさと生理作用

「食べる」ことにより，口腔内で咀嚼しておいしさを感じ，味覚を満たすことは，その後の消化・吸収・代謝のイニシエーターとして重要な働きをしている。例えば，Richardsonら[1]は，9人の健常者に，味のついた普通の食物を食べさせると食後に胃液やガストリンが分泌されるが，味のないチューブを噛んだ場合にはこれらが分泌されないことを示している。このことは，食物の特定の成分が消化管に作用するのではなく，おいしいという感覚情報が中枢神経を介して大脳に伝達され，その情報が消化管に作用し，消化のための準備体制をつくるのだろうと考えられている。また，Strubbeら[2]は，食後に血糖上昇が起こるが，血中のインスリン濃度はその前からすでに上昇していることを見出し，これは味覚情報が延髄の孤束核に伝わり，迷走神経背側核を介して，消化・吸収からインスリン分泌が始まっていることを示している。

一方，食事によって受ける感覚は，食後の熱産生にも影響を与えている。Diamondら[3]は，犬を使って，食物を味わえるように経口的に摂取させると，摂食直後にエネルギー消費の増大がみられたが，カテーテルを用いた経管栄養により非経口的に投与すると，このような現象はみられなかったことを見出している。逆に，食道ろうをつくって経口的に摂取しても，食物が胃に達しない偽食を行えば，味わうことはできるが，食物が消化管内に到達しないので，摂食直後の味わう時間帯のみに食後の熱産生が起こることも明らかにされている。口腔感覚が，中枢神経を介してエネルギー代謝にも影響を及ぼしていることがわかる。

つまり，「食べる」こと，口腔に食物が入って味わうことにより起こる種々の味覚情報は，大脳に伝わって自律神経系を介して来るべき事態を予測し，消化・吸収，さらに代謝までの準備体制を整えようとしている。生体のfeed forwardとかcatch upと呼ばれる現象で，味覚刺激はそのイニシエーターになっている。逆にいえば，カテーテルを用いた強制的な栄養補給法は，食物を味わうことがないので，このようなイニシエーターの作用がないままに食物や栄養剤を消化管

表1-1 「食べる」ことの意義

① 最も生理的で自然な栄養補給である。
② 特殊な器具の必要がないため，摂取する食品は量的にも質的にも制限されない。
③ 食欲と味覚が満たされて精神的満足感を得やすい。
④ 摂食による消化・吸収・代謝，神経作用，免疫などの調節を受けやすい。
⑤ 経管・経腸，経静脈による栄養補給に伴う感染症や代謝障害等の合併症が起こりにくい。
⑥ 口腔内刺激が，次のステップである消化・吸収，さらに代謝のイニシエーターになる。
⑦ おいしさを感じることにより，快感を得ることができる。
⑧ 食品に含有される未知の有効成分を無意識に摂取できる。

に投与している。例えば，経皮内視鏡的胃ろう造設術（percutaneous endoscopic gastrostomy；PEG）によって，消化管に食物が投与されれば，味覚刺激によるイニシエーターの作用なしに生体は消化・吸収を始めることになる。

（2）おいしさとQOL

「食べる」こと，おいしさを感じながら食事をすることは，このような生理作用が期待できると同時に，人間としてのQOL（quality of life；生活の質）を高める作用もある。

最近の研究では，食事のフルコースを食べて満腹感を感じたとしても，好物のデザートが出ると満腹感に関係なく摂取するのは，おいしい感覚が脳内に刺激を与えて快感の報酬を得ることができるためといわれている。つまり，肥満者にみられる脳内調節機構の破壊による過食は，コカインやマリファナによる中毒症状と類似性があるといわれ始めている[4]。おいしいものを味わって食べることにより脳内へ快感を伝えてその報酬を求めることが，麻薬の作用に近いものがあるからである。麻薬にみられるような快感に対する異常な報酬行為にまでは至らないが，人間は，一般的に食べることによって快感を得ることは確かである。経管・経腸栄養や経静脈栄養でしばらく経口摂取を中断していた患者が最初に飲むスープは，スプーン数杯程度であるためにエネルギーやたんぱく質の十分な補給にはならず，栄養状態の改善にはならないのであるが，おいしさという快感を得ることにより，患者の顔色はよくなり，活動性が向上して，いわゆる"元気"になる。

さらに「食べる」ことは，共食する人たちとの人間関係の距離を縮めたり，その関係を良好にすることができる。一人で黙々と食べる場合に比べて，複数で食べれば，他者を意識することにより摂取量が増え，栄養のバランスもよくなることが明らかになっている。

（3）未知の有効成分の摂取

経静脈栄養は，栄養素を血液中に直接投与することができるが，投与される成分は栄養素として規定された成分であり，まだ発見されていない未知の栄養素や有効成分は含まれていない。しかし，食事で摂取する食物の多くは，自然界に存在して生命を有する動物と植物であり，これらのなかには，まだ人間が栄養素や機能成分として発見していないものも含まれ，これらを無意識に摂取することができることにもなる。

3 「食べる」ことと食欲

「食べる」ことを進めるには，次の生理的条件が不可欠である。
　①食欲が存在する。
　②咀嚼・嚥下が可能である。
　③上部腸管に閉鎖性病変が存在しない。
　④適当な小腸の運動と面積がある。

このなかでも，①と②は「食べる」ことの特異的な条件であり，これらがない場合は経管・経腸栄養となり，4つ全ての条件が失われた場合には経静脈栄養となる。

臨床の場で，最初に「食べる」ことを困難にするのが食欲の喪失であり，食欲の調節は「食べる」ことを進める上での最初の課題となる。食欲を調節する最も重要な器官は，視床下部の腹内側核と外側視床下野に存在する食欲中枢であり，前者を満腹中枢，後者を摂食中枢と呼ぶ。この食欲中枢に，血糖，インスリン，遊離脂肪酸，ポリペプチドや神経伝達物質が影響を与える。ま

た，食欲は，消化管からの情報や視覚・味覚・嗅覚などの感覚情報や心理的状態，自己体験，社会的要因等から影響を受ける。

空腹感は長時間食物を摂取しなければ誰にでも必ず起こるが，食欲は時間がくれば自然に発現する生理的欲求ではない。つまり，空腹感と食欲は異なる現象であり，空腹感があっても食欲がないことも，空腹感がなくてもある食物に食欲が出ることもある。一般に病気になると，病気に対する不安，抑うつ，緊張など精神的ストレスがかかって食欲が低下したり，逆にやけ食いや気晴らし食いなどで過食することもある。

病気そのものが，食欲に関係した味覚に影響を及ぼす場合もある。例えば，川島ら[5]は，急性肝炎，肝硬変，アルコール性肝炎患者の味覚を濾紙法で調べているが，いずれの肝疾患においても増悪期には，塩味・甘味・苦味・酸味の味覚が低下していることを見出している。そして，病気の回復に従って味覚の回復もみられるが，不可逆的疾患である肝硬変の場合は他の肝疾患に比べて味覚の回復の程度が悪かったのである。

4 傷病者の食事

「食べる」ことはこのように，複雑でデリケートな，空腹や食欲，さらに味覚の調節を前提にしなければならない。そこで，食べやすい味付け，形態，摂食方法等，種々の工夫がされる。傷病者の食事は一般に，ご飯を主食とした常食の他に，粥食を主体とした軟食，流動物を組み合わせた流動食，粥食をミキサーにかけたミキサー食，常食や軟食をきざんだきざみ食，粘性をつけて口腔内および食道での通りをよくしたとろみ食，1日に3回以上摂食する頻回食など，多種・多様な食事が用意される。

さらに，病気の状態，各種の治療法，薬物，人間関係，精神状態など多様な要因を考慮しながら，関係する職種が連携して，傷病者が人間らしく食べられるように進めていくことが大切になる。

【引用文献】

1) Richardson CT, *et al.*: Studies on the role of cephalic-vagal stimulation in the acid secretory response to eating in normal human subjects. *J Clin Invest*, **60**, 1977, 435-441.
2) Strubbe JH, Steffens AB: Rapid insulin release after ingestion of a meal in the unanesthetized rat. *Am J Physiol*, **229**, 1975, 1019-1022.
3) Diamond P, *et al.*: Palatability and postprandial thermogenesis in dogs. *Am J Physiol*, **248**, 1985, E75-79.
4) Kenny, PJ: Reward mechanism in obesity: New insights and future directions. *Neuron*, **69**, 2011, 664-679.
5) 川島由起子，中村丁次，ほか：肝疾患患者における味覚異常．アルコール代謝と肝，**9**，1990．110-115．

第2章 ICF ―「食べる」を支えるケアと専門職連携の基盤―

1 ICFの考え方

「健康」を肉体的なものだけではなく、もっと広い視野から考えるべきであることを明確に示したのがICFである。ICFとは、WHO（世界保健機関）が2001年5月に策定・公表した国際生活機能分類（International Classification of Functioning, Disability and Health）のことである。ICFの理念図（図2-1）は、「健康」とは「身体的なもの（心身機能と身体構造）」「活動」、そして「参加」から成り立ち、「環境因子」と「個人因子」がこれらを支えていることを示している。健康とは精神的・肉体的に健全であることという従来からのイメージではなく、活動と参加を実行できなければ健康とはいえないと宣言しているのである。これは精神的・肉体的健康の回復に心血を注いできた医師にとってはパラダイムシフトともいえようが、リハビリテーションが重視される現代の医療にとっては当然のことであろう。

「活動」と「参加」は少しわかりにくいと思われるので、「活動」を「日常生活」、「参加」を「社会生活」と置き換えてみてはいかがであろうか。「日常生活を一人でどの程度できますか？ どのように実行していますか？」「家庭を出てどの程度社会にかかわることができますか？ どのような役割を実行していますか？」と考えてみると、日常の家庭内での食事、あるいは弁当を食べることも「活動」であり、友人たちとの会食やビジネスでのパワーランチは「参加」となる。そ

図2-1 ICFの理念図

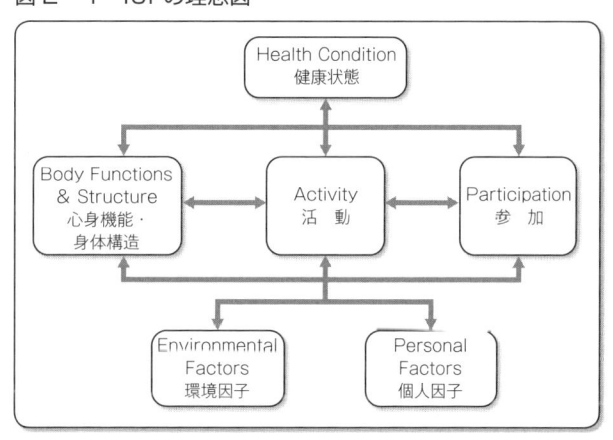

して友人との会食を楽しむには、服装を整えて、レストランに出かけていくことも必要になり、そういう会食を楽しむ時間・金銭的余裕も必要になる。友人との会食を楽しめるようなおしゃれなレストランや交通機関も必要になる。

こういった環境因子に支えられて、豊かな社会生活が成り立っている。また、個人の価値観や行動力といった個人因子も重要な要素となる。ここではICFの基本的な理解を目指して、本書の課題である食事に注目しながら解説していく。

（1）食事にかかわる活動

ⅰ．生活モデルの視点からみた「食べる」こと　　食事にかかわる活動（表2-1）を考えてみよう。

表2－1　「食べる」についてのICF：生活モデル

判　断	食　事	準　備	サービス
献立の決定 d630 　必要物品の判断 　食事時刻の判断 　健康状態の判断		食材の調達 d620 　狩猟・採取 　農業・漁業 　加工食品 e1100	食料品店 e5650 弁当 給食 e5750
		調理・盛り付け d630	
		配膳 d630	
	摂食 d5508＆d560 　食事を口に運ぶ 　マナーを守る 　飲料を容器にとる 　飲料を口に運ぶ 　料理・食器を見て楽しむ 　香り・味・雰囲気を楽しむ 　会話を楽しむ	下膳・後片付け d640	食事介助 e5800
	摂食機能 b510 消化機能 b515 同化機能 b520		
	排便機能 b525 排尿機能 b620	排泄 d530	排泄介助 e5800

注）コード番号は，p.10 参照。

　食事をするためには，まず食べ物を用意しなければならない。食べ物には生でそのまま食べられるものと，調理をしなければならないものがある。さらに健康状態や個人の習慣によって何を，どれぐらいの量食べるのかを判断して献立を考えなければならない。場合によっては手に入る食材によって献立を考えたり，変更したりしなければならないので，献立の作成と食材の調達はどちらが先とは決めにくい場合も多い。食材については自然界からとってくる場合も，自分で栽培や飼育する場合も，あるいは買ってくる場合もある。食材を手に入れるとこれらを調理し，盛り付けて食事の用意ができる。食材の入手にも調理にもたくさんの知識と経験が必要であり，自分の椅子に座ったままで行えるわけではなく，服を着て，出かけて，働いて，といったさまざまな活動の上に成り立っており，その間当然のように人々と会話し，交渉しなければ何もできない。もちろん，ここまでの活動を省略して弁当を買ってくることもできるが，この場合も多くの工程を必要とする。そしてこれらの工程は，心身の一部の機能を使う場合よりも多くの機能を集約して使う場合がほとんどである。

　さて，食事の用意ができてようやく食べることができる。食べる過程は，「料理を箸・ナイフ・フォーク・スプーン等を使い適当な大きさに小分けして口に運ぶ」であるが，そこにはマナーという文化的な約束事が存在する。料理の温度や形態によって適切な方法で口に入れ，咀嚼・嚥下する。その後，医学的には咀嚼・嚥下・消化・吸収といったプロセスが進むわけであるが，生活活動としては，料理を目で見て楽しみ，味・香り・舌触り・歯触り・飲み込むときの感触などを楽しみ，同席者との会話を楽しみ，さらにその場所の雰囲気までを含めて食事を楽しむこと

となる。当然，全ての食事でこれらの全てを実行するわけでも楽しむわけでもないし，そういう食事をする頻度は文化・環境・個人の都合・考え方等によっても違うし，個々の項目についても評価が変わってくるであろう。

「健康的な食事とは」という問いに対して「栄養学的にバランスのとれた栄養成分が体内に供給されていること」ではなく，「総合的に食事を楽しむこと」であるととらえるべきなのである。

表2-1に示すように，食事は口に入れておしまいではなく，下膳，後片付け，排泄とその後始末までを含めて食事ととらえる必要がある。これらのプロセスを考えた上で，支援が必要な人に適切なサービスを提供するのが保健・医療・福祉の視点であろう。

　ⅱ．活動と参加　　ところで，「活動」と「参加」をどうとらえるべきか，ICFのコード（p.10参照）ではなぜ「d」が使われているのか，という点について述べよう。現在ICFでは，活動と参加をひとまとめにして「d」が使用されている。「d」の項目を使用する際に，「活動」とはっきり認識している場合は「a」を，「参加」とはっきりわかる場合は「p」を使用することになっている。

日本語における「参加」は「参加することに意義がある」という表現に影響されてか，受動的な印象が含まれているように思われる。一方英語では，participationの動詞形participateはto take part in an activity or event（活動やイベントのなかで役割を果たすこと）と定義され，能動的意味合いが含まれている。しかも，このなかにactivityが含まれている。では，複数の人が関与する活動をpartcipationととらえるべきかというと，ほとんど全ての活動は複数の人が関与している。完全に一人暮らしならば，食事や掃除，洗濯も全て一人であるからactivityであるが，家族が一緒に暮らしている場合は，自分自身が行っていることのみをactivity，誰かと一緒にしている場合はparticipationと考えると，わけがわからなくなってくる。そこで，日常生活として行っていることをactivity，家庭の外で行っていることをparticipationと考えることを提唱したい。このように考えても，文化や地域の習慣によって活動と参加の境界は異なるものであるから，世界共通評価を目指したICFでは，活動と参加をまとめて「d」と表現したのである。

（2）生活機能と医学モデル

　ⅰ．生活機能と健康　　ICFにおける生活機能とは，健康な生活を営む上で人間が発揮しうる機能の総称である。これらを「心身機能・身体構造」「活動」「参加」という3つのカテゴリーと，これを支える「環境因子」と「個人因子」に分けて整理したものがICFの理念図（図2-1）である。

ここで注意しなければならないのは，全ての項目が100%でなければ健康ではないとしているわけではなく，健康とは何かを考える際に，考慮すべき項目を示していることである。心身機能（b）や身体構造（s）に何らかの問題があっても，それを補う工夫によって活動と参加（d）が実現されていれば，健康とみなすべきなのである。補う工夫とは，誰かの献身的努力によるものでも，金銭によるものでも，あるいは公共資本や社会福祉制度によるものでもかまわない。工夫がなされている場合は，ICFのコード化で評価できるようにするのがICFの評価の視点である。

　ⅱ．医学モデルの視点からみた「食べる」こと　　そこで「食べる」についてのICF評価（表2-2）を考えてみよう。「食事をする」という行為者本人の視点を中心にまとめた生活モデル（表2-1）とは視点を変えて，医学モデルの視点で考える。医学モデルとは，心身機能・身体構造から生活機能を考える方法であり，医療者にとってなじみやすい視点である。

表2-2 「食べる」についてのICF：医学モデル

部位	機能	構造		活動と参加
眼	b1561 視知覚 b210 視覚機能	s210 眼窩の構造 s220 眼球の構造 s230 眼の周囲の構造	d110 注意して見ること	d6200 買い物 d6201 日常必需品の収集 d630 調理 d640 調理以外の家事 d550 食べること d560 飲むこと d570 食事や体調の管理
手	関節と骨の機能 （b710-719） 筋の機能 （b730-749）	s730 上肢の構造	d440 細かな手の使用 d445 手と腕の使用	
体幹		s760 体幹の構造	d415 姿勢の保持	
鼻	b1562 嗅知覚	s310 鼻の構造		
口	b1563 味知覚 b5100 吸引 b5101 咬断 b5102 臼磨 b5103 口中での食物処理 b5014 唾液分泌 b51050 口腔内嚥下	s320 口の構造 s510 唾液腺の構造		
咽頭	b51050 咽頭内嚥下	s330 咽頭の構造		
食道	b51050 食道内嚥下	s520 食道の構造		
胃	b5150 胃腸での食物移動 b5151 食物の破砕	s530 胃の構造		
腸	b5152 栄養の吸収	s540 腸の構造		
内臓	b520 同化機能	s550 膵臓の構造 s560 肝臓の構造		
直腸・肛門	b525 排便機能	直腸・肛門の構造 （s5408）		

　「心身機能・身体構造」として，口・咽頭・食道・胃といった解剖学的な身体構造（部位）を最初に挙げている。食事を目で見て，料理を手で口に運ぶことも食事のプロセスとして重要なので，加えてある。次に，味覚・嗅覚・摂食機能・嚥下機能・消化機能・同化機能といった臓器に密接に関連した心身機能が存在する。これらの心身機能の発揮を支える身体構造として，もう少し詳しく記述したものが構造の項目である。さらに，これら心身機能・身体構造を活用して実現するのが，活動と参加の項目である。

　医学モデルでも生活モデルと同様の項目を列挙していくことは可能であるが，最初に疾病や障害に注目してしまうと「食べる」＝「口に入れて体内に取り込み栄養とする」というところにだけ関心が集中しやすい。医療にフォーカスすることでも心身機能上の問題が明確になり，その対策を進めやすいことが利点であるが，一方で「食事」というプロセス全体に目を配ること，「食事の喜び」といった点にまで配慮することが難しくなる。例えば，がんの末期患者では「物理的

に食事がのどを通らない」ことも多いが，生きる希望をなくしたために，あるいは心配事に心を奪われているために「食べる気がわかない」場合もある。また，口腔ケアを行っていない，脱水で口が渇いているために「口に入れたものが飲み込めない」場合もある。これらの場合に必要な医療は内視鏡でもIVH（高カロリー輸液）でもないことは明白であろう。

（3）生活モデルと医学モデルの比較

生活モデルと医学モデルを対比させると，生活モデルが断然素晴らしいと感じる可能性が高いと思われる。しかし，内容を漏れなく整理するという意味では医学モデルのほうが取り組みやすい。

例えば，表2-1では「調理・盛り付け」と一言で済ませたが，調理には下調理（下ごしらえ）と主調理（調理の本番）がある。下調理には，素材の水洗い，包丁で切る，湯通し・油通し，だし汁への漬け込みなど，実にいろいろなバリエーションがある。主調理には，さらに多くのバリエーションがある。1つひとつの事項を取り上げて整理しようとすると非常に難しい。

またICFでは，「食事を口に運ぶ」と「飲料を口に運ぶ」は異なる項目として扱われている。しかし，ある人は固形物と流動物に分けたいかもしれない。あるいは温度の高いものと冷たいものに分けたいかもしれない。日常生活を分類しようとすると，どのような尺度で分類するかが常に問題になり，隙間なく分類していくことは非常に困難である。ICFは一応全ての基本的生活分野をカバーしているが，いざ自分で使おうとすると，活動と参加の分野では分類が中途半端に感じたり，分類そのものを違う評価軸にしたいと感じたりすることも多いと思われる。

一方，医学モデルからの分析では要素が欠落したり，分類に違和感を覚えたりすることはごく少ない。理路整然としたモデルをつくりやすいことが医学モデルの特長である。しかし医学モデルからは生活モデルのような，行為者本人の行動の流れに沿った記述が難しい。そこで，両者を並べて隙間を埋める生活・医学交流モデルを作成する必要があろう。

（4）生活機能と専門職の役割

さらにICFでは，「心身機能・身体構造」「活動」「参加」という3つのカテゴリーに属するさまざまな生活機能を，互いに影響を受けながらいつでもどこでも発揮して，人間は生活し人生を送っているということも意味している。すなわち，利用者がいかなる生活機能を発揮できているかを把握することで，利用者の強み（ストレングス）をとらえることができるようになる。

人間が現在の環境のもとで行っている「活動と参加」を実行状況といい，ある課題や行為を遂行するために最高の状態で発揮されている生活機能を能力と表現している。この能力と実行状況のギャップを見極め，実行状況を改善するために誰が何をどうしたらよいのかを考えることが専門職に求められている。すなわち，利用者のストレングスがよりよく発揮される環境を見出すことが専門職の役割といえる。

（5）生活機能と障害に影響を与える要素：背景因子

人間の生活機能の発揮の仕方や障害と相互に影響を及ぼし合う要素を，ICFでは背景因子という。背景因子には，環境因子と個人因子が挙げられている。

ⅰ．環境因子　ICFでは，「心身機能・身体構造」「活動」「参加」から成る生活機能や「機能障害（構造障害を含む）」「活動制限」「参加制約」という障害と相互に影響し合う要素として，環境因子も分類されている。環境因子は，人々が生活し，人生を送っている物的な環境や社会的環境，人々の社会的な態度による環境であり，よりわかりやすく表現すれば，一人の人間にとっ

てその人以外は全て環境であるということである。しかも環境は，個々人の生活機能の発揮を促す因子をもつもの（促進的環境）と，生活機能の発揮を阻害する因子をもつもの（阻害的環境）とがある。したがって，阻害的環境や促進的な要素のない環境では，その個人の「活動」と「参加」の実行状況は制限されることになる。逆に促進的環境では，実行状況は高まる。能力と実行状況のギャップを見極め，実行状況を改善するために誰が何をどうしたらよいのかを考える必要性を先述したが，どのように環境を変えたら生活機能の発揮が促され，実行状況が改善するのかを考えることがケアにおいて重要になる。

　　ii．**個人因子**　個人因子とは，個人の人生や生活における特別な背景であり，健康状態を含むその人の特徴ととらえることができる。具体的には，性別，年齢，健康状態，体力，ライフスタイル，習慣，成育歴，困難への対処方法，生きてきた社会的背景，教育歴，職業歴，過去や現在においてその個人の人生に起こったでき事，全体的な行動様式，性格，心理的資質などが含まれる。なお，ICFにおいて個人因子は分類されていないが，生活機能の発揮や障害と相互に影響し合う要素として重要視されている（p.13参照）。

2　ICFの具体的な構造とコード

（1）ICFの分類の構造と評価方法

　ICFの本を実際に繙いてみると，表2-3に示したようにICFの分類は「心身機能」「身体構造」「活動と参加」「環境因子」で構成され，「個人因子」は含まれていない。各構成要素は分野を示す第1分類，もう少し細かい第2分類から第5分類まで階層化されているが，これらの階層に共通ルールはなく，構成要素ごとに必要に応じて定められている。

　これらは，コード化され，アルファベットは構成要素を示している。数字の1桁目（第1分類）は章を示しているが，その下は桁数と分類階層は一致していない。さらに，小数点（一部＋）の後に，評価点が数字としてコード化されている。

　心身機能（b），身体構造（s），活動と参加（d），環境因子（e）の評価方法については，表2-4〜2-7に示した。

表2-3　ICFの分類の構造

構成要素	内容
b：心身機能（114項目505因子） s：身体構造（56項目302因子） d：活動と参加（118項目402因子） 　　a：活動 　　p：参加 e：環境因子（74項目253因子）	・各分野が階層構造になっている（どこのレベルまででも使ってもよい） 　第1分類：文字＋数字1桁（章） 　第2分類：文字＋数字2桁（名称未定：やや扱いにくい） 　第3分類：文字＋数字3桁（名称未定：常用の分類：ここでは項目と表現） 　第4分類：文字＋数字4桁（名称未定：b, d, eの最詳細分類） 　第5分類：文字＋数字5桁（名称未定：b, sで使用：ここでは因子と表現） ・活動と参加を区別しなければ，362項目全1,462因子 ・それぞれを5段階評価（小数第1位：0〜4） 　各項目についてカットオフを決定する必要がある

表2-4 ICF：b 心身機能の評価

章	評価
1：精神 2：感覚と痛み 3：音声と発話 4：心血管・血液・免疫・呼吸器系 5：消化器・代謝・内分泌系 6：尿路・性・生殖 7：神経筋骨格と運動 8：皮膚・関連構造	
評価	・評価スケール 　.0：機能障害なし（0-4%） 　.1：軽度の障害（5-24%） 　.2：中等度の障害（25-49%） 　.3：重度の障害（50-95%） 　.4：完全な障害（96-100%） 　.8：詳細不明 　.9：非該当 ・比較が困難なため，具体的には使用目的に応じて基準の作成が必要 ・第2評価点はない

表2-5 ICF：s 身体構造の評価

章	評価
1：神経系 2：眼・耳・関連部位 3：音声と発話 4：心血管・免疫・呼吸器系 5：消化器・代謝・内分泌系 6：尿路・性器・生殖系 7：運動関連部位 8：皮膚および関連部位	・3分野で評価 　―構造障害の程度 　―構造障害の性質 　―構造障害の部位（日本の試案） ・障害の程度は，機能と同じスケールを使用 ・障害の性質ではスケール順が程度のそれと逆行している ・程度と性質には混乱がある

第1評価点 （障害の程度）	第2評価点 （障害の性質）	第3評価点 （障害の部位）
0：障害なし 1：軽度の障害 2：中等度の障害 3：重度の障害 4：完全な障害 8：詳細不明 9：非該当	0：構造に変化なし 1：全欠損 2：部分的欠損 3：付加的な部分 4：異常な大きさ 5：不連続 6：位置の変異 7：質的変化（液貯留を含む） 8：詳細不明 9：非該当	0：2部位以上 1：右 2：左 3：両側 4：前面 5：後面 6：近位 7：遠位 8：詳細不明 9：非該当

表2-6 ICF：d 活動と参加の評価

章	評価
1：学習と知識の応用 2：一般的な課題と要求 3：コミュニケーション 4：運動・移動 5：セルフケア 6：家庭生活 7：対人関係 8：主要な生活領域 9：コミュニティ・社会・市民生活	・4分野で評価 　―実行状況 　―支援（物・人）がない場合の能力 　―支援ありでの能力（任意） 　―支援なしでの実行（任意） ・a活動と，p参加を区別 ・実行状況は，現在の環境で本人が活用できている状況を基に評価する

第1評価点 （実行状況）	第2評価点 （非支援の能力）	第3評価点 （支援時の能力）	第4評価点 （支援なしの実行）
0：困難なし 1：軽度の困難 2：中等度の困難 3：重度の困難 4：完全な困難 8：詳細不明 9：非該当	0：困難なし 1：軽度の困難 2：中等度の困難 3：重度の困難 4：完全な困難 8：詳細不明 9：非該当	0：困難なし 1：軽度の困難 2：中等度の困難 3：重度の困難 4：完全な困難 8：詳細不明 9：非該当	0：困難なし 1：軽度の困難 2：中等度の困難 3：重度の困難 4：完全な困難 8：詳細不明 9：非該当

第2章 ICF ―「食べる」を支えるケアと専門職連携の基盤―

表2-7 ICF：e 環境因子の評価

章	1：生産品と用具 2：自然環境と人的環境 3：支援と関係 4：態度 5：サービス・制度・政策	阻害因子（.で表現）	促進因子（＋で表現）
		.0：阻害因子なし	＋0：促進因子なし
		.1：軽度の阻害因子	＋1：軽度の促進因子
		.2：中等度の阻害因子	＋2：中等度の促進因子
		.3：重度の阻害因子	＋3：重度の促進因子
評価	・阻害因子と促進因子を考える ・第2評価点はない ・評価スケールは他と同様	.4：完全な阻害因子	＋4：完全な促進因子
		.8：詳細不明の阻害因子	＋8：詳細不明の促進因子
		.9：非該当	

（2）コードの活用と問題点

i．活動と参加の評価

多職種協働の場で実際にICFを使おうとすると，活動と参加について難しいところがある。説明の都合上，ここでは最初は活動と参加をまとめて「d」として扱っていく。

「d」では，評価点が4つまで用意されている。実行状況の評価，支援（物・人）がない場合の能力評価，支援ありでの能力評価（任意），支援なしでの実行評価（任意）であり，これらを順番に並べることになっている。例えば，普段調理らしい調理はせずに用意された食事かインスタントで済ませている人の調理においては，手の込んだ食事の調理d6301を用いると，実行についてはわからないので非該当d6301.9，誰かに手助けしてもらって調理をしたこともないので非該当d6301.99，誰かの助けを借りながら調理の本を見れば上手ではなくても何とかつくれるだろうからd6301.990，支援がなければ難しいが何とかなるだろうからd6301.9901となる。

重要な点は「実行している」（第1評価点）と「できる」（第2評価点）を区別して評価することである。これらに支援の有無を加えて評価することもできる。「実行している」事項は揺るぎのない事実で問題ないが，「できる」については「できるが普段は実行していない」「できると思うがやりたがらない」「できると思うがさせていない」などいろいろな状況がある。

「できると思う」はその評価の精度にも問題があるが，「できると思う」のに「実行していない」理由が重要である。特に運動・移動やセルフケアでは「できる」と「実行している」が一致しなければならないが，医療現場では不一致が生じやすいことに注意しなければならない。例えば，末期のがん患者の訪問診療の際に，診察時はいつもベッドサイドの椅子に座って出迎えてくれるので，2週間前と同様に自分でベッドから起きて，数歩歩いて椅子に座っているのだろうと思い，短距離歩行d4500.1と判断してしまいがちだ。しかしよく聞いてみると，一昨日からは少しめまいがしていて，立つとふらつくのでずっと横になっていたが，当日は訪問診療なので家族に支えてもらって椅子に座って待っていたということもありえる。あるいは，立てない原因が骨転移による痛みのこともある。自分で短距離歩行ができなくなったということは，患者と家族にとって重大事であり，その原因によっては医療の提供でまた歩けるようになる可能性もある。ICFを活用した多職種協働ができていれば，訪問介護や訪問看護などの際にいち早くd4500.1からd4500.3に変化したことを知って，この情報を共有して素早く問題解決できる可能性がある。

ii．活動と参加の基準

活動（a）と参加（p）については，包括して「d」を用いるか，「a」と「p」を区別して用いるかをまず決める必要がある。ICFの理念図が一番大切だと考えれば当然「a」と「p」を区別すべきだが，この区別の基準を明記していないこともあって，世界

的にも「d」で押し通しているグループもある。前述のように活動と参加の定義を個人として生きていくことと，社会のなかで生きていくことに分けて考えると，「a」と「p」の区別はある程度共通認識を形成できる。特にわが国のように多くの国民が比較的似た生活を営んでいる場合，個人生活と社会生活との区別に共通認識を設定することもそれほど難しくない。しかし，生活様式・習慣・文化の異なる人々が混在している国では，個人生活の範囲と社会生活の範囲がグループごとに異なるので，非常に難しい問題をはらんでいることも事実である。

　　ⅲ．個人因子の評価　　個人因子は社会や文化による多様性が大きいという理由で，評価項目は決めずに利用者の目的や所属する社会に応じて自由に記載してよいことになっている。

　また，患者やその家族の気持ちは，ICFのコード化された部分だけではうまく表現できない。血縁関係を記したジェノグラム，あるいはその周りの近しい人を含めたエコマップ（図2-2, 2-3の中央の図）のなかに関係性を記載すると，直感的に理解しやすい。好意をもっている，支配的である，依存的である，無関心である，反感をもっている，などの関係性は，患者の生活を考えるときにたいへん重要な情報である。これらの情報を個人因子として記載しておくことも，とても好ましい方法である。

　一方，患者の気持ちはともかく，家族の患者に対する思いを個人因子に書くことに抵抗を覚える方もいるだろう。またこのような感情的な事項は，表面的に見える部分と，なかなかうかがい知ることが困難な隠れた部分とがあり，評価する人と対象となる人との関係性によっては誤解が生まれることもあるので，生活機能を中心としたICFとは別次元で記載すべきだという考え方もある。どのような記載方法をとるのかは，ICFによる評価を一緒に使っていこうとする人たちと十分に打ち合わせていくことが必要になる。

3　ICFの活用と事例

事例でICFの活用を考えてみよう。

> **事例**　Aさん：50歳，男性，糖尿病，単身赴任中
> 　経口薬にて治療中。糖尿病家系で，糖尿病については十分理解している。
> ### ●現在の状況
> 　元来美食家で自炊は全く行わず，レストランでの食事が中心である。血液検査では空腹時血糖130mg/dL，ヘモグロビンA1c6.5とデータはまずまずだが，体重は少しずつ増加傾向にあり，食事療法はうまくいっているとはいえない。
> ①**生活状況**：会社役員で海外出張も多く，社会への参加は非常に積極的にこなしている。もちろん経済的には何の問題もない。家族との関係は長女と非常に良好な関係にあり，海外出張に連れて行ったりもしている。普段の生活では学生時代の友人Bさんとたいへんよい関係にあり，一緒に食事することも多い。少し足の弱いAさんは自分でも買い物に行くが，Bさんに買い物を頼むことも多い。
> ②**健康状況**：両下肢に少ししびれがあり，両ひざの痛みが悩みである。約1kmの職場へは歩くようにしているが，雨が降ったりするとタクシーを使ってしまう。自分で血圧を測ると収縮期140（mmHg）を超えることもあるが，受診の際はゆっくりと休み，診察室へもゆっくり入るようにして，収縮期130台／拡張期80台を保っている。

③**治療状況**：服薬はビグアナイド系のみである。ステーキは脂身を食べない，ハンバーガーはチーズ抜きにする，といった自称食事療法を行っているが，運動療法については行う気がない。ICFの理念図に沿った記載の例を図2-2に示す。

図2-2 Aさんの健康と生活状況（現在）

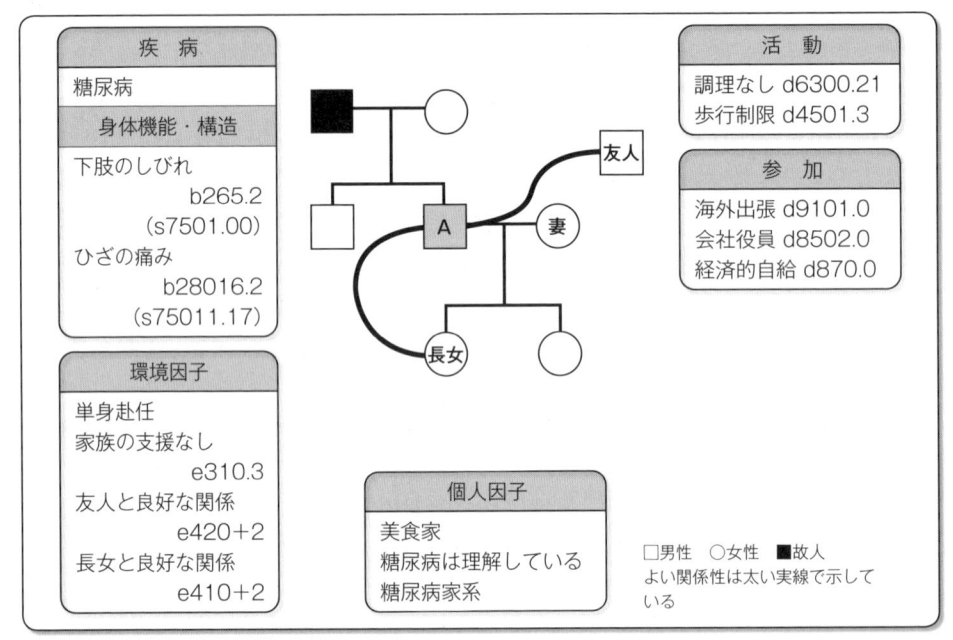

疾　病
糖尿病

身体機能・構造
下肢のしびれ b265.2 (s7501.00)
ひざの痛み b28016.2 (s75011.17)

環境因子
単身赴任
家族の支援なし e310.3
友人と良好な関係 e420+2
長女と良好な関係 e410+2

活　動
調理なし d6300.21
歩行制限 d4501.3

参　加
海外出張 d9101.0
会社役員 d8502.0
経済的自給 d870.0

個人因子
美食家
糖尿病は理解している
糖尿病家系

□男性　○女性　■故人
よい関係性は太い実線で示している

● **評価点の基準**

今回用いた第1評価点の基準を，参考値として表2-8に示す。これらの点数設定に対しては異論のある向きも多いと思われるが，今後ICFの全ての項目に対して評価基準を定めていかなければ定量的評価は不可能であり，ICFの普及も困難だと思われるため，あえてわれわれの試案を示した。

表2-8　第1評価点の基準

第1評価点	0	1	2	3	4
しびれ	なし	軽度	常に嫌	軽度の支障	大きな支障
痛み	なし	軽度	常に嫌	薬が必要	耐えがたい
短距離歩行制限	500mから1km未満	200mから500m未満	50mから200m未満	屋内のみ（50m未満）	歩けない
態度	問題なし	非好意的	喧嘩が多い	無関心	強圧暴力的
身体の一部を洗う d510	問題なし	時間がかかる	石鹸は使えない	水を出してもらえば可	自分ではできない
排泄 d530	問題なし	出す前に訴える（介助が必要）	出てから訴える	場所・衣服とも考慮しない	自分ではできない
更衣 d540	問題なし	時間がかかる	時々問題がある	一部介助が必要	自分ではできない
食べること d550	問題なし	時間がかかる	時々問題がある	一部介助が必要	自分ではできない
飲むこと d560	問題なし	時間がかかる	時々問題がある	一部介助が必要	自分ではできない
調理 d630	問題なし	時間がかかる	時々問題がある	一部介助が必要	自分ではできない

● 20年後の状況

　20年後, Aさんは会社を退職したが, 妻とはうまくいかず, そのまま一人暮らしを続けている。長女とは良好な関係を保っている。友人Bさんとの関係も良好で, 買い物を届けてくれるなど支援も行ってくれている。

　健康状態は, 糖尿病が進行し, インスリン治療となっている。高血圧も進行して治療中である。歩行機能はさらに低下し, 屋内での移動もつらくなってきたため, 外出はできなくなった。美食は不可能となり, コミュニティライフには非常に消極的になっている。食生活では偏食傾向が強くなっている（図2-3）。

図2-3　Aさんの健康と生活状況（20年後）

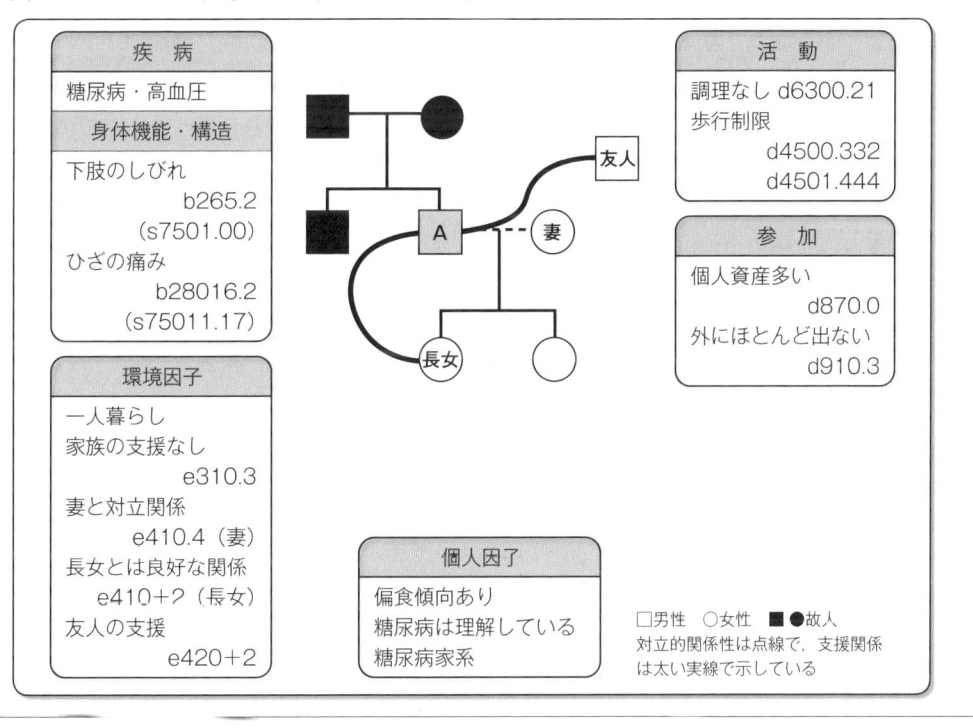

疾　病
糖尿病・高血圧

身体機能・構造
下肢のしびれ　b265.2（s7501.00） ひざの痛み　b28016.2（s75011.17）

環境因子
一人暮らし 家族の支援なし　e310.3 妻と対立関係　e410.4（妻） 長女とは良好な関係　e410+2（長女） 友人の支援　e420+2

活　動
調理なし　d6300.21 歩行制限　d4500.332　d4501.444

参　加
個人資産多い　d870.0 外にほとんど出ない　d910.3

個人因子
偏食傾向あり 糖尿病は理解している 糖尿病家系

□男性　○女性　■●故人
対立的関係性は点線で, 支援関係は太い実線で示している

　事例からわかるように, 全てをICFで記載できるわけではない。無理をすれば記載できるが, しっくりこないという項目も多数ある。そのような制限のなかで, できるだけ全ての項目をコード化し, 多職種で連携できることが重要であると考えている。

4　障害を克服するための医学モデルと社会モデル

　ICFでは, 障害の原因をとらえ, 克服に向けた取り組みを明らかにできるように, 医学モデルと社会モデルの活用方法の明確な方向性を示している。

（1）医学モデル

　医学モデルでは, 障害を, 病気や外傷, その他の健康状態が原因となって生じるものであり, 障害をもつ個人の問題であるととらえる。医学モデルで障害を克服するためには, 医療専門職による治療やリハビリテーションという医療が必要になる。したがって, 医学モデルにおける障害を克服するための目標は, 病気や外傷などの治癒と障害をもった個人の適応と行動変容となる。

（2）社会モデル

社会モデルでは，障害を，社会環境によってつくり出されるものであるととらえる。ここで，ICFでは環境を，本人にとって本人以外は全て環境ととらえることを押さえておきたい。すなわち社会モデルは，本人以外の環境により本人の障害がつくられるということを意味している。

社会モデルで障害を克服するためには，「機能障害（構造障害を含む）」「活動制限」「参加制約」という障害のある人が，よりよく生活機能を発揮できたり，障害があったとしても困ることなく生活や人生を送ることができるように，本人以外の環境を改善することが重要になる。

（3）医学モデル，生活モデル，社会モデルの統合

これまで医学モデルと社会モデルとを対比させて論じられることがあった。ICFの理念図では，健康は，心身機能と身体構造，活動，参加の協調によって成り立ち，環境因子と個人因子がこれらを支えていることが示されている。すなわち，心身機能と身体構造から健康回復を目指す医学モデルと，活動と参加の面から健康を考える生活モデルと，本人を取り巻く全ての人々と環境から健康を考える社会モデルの統合が重要である。「食べる」ことについて，医学モデルでは，材料を調達する，調理する，配膳する，食べ物を一口サイズにする，口に運ぶ，咀嚼する，嚥下する，消化する，後片付けをする，といった一連の行為を，手足の動きや複数の行為を統合した視点から，その問題点とその解決を考える。生活モデルでは，誰が調理するのか，誰が食事を介助するのか，好きなものを食べることができるのか，といった問題点とその解決策を考える。そして社会モデルでは，お客さんと一緒に食事をしたり，弁当を持って出かけたり，レストランに行ったりといった，人間らしい生活あるいは社会の一員という観点から問題点と解決を考える。

患者・利用者中心であることの重要性が強調されているが，医学モデルと生活モデルと社会モデルのバランスをとることが，真の意味での患者・利用者中心主義であることを理解していただけたであろう。医療サービスと行政が実施している福祉サービスなどのフォーマルサービスだけでは，医学・生活モデルとなってしまう。家族や友人，近所などの付き合いといったインフォーマルサポートによって社会モデルを含めた3モデルの統合を心がけ，真に豊かな社会の実現に努めるべきであろう。

5 ICFを活用するメリット

ICFは個人の生活機能（あるいは状態）を記載できるので，診療や療養生活の開始時だけでなく，その後も定期的に，あるいは病状に変化があったとき，家族に変化があったときなど，繰り返しICFで評価すると，生活機能の変化がよくわかる。小児・若年者向けの項目を追加したICF-CY（Child and Youth，日本語版は－児童版－）が2007年から使用できるようになったので，生涯にわたってICFで個人の生活を評価することも可能である。Aさんの例では20年間で2枚の評価図であるが，もう少し細かく，例えば1年単位で示すと，Aさんの健康がどのように変化したかを雄弁に語るツールとなる。訪問介護による支援，人間関係の変化なども表現可能になる。

専門職が患者・利用者の経過を理解するためにICFを使うメリットは，生活機能低下の進行や，環境の変化などをとらえやすくなることである。評価点を用いることによって，生活機能の発揮状況や病状の進行の様子をダイナミックに示すことができる。このようなメリットを熟知し，ICFを活用して対象を理解し，多職種で情報を共有し，チームでアプローチしていくことを実践していっていただきたい。

第3章 「食べる」ことの自立と自律を支えるケアとコミュニケーション

　本章では,「食べる」ことの自立と自律を支えるケアとコミュニケーションについて,「自立と自律を支えるケア」「自立と自律を支えるコミュニケーション」の項として述べる。

　「自立」とは,『広辞苑』によると「他の援助や支配を受けず, 自分の力で判断したり身を立てたりすること。ひとり立ち。経済的に自立すること」である。また,「自律」は,「自分の行為を主体的に規制すること。外部からの支配や制御から脱して, 自身の立てた規範に従って行動すること」である。すなわち, 前者は他からの援助を受けないで他に従属せずに存在することであり, 後者は自分自身で立てた規範に従って行動することである。しかし, 一方で社会的存在である人間は, 社会の影響を受けずに自分の力だけで身を立てたり, また, あらゆることに影響されずに自身の立てた規範のみに従って行動することは不可能と考える。

　例えば, 食生活を整える上で, 社会的な存在である人間は, 食料生産・食品化・料理化・食事化の全てを一人で賄うことは困難である。多くの段階で他者の力を必要とし, その状況のなかで自分が必要とする食生活を整えることになる。足立は, 人間・地域・地球の食と「生きる力」の形成とこれらの循環性として,「食べる」ことを位置づけている[1]。

　人間が「食べる」ことは, 人間・地域・地球の食のかかわりのなかで営まれる現象としてとらえることが重要である。例えば, 近年の食卓の変化を供給熱量の構成変化からとらえると, 畜産物・油脂類が増加し, 米離れが進行している。食卓に並ぶ料理には, 調理済みの持ち帰り食（中食）等が増加傾向にあり, 食の外部化, 簡便化が顕著である。これらの食生活の変化は, 食料の自給状況にも影響し, 2009（平成21）年の食料自給率（カロリーベース）は40%と低く, これは, フランス, 米国, ドイツ, 英国, スイス, 韓国をはるかに下回っている。したがって, 他の国々に頼ることの多いわが国の食卓は, それらの国々の食料生産状況に左右されることになる。

　このような日本の食環境においての, 人々への「食べる」ことの自立と自律を支えるケアとコミュニケーションとして考える必要がある。

1 「食べる」ことの自立と自律を支えるケア

（1）「食べる」ことの自立と自律を支えるケアとは

　「食べる」ことは, 狭義には「食物がある」ことと食べる「人間がいる」ことにより成り立つ。食事化された食物が人間の口に入るとき, あるいは食物をつくるとき, いずれの側面からも自立・自律は課題となり, また切り離しにくい。私たちの社会において, 食物をつくる過程（食料生産・食品化・料理化・食事化）, および食べる過程の全てを一人でなし得ることはまれである。食べる段階において初めて, 摂食・嚥下行動として各自の身体に取り込む行動に移行する。

　i.「食べる」過程の発達と衰退　「食べる」過程には, 食物を取り込む（食べる）機能の発達過程と食行動の自立への発達過程という側面がある。私たち人間は, 一人食べから社会食べへと自立した摂食行動が始まると, そこにその人らしさが生まれるといわれる。また, その人ら

図3-1 食行動と摂食機能の発達

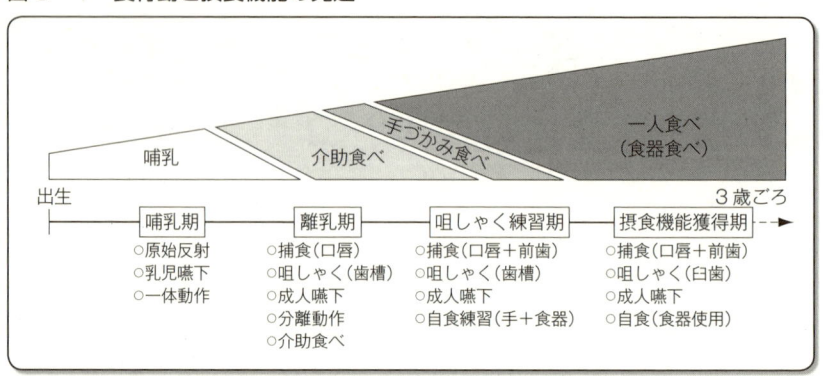

	哺乳期	離乳期	咀しゃく練習期	摂食機能獲得期
	○原始反射 ○乳児嚥下 ○一体動作	○捕食（口唇） ○咀しゃく（歯槽） ○成人嚥下 ○分離動作 ○介助食べ	○捕食（口唇＋前歯） ○咀しゃく（歯槽） ○成人嚥下 ○自食練習（手＋食器）	○捕食（口唇＋前歯） ○咀しゃく（臼歯） ○成人嚥下 ○自食（食器使用）

哺乳 → 介助食べ → 手づかみ食べ → 一人食べ（食器食べ）
出生 ～ 3歳ごろ

（向井美恵：噛むことの意義．「食」をめぐる保健行動，日本保健行動科学会年報，1991）

しさが生まれるには，家族・社会環境が大きく影響する（図3-1）[2]。ケアする立場にある人は，このことをよく理解する必要がある。

口腔領域の諸器官が協調する捕食・咀嚼・嚥下の働きは，哺乳期の哺乳，離乳期の介助食べ，咀嚼練習期の介助・手づかみ食べ，摂食機能獲得期の一人食べの獲得・自立へと発達する。多くの人は，このような過程を経て食行動を獲得する。

さらにこのように獲得された食べる機能は，老化により前述の発達の裏返しともいえる機能の衰退としてとらえることになる。食べる機能の衰退は，「食べる」ことの自立を妨げ，活き活きと生きるQOLの低下につながる。

図3-2は，老化の影響を食べる過程の側面から示している。高齢者は，食物をつくる過程で特に大きな変化をきたしやすい。運動機能の低下とともに活動に支障をきたし，食料生産・食品化・料理化・食事化において自立した行動が困難になる。食料が手に入る手だてがある場合でも，その食材料を調理することは難しい。

また，食物を食べる過程では，味覚・嗅覚・視覚の低下が食欲不振につながりやすい。摂食機能の低下，嚥下反射の低下，消化・吸収機能の低下，腸管の蠕動の低下などは，食欲，摂食・咀嚼・嚥下，消化・吸収，排泄の各障害として，食べる過程に影響を与える（第8章の8-2参照）。

長い人生において育まれたその人らしい食物をつくる過程，食物を食べる過程は，急速に衰退することになる。そして，自立してできた多くの行動を，他者の力に委ねることになる[3]。

図3-2 食べる過程と老化の影響

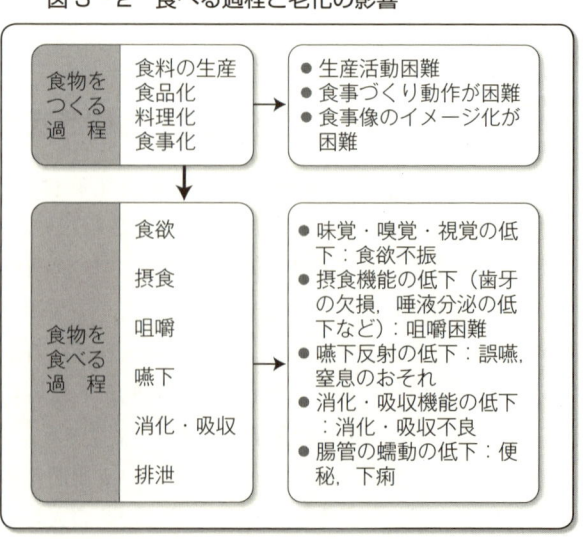

食物をつくる過程：食料の生産／食品化／料理化／食事化
- 生産活動困難
- 食事づくり動作が困難
- 食事像のイメージ化が困難

食物を食べる過程：食欲／摂食／咀嚼／嚥下／消化・吸収／排泄
- 味覚・嗅覚・視覚の低下：食欲不振
- 摂食機能の低下（歯牙の欠損，唾液分泌の低下など）：咀嚼困難
- 嚥下反射の低下：誤嚥，窒息のおそれ
- 消化・吸収機能の低下：消化・吸収不良
- 腸管の蠕動の低下：便秘，下痢

ii.「食べる」ことを通して考えるケアのあり方　次に,「食べる」ことを通してみえることについて考える。食は,「くう」とも「くらう」とも表現される。食する人間と食される食物との関係がその基礎にあることはすでに述べた。「食べる」ことのケアに携わる人は,ケアにあたり,食物を「つくり」「食べる」ことやその人の生活を観察し,理解することが重要である。私たちは,この観察を通して,ケアの方向性や具体的な方法を見出すことができる(図3-3)[4]。

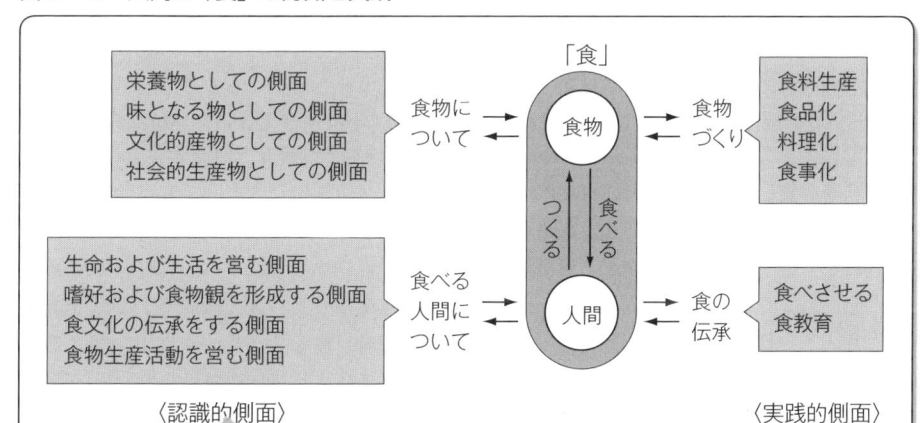

図3-3　人間の「食」の認識と実践

```
〈認識的側面〉                                          〈実践的側面〉

栄養物としての側面                                      食料生産
味となる物としての側面      食物に     「食」     食物    食品化
文化的産物としての側面      ついて    食物       づくり   料理化
社会的生産物としての側面                                食事化
                              つくる ↕ 食べる
生命および生活を営む側面     食べる                     食べさせる
嗜好および食物観を形成する側面 人間に   人間       食の    食教育
食文化の伝承をする側面       ついて               伝承
食物生産活動を営む側面
```

(足立己幸　原図)

マズローは,「人間の全ての欲求の中で最も基礎的で強力であり,はっきりしているのは,生命維持に関する欲求である。すなわち,食物,飲み物,保護,性,睡眠,酸素への欲求である。例えば,食物,自己承認,愛などを欠いている人間は,第一に食物を要求し,この要求が満たされるまでは他のいっさいの欲求は無視されるか,あるいは背後に追いやられてしまうであろう」[5]と述べている。したがって,「食べる」ことの欲求を十分に観察して理解することから始めることが重要であると考える。また,ケアの方向性については,ナイチンゲールがその著書『看護覚え書』において,「自然の治癒力が患者にはたらきかけられるよう彼を最善の状態に保つことである」[6]と述べ,食にかかわる内容について,①食事：Taking Food(患者が食物を摂取するにあたり,何をどのように整えたらよいか,その方法),②食物：What Food(患者が何をどのくらい食べたらよいかの食べる内容),の2つの側面からとらえて整えるとしている。

さらに,「食べる」ことの自立と自律を支えるケアの目的から,ケアの結果,ケアを受ける人が食べることの自立・自律に向けて最善の状態へと導かれることが重要である。そのためには,ケアをする人自身がケアを受ける人の成長のために必要とされていることを感じ,また,ケアを受ける人が独立して成長する欲求をもっている人として感知することから始める。したがって,ケアは,ケアをする人の一方向性の働きかけでは成立しないことを理解する必要がある。

(2)「食べる」ことの自立と自律を支えるケアの実際

「食べる」ことを,日常の食生活における「つくる行動」「食べる行動」「伝承する行動」の3方向からとらえ,各々における自立・自律を支えるケアの実際について述べる。

> **事 例**　つくる行動
>
> 構成要素：①生産活動，②食事計画，③食材料等の買い物，④調理，⑤食卓づくり，⑥後片付け
>
> **①生産活動**　ケアを受ける人の障害に応じた生産活動をともに考える。
>
> [例] 外出が困難でもベランダでのプチトマトやシソ等の栽培ができる場合は，食卓に彩りを添える食材として育てる。全工程の活動は無理でも，苗の水やりなど，障害に応じた作業への参加を一緒に考えることで，自律性を培い，主体的・自立的行動へと導くことは可能である。
>
> **②食事計画**　食事計画への参加は，ケアを受ける人が自分の健康状態を確認し，食事規範に従って計画を立て行動することを可能にする。家族全体の健康を考えた食材の組み合わせや料理の組み合わせ等の工夫へと発展させることで，家族の一員としてのつながりを深める。
>
> [例] ケア中突然「お父さんに私のお煮しめを食べてほしいの」といって，夕食の献立を話し出した障害のあるBさんの例がある。食事計画のケアを通して，自立・自律を促すことができる。
>
> **③食材料等の買い物**　食材料の買い物への参加は，生活空間の拡大としても有効である。ケアを必要とする人の運動機能に応じた無理のない移動方法をともに考えることにより，目的的な行動の獲得を可能にする。その結果，行動範囲が広がり，自立へと発展する。食材料の購入という明確な目的は，それを食べる人をイメージし，料理の像を描き，料金の確認による家計への参加など，思考力を研ぎ澄ます。行動の自立と社会人としての自律を再獲得する有効な機会である。
>
> **④調理**　調理は，両手の複合行動であり，障害によっては再獲得が困難と思われる。障害のレベルに合わせて調理器具の工夫が必要である。調理器具や火の扱いの工夫をし，調理のための自助具の有効活用も大切である。近年は，握力の弱い人のための鍋つかみや，工夫されたフライパンのグリップの太さや長さ等の調理器具が手に入りやすい。ケアを受ける人とともに検討・工夫することで，残された機能を具体的に見直す機会ともなる。また，ケアを受ける人自身が自分の飲み込める食事形態を理解して調理できるように工夫することも重要である。
>
> [例] 食事計画時，お父さんのために「お煮しめを」といっていたBさんは，大根を切るときの大根固定用突起付まな板を工夫して用いていた。さらに，調理台は，ガスから電気へと改造し，片手で鍋の移動ができるように工夫していた。
>
> [例] 調理に直接参加できない状態であっても，お膳に固定された小さなすり鉢のすりこぎ棒を回すことができれば，お粥づくりに参加することが可能である。この結果，ケアを受ける人は，自分の力によって好みのお粥の濃さにすることができる。
>
> 調理の内容については，誤嚥の危険がある場合，汁物にとろみをつけ，きざみ食，粥食等の工夫をする。食膳は，全てを一緒に混ぜ合わせるのではなく，主食・主菜・副菜が各々何であるかがわかり，彩りよく，おいしそうに盛り付けることも必要である。
>
> **⑤食卓づくり**　ケアを受ける人に食卓のイメージを確認してセットすることも大切な自立へのケアである。ケアを受ける人が，「口先参加ですみません」と恐縮することがある。しかし，口先参加も参加のうちであり，大いに参加してもらうことが自立への手がかりなる。また，食卓づくりの話し合いも，どこに誰が座るかをはじめ，料理に合わせた食器類や環境の整備等，思考を働かせることであり，脳の活性化に役立つ。すなわち，自立心を高めることにつながる。
>
> 食卓づくりは，障害の程度に応じて，食事場所の決定，座る場合の位置・椅子の準備，食事に伴う補助具等，ケアを受ける人の"口先参加"を受けながら整えることにより，自立心を養い支えることへと発展できると考える。
>
> **⑥後片付け**　調理や食卓の後片付けは，ケアを受ける人，ケアをする人の双方で検討し決定する。自らの行動を狭めることがないように留意する。食器洗い時に使用する洗剤は，握力の弱い障害者が食器を滑り落とす危険につながる。油類は前もってペーパーで拭き取る等，家族への指導により，障害者が参加しやすい状況を整えることも重要である。

1 「食べる」ことの自立と自律を支えるケア

事例 食べる行動

構成要素：①食べるための一連の動作，②口から食べる一連の動作

①食べるための一連の動作　食べるためには，食事場所へ移動する，食事を安全に摂れる姿勢に整える，口腔を清潔に整える，箸や食器を把持する，食物をつまんだり，すくったり，切り分ける，口まで運び口に入れる等の一連の動作が行われる。これらの動作の各々を確認し，ケアを受ける人が一人で自立して食べることができるように整える。

食事の姿勢は，食物が安全にのどを通りやすい姿勢とする。座位の場合は，背筋を伸ばし，頭部を少し前屈する。片麻痺があり，臥床にて摂取する場合は，健側を下側にして，麻痺側を上側にする側臥位とする。麻痺や拘縮がある人には，自助具を工夫し，できるだけ自立して食べることができるように準備する（図3-4，3-5）。

図3-4　食事の姿勢を整える

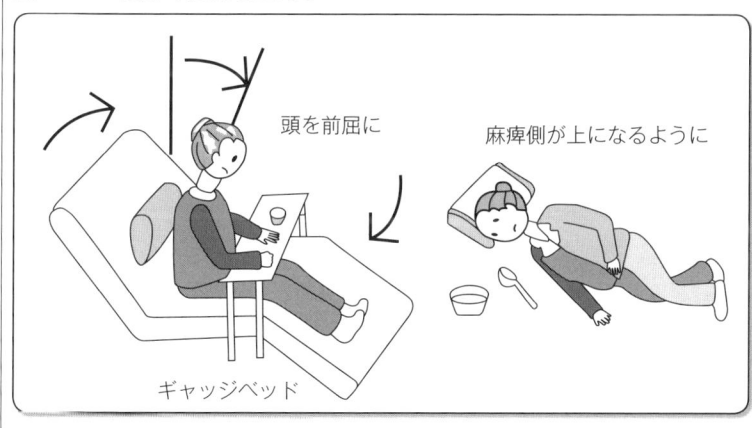

図3-5　自助具の例

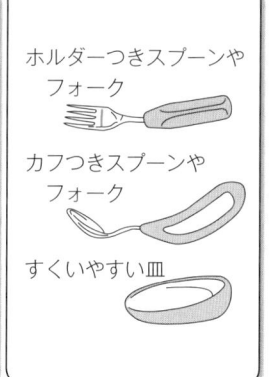

②口から食べる一連の動作　口から食べる一連の動作は，先行期（認知期），準備期（咀嚼期），口腔期（oral stage），咽頭期（pharyngeal stage），食道期（esophageal stage）の摂食行為からなる（第5章の5-2，第11章参照）。

食事は本来，自分のペースで，自分らしい食べ方がある。しかし，介助時，ケアを受ける人とケアをする人との間でペースが合わないことがあり，双方にストレスが生じることもある。特に，障害があることで遅くなる場合，思い通りにならないことへの自分へのいらだちは，ケアをする人以上に大きい。食事の時間が安全で楽しくなるように，特に留意する点を挙げる。

・ケアを受ける人ができることを優先的に採用する。
・ケアをする人は，ケアを受ける人の目線の高さと同じにする。
・食事は口腔の清潔ケアから始め，口腔の清潔ケアで終了する。
・一口ごとに飲み込んだことを確認する。
・ケアを受ける人の食べ込むペースに合わせる。
・スプーン等の利用にあたっては，口腔の形状・機能をよく把握して実施する。
　［例］舌のホールへスプーンを置き，上唇でスプーンの底を拭うように抜き取り，口腔内に摂り込む。

第3章 「食べる」ことの自立と自律を支えるケアとコミュニケーション

　自立は,「誰にも頼らず,一人で何でもできるようになること」ではなく,「他者を適度に受け入れ,他者に適切に依存できる状態」で,「その相互依存度を適切にできるようになり,自分でやろうとする意欲（主体性）をもてたとき」と考える。障害の有無にかかわらず,人はこのように支え合い生活している存在である。また,自律は「自分は何を食べたいかを決め,自分の財布と相談して食べることができる判断」などの繰り返しのなかで再獲得する行動でもある。自分で考えて,自分で決定することの大切さとともに,限界を引き受けることも重要で,主体的な生き方であり,自己主張である。そして,最も大切なことは,ケアをする人自身もこのケアという場面を通して,ケアを受ける人とともに成長し生きているという現実を実感することである。

　次に食生活における「伝承する行動」について述べるが,「伝承する行動」はそれ自体が自立・自律した行動である。

事例　伝承する行動

構成要素：①食生活リズム・生活習慣の伝承,②家庭に伝わる伝統食・味文化の伝承,③地産地消の食文化や旬の素材と調理の伝承,④ハレの食とケの食の伝承

①食生活リズム・生活習慣　食のリズムは,その家庭生活のリズムや個人の生活のリズムを表す。1日3食の習慣の人,あるいは欠食習慣があり日により3食,2食または1食と不規則な人もみられる。

［例］Cさん（88歳,男性）が軽い脳梗塞で倒れた後,息子の家で療養中,Cさんの食事時間に生活リズムを合わせることがきっかけとなり,息子の家族が朝食をしっかり摂取するようになった。家族のなかでのCさんの役割は,食事時間を知らせるおじいちゃんである。
　農業一筋であったCさんは,倒れるまで毎朝6時に食事をして野良に出かけ,昼食は正午,夕暮れに帰り,夕食はほぼ19時と決まっていた。「太陽が昇ったときが朝食,日が暮れたときが夕食,農家の食事はお天道様とともにある」が口癖である。

　朝食欠食,夕食が21時以後と遅くなる傾向にある現代,食生活のリズムを整えることは重要である。特に,近年の朝食欠食児童の増加は,学童の成績と関連するデータもあり,社会問題として取り上げられている。88歳のCさんの食習慣は,家族の生活を健康へと導いている。高齢者の困った習慣として取り組むのではなく,Cさんの例のような社会への還元の方法もある。

②家庭に伝わる伝統食・味文化　家庭の味は家族の絆を深め,受け継がれていく。

［例］入院中のDさんは,がんの末期と宣告されていた。食事はほとんど口にせず,点滴の日々であり,生きる気力も萎えていた。家族は接し方がわからず,面会に行っても気まずい状態が続いていた。ある日,妻が風邪のため面会に行くことができず,娘に家庭料理を託した。Dさんは,娘が温めた白味噌仕立ての汁とサツマイモの甘露煮を口にして,「家に帰って,毎日少しずつこうして食べられたら思い残すことはないなぁ。家内の味は,お袋の味だなぁ」と漏らした。Dさんは,その後,家族の希望もあり,訪問看護師の援助を得て家庭で介護を受けることになった。

　家庭に伝わる行事食（お祭り食,お誕生日食など）や味付けは,母親から娘や息子の妻へ,そしてその子どもたちへと受け継がれる。家の味は,日頃何気なく受け継がれ,非常時にそれが自覚されることは多々聞かれる。大事にしたい伝統であり,味である。

③地産地消の食文化や旬の素材と調理　旬の素材は,季節感にあふれ食卓を彩り,食生活を豊かにし,生命力を高める。地産地消は,経済効果を高め,消費社会の方向性を変えている。

[例] 過疎地に暮らす70歳のEさん夫婦は，その土地で採れた野菜を工夫し，日々の食生活の糧にしている。季節の野菜やその調理方法には，独特のものがある。夏休みに拒食症と診断された小学6年生の孫が来た。露地栽培の野菜・山菜などをEさん夫婦と採りに行き，それを調理して食べる生活を1か月過ごすなかで，料理を覚え，調理して食べるようになった。孫の感想は，「自分で採って食べると元気になる。不思議だ。お母さんにもつくってあげたい」であった。その後，拒食症は快方に向かった。調理を通して母親との関係性ができたのではないかとの主治医の話である。

　旬の素材は，時期的に最もおいしく，東洋医学的な意味もある。また，地域の素材とその食べ方は，郷里を同じくする家族の食文化に通じるものがあったのではないかと推察される。

④ハレの食とケの食　「ハレ」の食とは，行事や非日常的な食事である。また，「ケ」の食とは，日常的な食事である。しかし，現代の食生活では，「ハレ」「ケ」の食事の区別が難しい。豊かな経済力を反映して食生活も豊かになったのか，日常食に「フランス料理」や「寿司」など豪華なメニューがみられる。「ハレ」化した「ケ」の食事により，高たんぱく質，高脂肪になることが多い。「ハレ」「ケ」は，食生活にアクセントを与える意味においても，また，「ケ」の食事を再考する意味においても検討が必要である。

　従来，伝統的な「ハレ」の食事は，日常食べることのできない手間のかかるものや贅沢と思われるものが揃う豪華なものである。同時に，人々との出会いがある。日本食として大事に育まれた「ハレ」の食文化を伝えることは，人生の節々の食との出会いと考える。また，「ケ」の食事は，日々蓄積される人間の身体づくりそのものである。

　近年問題となっている生活習慣病については，生活習慣病の少なかった時代の「ケ」の食と比較し，失われた食文化を見つめ，新しい「ケ」の食文化を構築することが重要である。特に，生活習慣病がある人々の食の自律としてとらえる必要がある。

2 「食べる」ことの自立と自律を支えるコミュニケーション

　コミュニケーションは，社会生活，人とかかわって生きていくことなど，意欲や生存の基本に深く関係しており，全ての前提になる。また，コミュニケーションは，ケアそのものであり，ケアの方法でもある。ケアを受ける人とケアをする人の双方にコミュニケーションツールがあることと，その内容の質について同時に考える必要がある。

　したがって，「食べる」ことの自立と自律を支えるコミュニケーションとは，ケアを受ける人が「食べることはもとより，日常生活の全てを医療に預けっぱなしであった自分のいのちを，自分に取り戻す」，いのちの自立・自律を応援するためのコミュニケーションとして考える。

　コミュニケーションの特徴として4つの視点を取り上げ，「食べる」ことの自立と自律を支えるコミュニケーションについて考える。

（1）目的をもっての情報の伝達がある

　食のケアにあたり，「今日はお粥を残さずにいただきましょう」など，その都度のゴールを共有することが重要である。ケアをする人の一方的なゴールではなく，毎食の摂取状況を把握し，それに応じたゴールの共有が必要である。この場合の最終ゴールは，自立して食事ができることであるが，気持ちを言葉で伝え，対象者のペースに沿いながら達成することが大切である。

（2）情報の伝達には双方向性がある

　食のケアは，同じ目線で行うことが大切である。自助具の持ち方や方向，力の入れ具合など，目・口・舌の動きをしっかりと感じ，ケアに活かす。飲み込みの触感や自助具の具合，心の動きに応じ，ケアする側の思いを伝えることも必要である。

> ［例］食事時に，ケアをする人の「今日はしっかりと飲み込めていますね」の声かけに，「今日はむせないで飲めるんです」などとケアを受ける人の反応があると，双方向性のコミュニケーションが成立することになる。

　飲み込めている事実の確認は，ケアを受ける人とする人との確認行動の交流へと発展する。飲み込むことの自立への方法を，双方向性により獲得する方向へと発展させることができる。

（3）情報の伝達により各人の相互作用が生まれる

　双方向性のコミュニケーションは，相互作用への発展を可能にする。

> ［例］（2）の「今日はしっかりと飲み込めていますね」に対して，「今日はむせないで飲めるんです」の双方向性があると，そこには「次もしっかりと飲み込めるようにしよう」という次への発展，相互作用が生じる。相互作用の流れは，このようなコミュニケーションのなかで途切れることなく続き，相互に次の課題へと発展することになる。また，「食べる」ことの支え合いを通して，豊かな人間関係への発展が可能である。

（4）言語的コミュニケーションと非言語的コミュニケーション

　ⅰ．言語的コミュニケーション　　言語的コミュニケーションは，言葉を通してのコミュニケーション方法である。

> **①ケアをする人と受ける人の背景**　　言語的コミュニケーションで陥りやすいことは，コミュニケーションの場面における対話が，ケアをする人と受ける人の各々の背景（凝縮された人生）の上に今があることを忘れやすいということである。食事ケアの場面での対応も例外ではない。
> ［例］ある日のケア場面。「Fさんに食べさせたくて調理師さんが好物のいも汁にしてくれたんですよ」。Fさん，顔色を変えながら「私に食べさせたくて，ふーん……」。
> 　後にFさんは，悔しさをG看護師に語った。「食べさせてもらう……。屈辱だよ，動物じゃあるまいし。戦争中食べ物に困っていたって，人に食べさせてもらうなんて思ったこともない」。Fさんの日常の生活場面において，同様なでき事が他にも起こっていたと推察できる。食べることへのかかわりはFさんの日常生活の一コマであることを考え，他の生活場面におけるありのままの姿をしっかりととらえておくことが重要である。おそらくFさんは，日常生活においてある種の高いプライドに支えられて心の均衡を保っていたと推測される。
> 　ここで筆者が「自尊心」としなかったのは，自尊心（self-esteem）は本来，自分のことを大切な存在だと思える心と考えるからである。障害により他者のケアを得ることを，自身の心のどこかで認められない。プライドが高く，自尊心が低いときにこのような状態に陥るのではないだろうか。自尊心が高ければ，人は大きく揺らぐことはないと考える。ここでのG看護師への語りを，でき事として話せる大らかさが生まれるようなコミュニケーションへと発展できるかかわりをしたいものである。

②**不必要で間接的な言語的コミュニケーション**　不必要で間接的な言い方は，嫌みや慇懃無礼な対応として伝わりやすい。思いやって伝えたことも，かえって相手を不愉快にすることがある。

［例］片麻痺のあるHさんの食のケア時に，積極的に食べようとしないことに対して「若いときにおいしいものを召し上がっておられるので，こんな食事は食べられないっていうことかな」といっている場面を見かけた。Hさんは，どのような気持ちであったろうか。このようなケアを受けていた人が，食べることへの意欲と同時に，生きることへの意欲までも萎えたとしたら，それはケアではない。

③**言語的コミュニケーションの裏メッセージ**　食欲がないがん末期の人への食のケア時のやりとりにおいて，「本当は何も食べたくないんだから」の裏メッセージからみえたことの例を示す。

［例］食欲がないとの申し送りがあったJさんへの食のケア時の会話である。「Jさん，お家で召し上がっていらした食事より薄味過ぎるのかしら」と声をかけると，「どっちでもいいんですよ。本当は何も食べたくないんだから」と返事がある。K看護師はこのやりとりから，Jさんの「……本当は何も食べたくないんだから」に「おやっ」という思いが残った。

　この思いを確かめるために，Jさんの担当のL看護師へこのことを申し送り，かかわりを委ねた。その結果から明らかになったことは，Jさんは「自分の症状は，父親の死ぬ前に似ていること」「もう死ぬのであれば，食べる努力はいらない」「妻にはよくしてもらっている。少しでも妻がつくったものは食べてあげないと悪い」などの思いがあったことである。

　K看護師が感じた「おやっ」は，「重複交流」(隠されたやりとり) の裏面の交流部分である。それに気づくことで，Jさんへの食へのケアを発展させることができた。

ⅱ．**非言語的コミュニケーション**　人は，言葉を使い互いの感情や意思を伝え合っているが，「目は口ほどにものをいう」といった諺にも示されるように，顔の表情，視線，身振りなどが，より重要な役割を果たすことがある。非言語的コミュニケーションは，意識して用いることもあれば，無意識に用いていることもある。このような非言語的コミュニケーションには，いろいろの手段がある。これらのコミュニケーションを「ケア」に含めて考えることが重要である。発声ができない人は，表情・身振り等によるサインで「おいしそうだね」「この量とても多いよ」などと表現する。ケアを受ける人のニードに応じて，文字盤・トーキングエイドなどあらゆるコミュニケーション方法を用いることが必要である。

　食のケア時に食べないからといって，ケアする人が無意識にため息をついたりする非言語的コミュニケーションは，ケアを受けている人にとってはたいへんな屈辱であることを知ってほしい。食べない理由が食物にあるのか，体調にあるのか，環境にあるのかなど，さまざまな視点で理由を考えることが必要である。

①**あいまいで間接的な非言語的コミュニケーション**　食のケア時，ケアする人が自分の気持ちをため息やにらみつける視線で表現するなど，非言語的コミュニケーションの場面を見かける。

［例］ケアを受ける人の"口角からお粥がだらだらと流れ出ている"のを見ながらため息をついて，流れ出たお粥を拭っている。自身の手の位置や声かけの問題を顧みずに，ため息をついたりにらみつけている状況を想像すると，ケアを受けている人の気持ちが思われる。

　食のケアは，ケアを受ける人，ケアをする人の両者の「あうん」の呼吸により成立することが多い。ケアをする人は，ケアを受ける人が自立に向かっていかに食物を摂取することができるか，食物を取り込み，噛み砕き，飲み込むプロセスの全ての特徴を熟知し，そのプロセスが自立

②無言でひたすら"食べては吐く，を繰り返す行動"で表現する　思春期になると，複雑な人間関係のなかで生きるようになる。自分の努力だけでコントロールできることは減ってくる。「自分の能力ではどうしようもないこと」との折り合いのつけ方を学んでいく過程で，「自分さえ我慢して努力すれば」という状況になり，不適応を起こしてしまうことがある。そのようなときに「痩せる」ということは，魅力的にみえる。食べなければ「痩せる」，自分がコントロールできる唯一のものと思える。思うようにならない感情を「痩せる」ことに向けて逃避する。拒食症は，「自己主張しない」「まじめな」「よい子」タイプに多いといわれる。

「食べる」を支えるケアには，食べることで表現される多くのことを感じとる能力が必要である。そして，その人が自身の思い通りになることは，「食べる」ことであると病的に思い込む前に，「食べる」ことで何を表現しているかに気づくようにケアすることが必要である。

「食べる」ことにこだわり続ける人へは，次の点に気づくようにケアする。
・痩せたい気持ちは異常ではないこと
・摂食障害はわがままではないこと
・病気のことを伝えられる人を見つけること
・拒食・過食の症状はストレスの表れとして理解すること

対人関係のストレスで病気になったということは，対人関係の力で治すことができると考える。「食べる」ことを通して，"病をもつあるがままの自分を受け容れ"，自分自身をよしとする感情を大事にすることが「食べる」ことの自立であり，自律への成長である。それを支援し続けることが大切である。

3　おわりに：「食べる」ことの自立と自律のために

本章を終えるにあたり，再確認したい点をまとめておく。
・「食べる」ことは「生きる」ことである。
・「食べる」ことへのケアは，ケアをする人，ケアを受ける人の双方がお互いに「人間として生きることへの同等の立場に立つ」ことにより成立する。
・「食べる」ことへのコミュニケーションでは，解き明かされてきた科学を使う人の心の成長が伴うことが必要である。

これらにより，「食べる」ことの自立と自律を支えるケアとコミュニケーションが育まれると考える。

【引用文献】
1）尾岸恵三子，正木治恵：食看護学．医歯薬出版，2007，p.6.
2）向井美恵：噛むことの意義，「食」をめぐる保健行動．日本保健行動科学会年報，1991，p.8.
3）尾岸恵三子，正木治恵：看護栄養学．医歯薬出版，2011，p.39.
4）有山　恒編：食物の機能と生態．同文書院，1979.
5）フランク・ゴーブル／小口忠彦監訳：マズローの心理学．産業能率大学出版，1988.
6）フローレンス・ナイチンゲール／湯槇ます，薄井坦子，小玉香津子，ほか訳：看護覚え書．現代社，1889.

第4章 「食べる」ことを支える専門職連携実践

4-1. 専門職連携実践（Interprofessional Work；IPW）とは何か

1 連携の必要性

　「連携」の必要性が強調されるようになった背景には，まず，急速な少子高齢社会に対応するための社会保障システムの転換がある。介護保険制度や障害者自立支援法，後期高齢者医療制度や入院期間の短縮を図る診療報酬などは，少子高齢化に伴う膨大な費用増に対し，給付抑制を図りながら，従来の「保護収容型」ではなく，「自立支援型」の保健・医療・福祉への転換を図ろうとしている[1]。地域で生活する人のニーズは多様であり，病院内や施設内だけのサービス提供ではこと足りず，医療だけ，福祉だけではなく，ときには消防や警察，教育機関との連携したサービス提供が求められることもある。そのための新たな方法論として，異なる機関で働く専門職の「連携・協働」が必要となっている。

　また，医療の高度化，複雑化に伴って医療を担う専門職の種類が増え，それぞれの職種がその専門的知識や技術を高めている。インフォームドコンセントやセカンドオピニオンの普及に伴い，患者の権利意識や治療の主体者としての意識が高まり，医療者は患者との信頼関係を築き，質の高い治療を提供することが求められている。同じ施設内で多職種がかかわり，かつ質の高い医療を提供するために，異なる職種間で「連携・協働」しなければ，患者のニーズに応えられなくなっている。

　このように，社会構造の変化に伴う保健・医療・福祉分野のサービス提供の新たな方法として，専門職連携実践（IPW）は期待されている。患者・利用者のニーズに応じて効率的で質の高いサービスを提供するためには，地域における保健・医療・福祉分野の機関間を結ぶ連携と，病院や施設内の多職種による連携の両方が求められている。

2 用語の整理

（1）チーム医療，チームアプローチ

　このような背景のもとで，保健・医療・福祉の分野では「連携・協働」という言葉が頻繁に使われるようになった。特に医療の分野では，医師，看護師，薬剤師，臨床検査技師，管理栄養士などの専門職が連携して行う「チーム医療」が不可欠となっている。チーム医療については，2010（平成22）年3月に厚生労働省から「チーム医療の推進に関する検討会報告書」が出され，そこには，チーム医療とは，「医療に従事する多種多様な医療スタッフが，各々の高い専門性を前提に，目的と情報を共有し，業務を分担しつつも互いに連携・補完し合い，患者の状況に的確

に対応した医療を提供すること」[2]と，医療の場に限定して整理された。

「チームアプローチ」は，緩和ケアや在宅ケアの分野で医療以外の職種も加わった援助活動で使われている。介護保険制度のもとでつくられた地域包括支援センターでは，主任ケアマネジャー，保健師または看護師，社会福祉士の3職種の連携によるチームアプローチが謳われている。

しかし，チーム医療やチームアプローチから連想するイメージは，人によりさまざまである。例えば，病院の看護師が参加している研修会で，チーム医療とは何か，どのようなイメージをもっているかと尋ねたところ，「カンファレンス」「電子カルテ」「NSTや褥瘡委員会など多職種でつくる委員会」「チームナーシングなのでチーム医療は師長がやっている」などという回答があった。地域のリハビリテーション（リハ）職が集まる研修会でチーム医療やチームアプローチについて尋ねたところ，「リハ依頼の処方がくる」「ケア会議」「地域連携パス」などの回答があった。

チーム医療についても，チームアプローチについても，保健・医療・福祉の実践の場で働く専門職には，目に見える形式的な状況がイメージとなっているようである。しかし，その本質は，一緒に働く専門職同士の「専門職連携実践」にある。

（2）専門職連携実践（IPW）と専門職連携教育（IPE）

IPW（Interprofessional Work）は，日本語に訳すと「専門職連携」あるいは「専門職連携実践」となる。Interprofessionalという用語は，InterとProfessionalに分けられる。というより，もともと別々の2つの言葉であった。Interとは「2つ（人）以上の，〜の間の，相互に」などの意味がある。Professionalは「専門家，職業人」などの意味である。Interprofessionalの意味は，「複数の専門職が互いに影響し合い，学習し合いながら協働する関係」というものである。

英国の専門職連携推進センター（Centre for the Advancement of Interprofessional Education；CAIPE）のセンター長であるHugh Barr氏は，IPWを「専門職が相互作用し合う学習の上に成り立つ協働関係」と説明している[3]。英国ではこのような実践活動は，互いに学習し合うという意味合いが含まれていることもあり，IPWのための教育である専門職連携教育（IPE；Interprofessional Education）の定義がCAIPEによって明確にされた。

すなわち，IPEとは，「複数の領域の専門職者が連携およびケアの質を改善するために，同じ場所でともに学び，お互いから学び合いながら，お互いのことを学ぶこと」[4]である。したがって，IPWは，「複数の領域の専門職者がそれぞれの知識と技術を提供し合い，相互作用しつつ，共通の目標の達成を患者・利用者とともに目指す協働した活動」と整理することができる。

CAIPEによると，IPEは専門職の差異，多様性，個別性を肯定的にとらえ，全ての専門職を対等と見なす価値観に基づいている。効力のある視点として，次の7つを示している[5]。

　①ケアの質の向上に努めること
　②利用者と家族のニーズに焦点を合わせること
　③利用者と家族とともに取り組むこと
　④他の専門職から彼らのことについて学ぶこと
　⑤それぞれの専門職を尊重すること
　⑥自分の専門的業務の質を高めること
　⑦専門職としての満足度をあげること

なお，英語のmultidisciplinalyという言葉は，日本語では多職種協働と訳される。職種間の相互作用を強調しているInterprofessional Work（IPW）とは区別して使われている。

3 英国におけるIPW/IPEの発展

英国でCAIPEが誕生したのは1987年である。専門職種間の連携，団体間，サービス利用者やその家族との連携も推進し，個人，家族，地域のケアやQOLの向上を目指している。

CAIPEが誕生した背景には，国策として行われてきた「ゆりかごから墓場まで」の手厚い保健・医療・福祉の財政と制度の問題があった。医療サービスは国の責任であるが，福祉サービスや公衆衛生関係の事業は地方自治体の責任であり，国民には両者のニーズがあるにもかかわらず，縦割行政ゆえに適切なサービスが受けられない状況が生じていた。

英国のIPW/IPEが，国に政策として推進されるようになったきっかけに，2つの事件があった[6]。

- 1つ目は，病院の医療事故による死亡事件である。小児の心臓外科手術による死亡件数が多いことが告発された。政府によって調査委員会が設けられ，2001年に報告書が出された。そこでは，事故の要因を職員間のコミュニケーション不足やチームワーク不足，リーダー不在などの複合的なシステム不全と結論づけた。
- 2つ目は，児童虐待による殺人事件である。2000年に，ヴィクトリア・クランビアちゃんという8歳の女の子が叔母らによって殺害された。事件に至る前には行政機関や病院，警察署など，多くの機関，専門職がかかわっていたが，最悪の結果となった。この事件についても調査委員会が組織され，報告書が出された。保健・医療・福祉・教育・警察などの機関を超えた情報共有や統合的なチームの必要性が提言され，法律の改正やシステムづくりが行われた。

このような背景のもとで，英国では，保健・医療・福祉の専門職の連携や機関間の連携の必要性が高まり，専門職養成教育や卒後の現任教育で，何らかのIPEを受けることが必要であると提言された。大学にIPEを促進する助成金がつき，CAIPEなどでは現職者のIPEの研修会が盛んに行われている。

4 日本へのIPW/IPEの導入

前述したように，日本においても，異なる専門職間での連携や異なる機関間の連携が必要となっていた。また，専門職養成教育でも，連携のための教育方法が模索されていた。

日本にIPW/IPEの考え方が入ってきたのは1980年代であるが，実際にIPEとして大学教育に取り入れたのは，埼玉県立大学[7]と慈恵会医科大学であった。両大学のIPEプログラムは，2005（平成17）年に文部科学省の「特色ある大学教育支援プログラム」として採択され，その教育実践は，保健・医療・福祉系の大学や医学部の教育に広く普及しつつある。2008（平成20）年には日本保健医療福祉連携教育学会（Japan Association for Interprofessional Education；JAIPE）が設立され，学術的にも発展しつつある。

実践の場では，IPWとして十分浸透していないが，チーム医療やチームアプローチの実践のなかでIPWの概念が具体化されている。実践者に対する現任教育は各職種が独自に行っており，職種横断で行われているIPEは少ない状況にある。認知症ケアや糖尿病ケアなどでは職種横断で研修が行われつつあるが，今後はさらに異なる多職種を集めたIPWのための研修が求められる。

5 IPWの基本的な考え方

IPWの用語の定義に基づく具体的な実践のイメージの原型は、図4-1のようになる。

例えば、管理栄養士は、この患者は食事の食べ残しや食べ散らかしがある人ととらえているが、看護師は、右麻痺があって姿勢が悪く右手がうまく使えない人ととらえている。それぞれがもっている情報とアセスメントを共有し、次に、患者本人の自分で食べたいという意思を大事にして、「自分できれいに食べられるようになろう」と患者の目標を共有する。IPWは、異なる2職種の専門職が相互作用して、情報やアセスメント、患者の目標を共有し、その目標に向かって協働する形が基本となる。

そして図4-2のように、1職種が患者と共有した目標を2職種間で共有し、さらに他の職種間で共有され多職種に伝達されて、患者の目標を共有して協働するのが、病院等の施設内で行われているIPWである。

意図的に患者の受け持ちや担当となる多職種がチームを組む場合でも、情報やアセスメント、目標が共有されて協働することとなる。

図4-3は、多職種がチームを組んで行うIPWのイメージとなる。患者本人と家族を中心に、担当するチームメンバーが互いに情報やアセスメント、患者の目標を共有して協働している（点線）。

チームメンバーは同じ施設のなかで、各自の専門的な資格や役割をもった専門職であり、その職種集団の一人である。各チームメンバーは、患者や家族と信頼関係を築きながら専門的な援助、サービスを提供している（実線の矢印）。

IPWでは、チームメンバー同士のつながり方、その内容が重要になる。

図4-1 IPWの基本形態

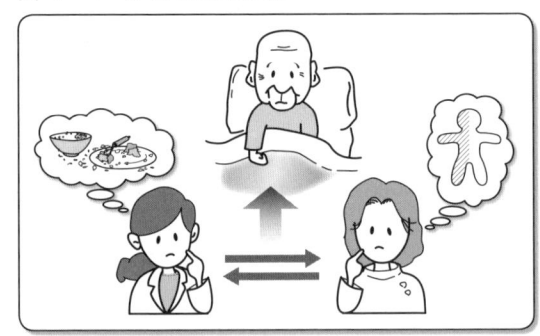

図4-2 基本形態の連鎖による組織内IPW

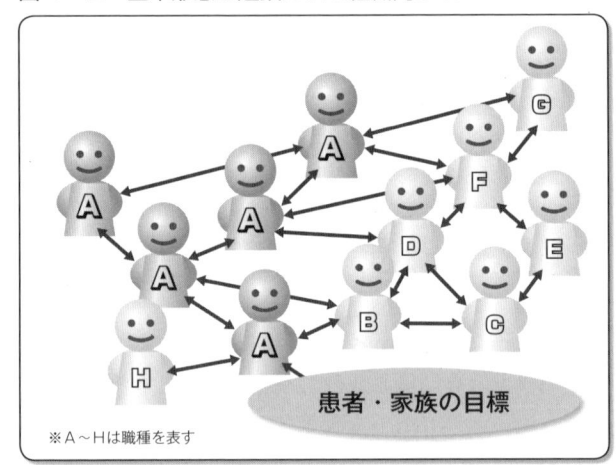

図4-3 チームで行うIPW

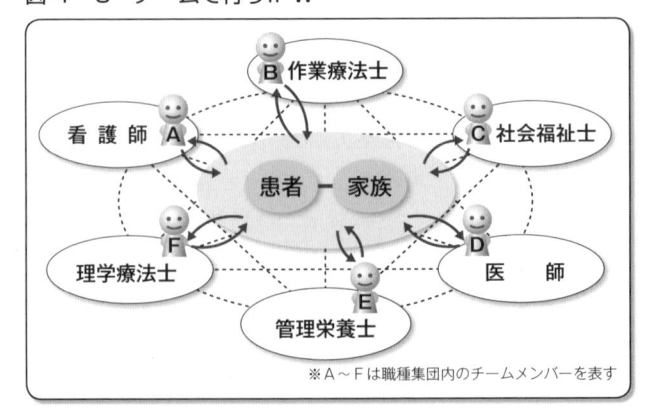

6 IPWの二重構造，三重構造

（1）IPWの二重構造：専門職連携

筆者らが行ったIPWの実践例の分析から，IPWの構造が明らかになってきた[8]。図4-4のように，IPWの実践は，患者・利用者を中心にして二重の構造になっている。

ⅰ．問題解決プロセス　IPWは保健・医療・福祉の援助活動であり，最も重要なのは，患者・利用者のニーズを実現したり，そのニーズ実現に障害となっている問題を解決するプロセスである。

問題解決には，「課題の発生（ニーズの発見）→状況の把握→目標・計画→実施→評価」というプロセスがあり，援助活動においてはこのプロセスが循環している。従来，各専門職は，独自の問題解決プロセスを開発し専門性を高めてきた。しかしIPWでは，多職種でこのプロセスを共有することが必要である。

ⅱ．チーム形成プロセス　問題解決プロセスが一重目とすると，二重目はチーム形成プロセスである。一般的にチームは，①チームメンバーがチーム活動を始めるオリエンテーション期，②メンバー間の意思疎通がうまくいかず，意見の対立や葛藤が起こる葛藤期，③対話やディスカッションができるようになって凝集性が高まる凝集期，④目標に向かって行動できる実行期，⑤目標が達成できチーム活動が終結する解散期，というプロセスをたどるといわれている。

IPWにおいても，チームとしてのプロセスを一重目の問題解決プロセスに対応しながら進んでいく。「一重目の課題発生に対応するチーム形成→情報やアセスメントの共有→目標・計画の共有という合意形成→それぞれの役割遂行→援助活動の評価，チームとしての評価の共有」というプロセスである。

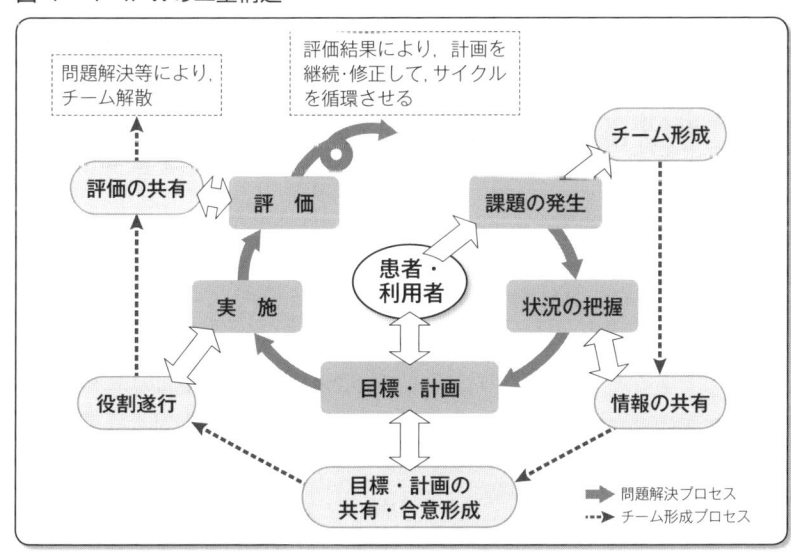

図4-4　IPWの二重構造

（2）IPWの三重構造：組織・機関間連携，地域連携

IPWの構造でもう1つ見逃してはいけないことは，専門職の活動は，各自が所属している職種集団の影響を受けていることである。病院では各専門職は，病棟という組織に所属し，看護部

や医局，栄養部門，リハ部門という専門領域の組織に所属している。専門職個人が連携したくても，所属する組織の了解や後押しがないと連携できない場合もある。逆に，一人の患者の連携した実践活動を通して組織間の関係がよくなり，その後の連携がうまくいく場合もある。

機関間連携は，病院のソーシャルワーカーが地域包括支援センターのケアマネジャーと連携するというように，異なる機関に所属する専門職同士の連携である。

図4-5 IPWの三重構造

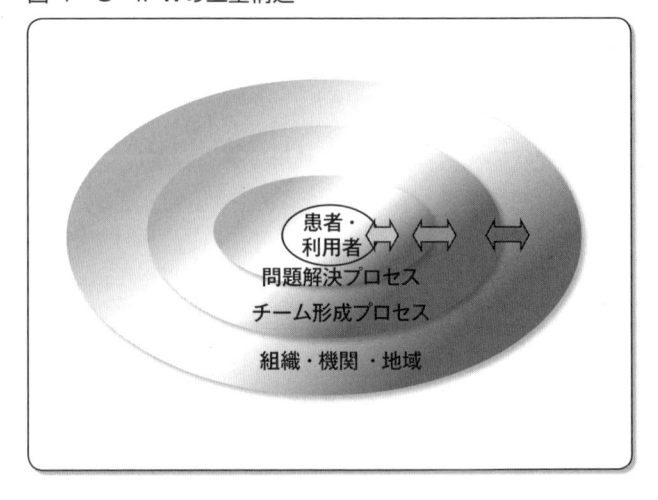

IPWでは，各職種の実践は所属している組織や機関の影響を受けていること，IPWを実践することで所属する組織や機関に影響を与える場合もあることを認識する必要がある。

IPWは患者・利用者のQOLの向上を目指した活動であるので，生活の場である地域の存在も視野に入れておく必要がある。ボランティアや患者・利用者の近所の人を巻き込んだ地域連携を行う場合には，その地域で生活する人々の考え方や習慣の影響を受けるものである。

図4-5に示したように，IPWのチーム形成プロセスの外側には，専門職が所属する組織・機関や患者・利用者が暮らす地域の影響を考慮するという意味で，「組織・機関・地域」がある。

問題解決プロセスとチーム形成プロセスは密接に関連しており，各専門職は所属する組織・機関・地域との関連があるので，この三重構造を頭においてIPWの実践を振り返ってみると，IPWの促進要因や阻害要因が見えてくる[9]。

4-2. 専門職連携実践（IPW）のポイント

7 IPWを実践する力

IPWを実践している専門職には，共通する実践力（コンピテンシー）がある。それは，図4-6に示すように「対人援助の基本となる力」「多職種と協働する力」「チームを動かす力」が構造的に現れる総合的な力である[10]。実践力のベースになるのは，「対人援助の基本となる力」であり，この能力は専門職教育のなかで培われ，保健・医療・福祉の専門職が対人援助活動を行う際に不可欠な力である。具体的には下記の能力である。

①患者・利用者中心というヒューマンケアの理念・価値観に基づいて思考，行動する能力
②どのような状況にも動じないで行動できるセルフコントロール能力
③患者・利用者やその家族，専門職を問わず，どのような人ともかかわりをもてるコミュニケーション能力
④実践を振り返り評価し，修正するためのリフレクション能力

（1）対人援助の基本となる力：セルフコントロール

セルフコントロールは，自分の感情や行動を自分の力でコントロールすることであり，患者・利用者との信頼関係を築き援助的人間関係を結ぶ基本ともいえる能力である。セルフコントロールには，自分理解，他者理解に基づいた冷静な分析力と「人は変化できる」という価値観をもって自分の感情をコントロールする力が求められる。

特にIPWにおいては，それぞれの職種や文化の違いにより，それぞ

図4-6　IPWに必要な専門職の実践力

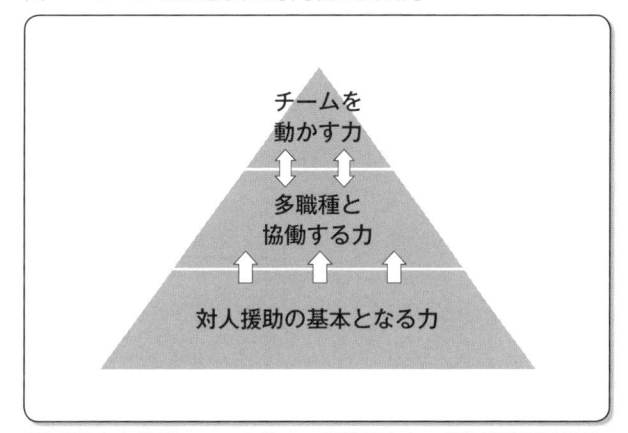

（埼玉県立大学編：IPWを学ぶ―利用者中心の保健医療福祉連携．中央法規出版，2009，p.41）

れの職種間で関心や考え方が異なることがある。自分とは異なった関心や考え方に戸惑ったり，相手の考えを受け入れられないと感じることもある。そのようなとき，戸惑い，不快を感じている自分に気づき適切に対処する，相手に影響を与えている自分に気づき適切な距離をとるなどの対応によって感情のコントロールが可能となり，相手との適切なかかわりが維持できる。

（2）対人援助の基本となる力：コミュニケーション

コミュニケーションは対人援助の基本となり，相手を知り，相手に意図を伝えるスキルである。IPWにおいて，自分と異なる職種とのコミュニケーションは不可欠である。多職種で情報を共有し，ディスカッション，目標や援助内容の合意形成を行うために相互理解し，情報や知識，意思，価値観，感情などをわかり合うことが必要である。

自分の専門職に特有の用語もあり，他職種には理解されないこともある。①自分の職種の専門的な特徴をわかりやすく説明する，②自分の考えや意思を明瞭に伝える，③意見が異なる関係者の話を感情的にならずに聴く，④客観的かつ建設的に意見を述べるなど，多職種とかかわるためのコミュニケーション能力が求められる。

また，特に傾聴は，コミュニケーションにおいて重要なスキルである。相手の話を傾聴することは話し手にとって，①自分が受け入れられていることを認識する，②自分の話の価値に自信をもつ，③自分の存在価値を肯定する，④自分の現在の状態を正しく理解するなどに役立ち，積極的な連携を促進することとなる。

（3）対人援助の基本となる力：リフレクション

リフレクションは，省察，振り返り，内省などと訳されるが，単なる反省ではなく，でき事と自分の理解について考えることといわれている[11]。リフレクションは，驚きや謎に直面したときといった活動中の思考だけでなく，実践後にでき事の意味を振り返る，あるいは実践の事実を対象化して検討することによっても可能である。リフレクションでは「状況との対話」と同時に，「自己との対話」が行われるととらえられている。また，自分自身だけでなく，他者を介してリフレクションすることで，さらに深いリフレクションが可能となる。

ヴァンマーネンはリフレクションを，技術的リフレクション，現象学・解釈学的リフレクショ

ン，批判的リフレクションの3つのレベルで説明している。

　　ⅰ．技術的リフレクション　　行ったケアに対する患者・利用者の反応から，なぜそのような反応を引き起こしたのか，ケアを省察するということであり，実践を効果的に行うための手段についてのリフレクションである。例えば，嚥下障害があり，むせ込みの多い患者にいつもと同じように食事介助を行ったのに，むせ込みがほとんどなかった場合に，何がよかったのかを考察するといった場面がこれにあたる。

　　ⅱ．現象学・解釈学的リフレクション　　体験を解釈して，そこからどのような法則や教訓が得られるかという意味づけを行うことである。一人の患者・利用者の食事場面にかかわった多職種が，それぞれが異なった見解をもった場合に，それぞれの見解や体験を言葉にして説明し，互いに共有することで，自己や他者の体験を解釈し，体験の意味づけを行うことである。そこから法則や教訓などが見出される。

　　ⅲ．批判的リフレクション　　でき事と社会的状況との関係を考察するものである。自己の見解や援助，多職種との経験の共有によって得られた体験の意味づけを生じさせている自分の立場や見解，自己の活動の背景にある社会や政治・経済といった，自分にとって常識であり，当たり前となっているものを問い直すことである。

(4) 多職種と協働する力，チームを動かす力

　多職種と協働するには，(2)の「コミュニケーション」とともに，チーム形成を理解し，対等な仲間として尊重するといったパートナーシップが必要である。さらにチームを動かすには，意見を統合してチームの方針を示すといったリーダーシップ，問題解決プロセスを管理するといったマネジメント，患者・利用者と専門職種や，専門職種間の調整機能であるコーディネーション，話し合いやチーム活動を円滑に進めるためファシリテーションといった力が発揮されることが必要である（図4-7）[12]。

　これら全てを専門職種が同じように身につけている必要はないが，チーム全体ではこれらの力があることが望ましい。また，いつも一人の専門職が同じ力を発揮するというのではなく，患者・利用者に合わせて最も適切な専門職が力を発揮することが大きな力となる。

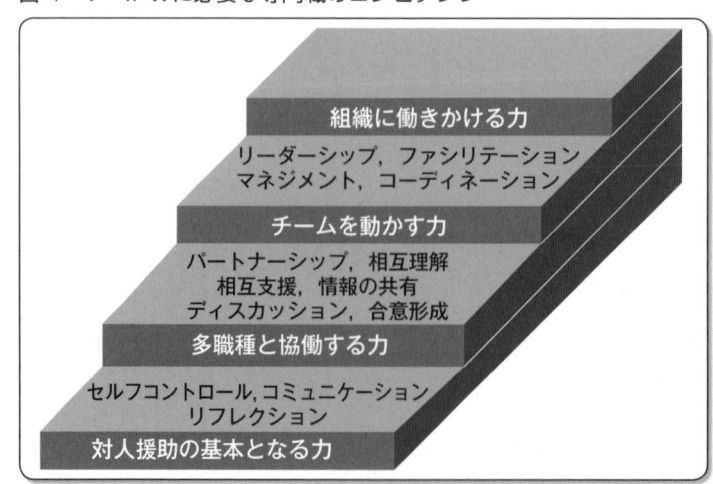

図4-7　IPWに必要な専門職のコンピテンシー

組織に働きかける力
リーダーシップ，ファシリテーション
マネジメント，コーディネーション
チームを動かす力
パートナーシップ，相互理解
相互支援，情報の共有
ディスカッション，合意形成
多職種と協働する力
セルフコントロール，コミュニケーション
リフレクション
対人援助の基本となる力

（大塚眞理子　作成）

8 「食べる」ことを支える専門職

「食べる」という行為には，多くの専門職がかかわっている。医師，歯科医師，看護師，介護福祉士，理学療法士（PT），作業療法士（OT），言語聴覚士（ST），管理栄養士・栄養士，調理師，社会福祉士などがかかわっている。職種によって「食べる」という1つの行為についても重要視する視点や解決の方向が異なる。

i．医師・歯科医師　障害の原因疾患，治療の必要性の視点から「食べる」ことを支援する。医師は，生命の危険性から経口摂取以外の栄養補給が必要か，原因疾患は何か，障害のある状態で経口摂取が可能か，経口摂取による生命の危険はないか，治療食が必要か，などを見極めて対処する。歯科医師は，歯や歯茎の状態，開口の状態，咀嚼能力，唾液分泌，嚥下の状態などから，適切な口腔状態にするために治療の可能性を見極める。

ii．看護師・介護福祉士　看護師は，血圧や脈拍など身体的なサイン，検査データや患者・利用者の様子など「食べる」ことに対する身体・心理・社会的問題をアセスメントし，疾病や栄養の状態を見守り，日常生活援助を通して健康を維持できるように介入する。介護福祉士は，高齢者の日常生活の世話を通して，実際面で「食べる」ことを援助する。

iii．理学療法士・作業療法士・言語聴覚士　PT・OT・STなどのリハビリテーションスタッフは，「食べる」ための機能，例えば，食事の姿勢，姿勢の保持，食べる動作，補助具，認知機能，嚥下の状況などの機能を改善する視点から「食べる」ことを支援する。

iv．管理栄養士・栄養士　栄養補給の視点から，患者・利用者の栄養状態をアセスメントし（第5章参照），栄養のバランスと必要量，食事形態と量，盛り付けなど，おいしく食事できるように支援する。

v．社会福祉士　「食べる」ことを社会的にとらえ，家族や経済，社会などの資源を利用して，「食べる」環境を整えることを支援する。

その他にもさまざまな専門職がかかわり，「食べる」ことを支えている。

9 摂食・嚥下のIPWの試み：摂食・嚥下事例検討会の例

筆者がかかわったA地域の「摂食・嚥下事例検討会」の様子を，一事例を通して紹介したい。A地域では，保健所，老人福祉施設，地域包括支援センターが参加して事例検討会を実施している[13]。事例検討会への参加者は，地域のさまざまな施設の職員で，総勢50名程度，その職種は介護職，看護職，PT，社会福祉士，管理栄養士・栄養士，医師，歯科医師などである。

（1）検討会の進め方

①事例提供者による対象者紹介と，解決したいことについてのプレゼンテーションを行う。ホワイトボードを使用して，情報を整理して書きとめる。

②次に①を受けて，参加者全員から対象者についての質問に答える。これによって，対象者の全体像が描かれていく。

③さらに，事例提供者から出された解決したいことについて，参加者全員から解決のための提案という形で，さまざまな可能性が示される。質問や提案は，それぞれに専門性が反映されているもの，日常の経験から発するものなどいろいろである。また，医師や歯科医師から，事例の状況や治療の可能性についてのアドバイスも加えられる。

④最後に，書きとめた提案のなかから事例提供者が，採用してみたい提案について述べる。
事例によっては，一定期間をおいた後，実際に行った結果も報告される。

（2）検討会のルール

この検討会には，誰もが参加できるが，参加者には次のルールが課せられている。

ⅰ．聴き手のルール

①身体全体を使って，聴いていることを表現する（発言者に顔を上げて聴き，うなずく，身を乗り出す，メモをとる，ほほ笑む，真剣に見つめる，「なるほど，そうですね」「そういう角度もありますね」など，発言を受け止めて真剣に聴いていることを伝える）。

②思い込みを捨てて聴く。

③できる可能性をさぐりながら聴く。

ⅱ．発言者のルール

①誰もが理解できるわかりやすい内容で発言し，専門用語を使用するときは簡単な解説を加える。

②大きい声で，はっきりと，ゆっくりと話すなど，わかりやすい話し方で発言する。

③できていないことを探すのではなく，これからできることを考える場なので，事例の批判はしない。

④事例提供者や他の発言者の意見や発言は否定せず，自分とは違う視点や意見からの気づきを大切にして話す。

⑤共感的な態度と話し方で，時間を守って発言する。

これらのルールは，「対人援助の基本となる力」「多職種と協働する力」として重要である。

事例 摂食・嚥下事例検討会

●**事例紹介**

事例提供者より，以下の内容が説明された。

①**背景**：Mさん（80歳代，女性）は，老人性認知症（重度），要介護度4（全面介護が必要），認知症高齢者日常生活自立度Ⅲa（日中を中心に日常生活に支障をきたす症状・行動や意思疎通の困難さが時々みられ，介護を必要とする）。4年前に単身，施設入所。軽度難聴であるが，意思疎通は可能（はい，いいえは答えられる）。麻痺なし。

②**食事状況**：粥，極きざみ食で自立。食事ペースが速く，最近むせ込みが多くなった。むせ込んでもかまわず，口に運ぼうとする。むせ込みが多くなってから，徐々に食事形態を変化させている（常食→粥・きざみ食→粥・極きざみ食）が，かき込んで食べるのは変わらない。

③**課題**：むせ込みを減らし，Mさんらしく食事をしてもらうにはどうしたらよいか。

●**質問で事例の理解を深める**

次に，参加者から一問一答で質問を受けながら，事例の理解を深めていった。

①**質問内容**：入歯，異食の有無，食べるのに使用する道具，食欲，食事に要する時間，食べ方（咀嚼状況，嚥下状況），食べこぼし，食事の環境（誰と食べるのか），口腔ケア，食べる姿勢，食事前後の過ごし方，情報の理解度，会話の状況，他者への関心度，成育歴（家族構成），味覚障害の有無，食事形態による食べ方の違い，歯科受診の有無，服薬の種類。

②質問の答え：これらの質問により，食事が出されると周りの人を気にすることなく，粥・極きざみ食をほとんど嚙まずにかき込むように食べるMさんの様子，若い頃から単身で働き続けたこと，旅行が好きなこと，入れ歯は使用していないこと，降圧剤・利尿剤・精神安定剤を内服中で，他の入所者との交流が少なく，話をするといつも仕事と姪の話になってしまうといったMさんの姿がイメージされた。

③医師・歯科医師の助言：歯科医師からは「上下が嚙み合っておらず，奥歯では食物を嚙んでいない状態なので，飲み込むことになってしまっている。入れ歯を入れたことがないという状況から考えて，入れ歯を入れる可能性は低い」，医師からは「アルツハイマー型認知症と思われ，Mさんの様子から，若かった頃の行動様式が出てきている可能性がある」と助言があった。

●**解決策の提案**

可能性を探るために，参加者から3つの視点で提案がなされた。

①食べる環境の整備：椅子に座って食べる，食事中に話しかける，一人で食べてもらう，食前に口腔体操をする，メニューを説明する。

②食べ方の工夫：小分けにする，底が深い食器にする，小スプーンですくって食べるように促す，大皿から取り分ける，何が食べたいかを聞きながら取り分ける，むせ込み性の高いものは職員が援助して，低いものは自分で食べる，箸でつかめるような食形態にする，とろみ・ムース食・ソフト食を利用する，外食に連れていく，普通食に戻す，プレートで常食にして箸でとれるものにする。

③日常でのかかわり：これまでの生き方を活かして役割をもってもらう，生きる目標を考える，日常会話から食に対する関心を見つける。

これらの提案により，疾病や安全を考えながらもそれにとらわれすぎず，Mさんが大切にしているものや食に対する思いなど，Mさんらしさを尊重した方法を採用することになった。

●**検討会参加者の感想**

検討会の参加者からは，以下のような感想が聞かれた。

・対象者をあらゆる職種がさまざまな角度から見ることにより，一人では平面的にしか見えなかったことが，立体的に見えるようになり，奥深い支援につながると実感した。

・摂取の問題だけでなく，その方にとっての「楽しみ」や「生きがい」なども考え，「一人ひとりの生活や能力を向上していくために何ができるか」を考えたい。

・対象者の可能性を信じて多方面からアプローチし，まずトライしてだめなら他の方法を考えたい。

・多角的に，複眼的に理解し合い，多様で創造的なケアを考えることができた。

・自力摂取する食事のアプローチを断念していたが，まだあきらめるのは早いと感じた。

・今まで同僚の提案に，事故が心配で心から賛成できなかったが，個人を大切にしてアプローチしたい。

第4章 「食べる」ことを支える専門職連携実践

図4-8 事例検討会の意味

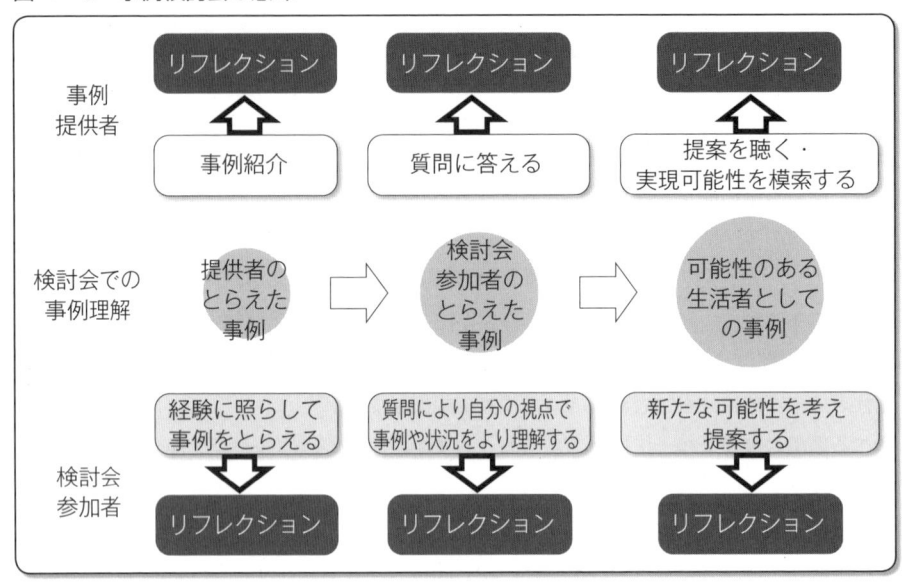

　これらの感想は，他者の事例であっても，ともに理解を深め共有することで，でき事と自分自身の行為の省察につながり，検討会がIPWに必要なリフレクションの機会になっていることを示している[14]。事例提供者にとっては，直接的な自己の実践の振り返りであり，体験のなかにある自身の価値や思いに気づくとともに，新たな価値や見方を知る機会となる。また，参加者にとっては，提供された事例と自己の経験との重ね合わせにより，自己の実践を振り返る機会になる（図4-8）。多職種の意見を聴くことで，より多角的な視点からの振り返りができる。

　さらに多職種が参加し専門的な知識を提供することにより，曖昧な知識や誤った認識が修正されるとともに，多職種との交流による患者・利用者の見方，提供できるケアの可能性を知ることとなる。IPWには，情報を提供する，相談する，目標を共有する，ディスカッションする，必要に応じて任せる，行動するといったチームを動かす力が不可欠である[15]。このための多職種理解，相互理解を深め，連携協働の仲間として活動する基盤を涵養する場として，多職種による振り返りの機会を設ける必要性を強く感じる。

【引用文献】
1) 埼玉県立大学編：IPWを学ぶ─利用者中心の保健医療福祉連携．中央法規出版，2009，p.2.
2) 厚生労働省：チーム医療の推進について　チーム医療の推進に関する検討会報告書，平成22年3月19日．
3) 前掲書1），p.12.
4) 前掲書1），p.13.
5) 前掲書1），p.24.
6) 新井利民：英国における専門職連携教育の展開．社会福祉学，**48**，2007，142-152.
7) 大塚眞理子，ほか：医療現場の連携・協働を促進する地域基盤型のIPE．ナーシングビジネス，**4**，2010，35-49.
8) 前掲書1），pp.30-31.

9) 大塚眞理子, ほか：IPWの促進・阻害要因を検討する分析シートの作成―IPWのプロセスを視覚化する構造図の開発を目指して―. 日本保健医療福祉連携教育学会, **3**, 2011, 92.
10) 前掲書1), p.41.
11) ドナルド・ショーン／佐藤　学・秋田喜代美訳：専門家の知恵―反省的実践家は行為しながら考える. ゆみる出版, 2001.
12) 研究代表者　大塚眞理子：インタープロフェッショナルワークに必要な専門職のコンピテンシーに関する研究. 平成20～22年度科学研究費補助金　基盤研究(C)研究成果報告書, 2011.
13) 埼玉県加須保健所：平成22年度高齢者の摂食・嚥下支援事業―地域連携・専門職連携をめざして―事業報告書, 2011.
14) 和栗百恵：「ふりかえり」学習―大学教育における振り返り支援のために―. 国立教育政策研究所紀要, **139**, 2010, 85-100.
15) 研究代表者　大塚眞理子：インタープロフェッショナルワークに必要な専門職のコンピテンシーに関する研究. 平成18～19年度科学研究費補助金　基盤研究(C)研究成果報告書, 2008.

第5章 「食べる」ことを支える栄養状態の評価・判定と栄養法

5-1.「食べる」を支えるために必要なこと

1 栄養アセスメントの必要性

　人間が「食べる」ことは，身体的にも，心理的にも，社会的にも，さらにスピリチュアルな観点からも重要である。「食べる」ことを進める上で，まず必要なことは，対象者の摂食能力を含めて，必要なデータを収集・検証・解析して栄養状態を評価・判定することであり，これを栄養アセスメントという。この言葉が最初に用いられたのは1932年の国際連盟保健局の会議であるといわれ，戦争により食料が不足した人々の栄養状態の判定のために用いられた。1955年に，アメリカ国防省において発展途上国を援助するための栄養委員会が設置され，栄養状態の評価に栄養アセスメントが正式に用いられ，それに基づく栄養失調の定義や解決策等が検討された。

　このように栄養アセスメントは，当初は食料政策の手段として，いわば公衆栄養的立場から用いられたが，1960年以降，臨床の分野での栄養補給法の進歩に伴い，ハイリスク患者の栄養状態の評価・判定を行う方法として体系化されてきた。それには次のような背景があった。

- 第1は，疾病の成因や治療に，栄養状態の良否が深く関与していることが明らかにされたことである。クワシオコール，マラスムス，各種ビタミンやミネラル欠乏症，あるいは肥満等のように，栄養素の過不足が直接的に発症の原因になっている疾病はもちろん，糖尿病，脂質異常症，高血圧症等，生活習慣病といわれる各種の慢性疾患の成因や治療にも栄養状態の良否が関係していることがわかってきた。
- 第2は，急性疾患や外傷，さらに手術後の回復や予後に，栄養状態が影響することがわかってきたことである。例えば，手術前に栄養アセスメントを行い，予後推定栄養指数を算定し，栄養状態が良好であれば術後の合併症の発症率は低下する。そして，このような栄養状態の評価が，手術の適応を判定する基準の1つにもなってきた。
- 第3に，栄養補給法の進歩がある。栄養補給法には，食事を中心とした経口栄養，カテーテルを用いて消化管に経腸栄養剤を投与する経管・経腸栄養，さらにカテーテルを用いて静脈内に輸液を投与する経静脈栄養の3種類があり，それぞれ特徴がある。これらは，患者の病態を考慮して，その状態に最適な方法を選択する必要があり，その選択基準として，正確な栄養状態の評価が必要とされてきた。また，栄養補給の効果を判定する上でも，栄養状態の再アセスメントが必要となる。

2 栄養アセスメントの方法と栄養補給

(1) 栄養アセスメントの方法

栄養アセスメントは、栄養管理の最初のステップで、栄養に関係する問題点を確認するために必要なデータを収集・検証・解析することである。その指標には、①食事摂取状況（食事調査）、②生化学検査値（臨床検査）、③身体組成（身体計測）、④身体徴候・臨床所見、⑤治療歴が用いられる。

以前から人の栄養状態を知る方法には、食欲の有無、肥満度や体重変化をみたり、さらに食事調査等があった。また、血液成分から診断すべきだとする意見もあった。しかし、これらはいずれも単独では、患者の栄養状態を正確に評価することはできない。

例えば、食欲の有無は単に食物の摂取意欲を判断しているにすぎず、食欲旺盛であると評価しても、その患者の摂取量が必要量を満たしているとは判断できないからである。体重の増減についても、体構成成分の変化がわからなければ、エネルギーの過不足状態は判断できない。

一方、臨床検査による血液成分の判定だけでは、栄養状態を総合的に評価しているとはいえない。血液成分は、栄養素が臓器間を移動し、ある組織や細胞に機能している状態を反映しているにすぎず、摂取量が必要量を満たしていない状態でも、組織や臓器からの栄養素の排出により血液成分の恒常性が維持されていることは多いからである。

結局、栄養アセスメントでは、栄養状態を反映する各種の指標を総合的に評価する必要がある。

(2) 栄養補給法の選択

このような総合的な栄養状態の評価・判定を基に、適切な栄養補給法を選択する。一般的には食事を基本とした経口栄養となるが、栄養改善の緊急性、食欲・咀嚼・嚥下・消化・吸収等の状態を評価しながら、経管・経腸栄養、経静脈栄養を選択する。

経管・経腸栄養を選択すれば、摂食が必要なくなるが、食事による生理的作用や精神的満足感を得ることができなくなる（第1章参照）。消化管を用いない経静脈栄養にすれば、摂食・消化・吸収は必要なくなるが、消化管における酵素とホルモンの刺激や門脈経由による肝臓での調節が喪失し、さらに、消化管萎縮、バクテリアルトランスロケーション、感染症、合併症等が起きやすくなる（表5-1）。

したがって、栄養アセスメントを実施しながら、適正な栄養補給を行い、できる限り「食べる」ことを基本にした経口栄養補給を進めることが重要になる。

表5-1 栄養補給法の特徴

	経口栄養（食事）	経管・経腸栄養	経静脈栄養
摂食	+	-	-
消化	+	±	-
腸内発酵	+	±	-
吸収	+	+	-
消化管における酵素とホルモンの刺激	+	±	-
門脈の通過	+	+	-
消化管萎縮	-	-	+
バクテリアルトランスロケーション	-	-	+
感染症	-	±	+
合併症	-	±	+
コスト	-	±	+

5-2. 栄養状態の評価・判定

3 栄養状態評価のプロセス

「食べる」ことを支える上で必要なことは，前節で述べられているように，摂食能力を含めた栄養状態の評価・判定である。栄養不良は，現疾患の治療効果を妨げたり，死亡率を上昇させたり，また，「食べる」こと（経口摂取）の維持を妨げたり，移行を遅延させたりするなど，負の作用をもたらす。逆に，栄養状態の改善は，患者の満足度やQOLを向上させ，経口摂取の維持・移行を促進させる。効果的な栄養サポートの立案・実施のために栄養状態の評価は重要であり，最も生理的な栄養法である経口摂取のためにも，栄養状態を評価して栄養状態を良好にすることは大事である。

栄養状態評価のプロセスは，スクリーニングからスタートする。スクリーニングの結果，栄養状態に問題があることが疑われる場合は，栄養アセスメントを行う。栄養アセスメントには，検査データなどを用いずに対象者から得られた情報によって栄養状態を評価する主観的包括的評価（subjective global assessment；SGA）と，身体計測値や生化学検査値などの客観的栄養評価（objective data assessment；ODA）がある。これら複数の栄養アセスメント結果を基に，総合的に評価して栄養状態を判定する。栄養スクリーニングに続いて栄養アセスメントが行われ，栄養療法が開始されるため，栄養スクリーニングと栄養アセスメントの境界は，必ずしも明確ではない。

4 栄養スクリーニング

栄養スクリーニングは栄養障害の有無を診断することで，広義には栄養アセスメントの第1段階といえる。栄養状態に問題がある患者を早期に発見し，栄養不良を予防するために，効果的なスクリーニングを行うことが重要である。

スクリーニングで使用するツールには，効果的，非侵襲的，安価，簡便に自己評価を行えるといった基準が求められる。現在広く使用されているスクリーニングツールには，DETERMINE（determine your nutritional health checklist：米国家庭医学会・米国食事療法学会・米国老年問題協会による共同事業である栄養スクリーニング推進財団（NSI）作成）と，栄養不良スクリーニングツール（malnutrition screening tool；MST，表5-2）がある。

表5-2 栄養不良スクリーニングツール（MST）

●企図しないで体重が減るようなことが，最近の6か月間にありましたか？
・いいえ………0
・わからない…2
・はい…………次へ

●「はい」の場合，体重はどれくらい減りましたか？
・1～6kg……1
・7～10kg……2
・11～15kg……3
・>15kg………4
・わからない…2

●食欲が低下したために食事が不十分になりましたか？
・いいえ………0
・はい…………1

〈MSTスコアリングシステム〉
MSTスコア0～1：栄養不足リスクなし
MSTスコア2～3：栄養不足リスク中等度
MSTスコア4～5：栄養不足リスク高度

（Ferguson M, et al.：Nutrition, 15, 1999, 458-464）

DETERMINEは，リスク因子に関する患者と医療者双方への教育が可能であり，栄養不良状態や栄養関連のリスクを抱える患者の特定が可能であることが明らかになっている[1]。MSTは，栄養不良リスクのある患者を識別し，SGAによって定義された栄養状態を予測することができる[2,3]。

5 栄養アセスメント

栄養アセスメントとは，SGAとODAから得られた複数の情報を基に栄養状態を評価・判定することである。さらに，環境因子や心理状態の情報を収集して行えば，栄養アセスメントはより深いものになる。

(1) 主観的包括的評価（SGA）

SGAは，患者の主観的観点からの情報を聴取して栄養状態を評価する方法である。病歴および身体状況の特徴に基づいて栄養状態を評価する（表5-3）。

(2) 客観的栄養評価（ODA）

栄養スクリーニングで，栄養不良である，または栄養不良の可能性があるとされた患者が，真

表5-3 主観的包括的評価（SGA）

A．病歴 　1．体重の変化 　　　過去6か月間における体重喪失：＿＿＿＿kg（喪失率％：＿＿＿＿％） 　　　過去2週間における変化：増加＿＿＿＿無変化＿＿＿＿減少 　2．食物摂取における変化（平常時との比較） 　　　無変化 　　　変化（期　間）：＿＿＿＿週＿＿＿＿か月 　　　　　　（タイプ）：不十分な固形食＿＿＿＿完全液体食＿＿＿＿低エネルギー液体食＿＿＿＿絶食 　3．消化器症状（2週間の持続） 　　　なし＿＿＿＿悪心＿＿＿＿嘔吐＿＿＿＿下痢＿＿＿＿食欲不振 　4．身体機能性 　　　機能不全なし 　　　機能不全（期　間）＿＿＿＿週＿＿＿＿か月 　　　　　　　　（タイプ）：制限つき労働＿＿＿＿歩行可能＿＿＿＿寝たきり 　5．疾患と栄養必要量との関係 　　　初期診断： 　　　代謝亢進に伴う必要量（ストレス）：なし＿＿＿＿軽度＿＿＿＿中等度＿＿＿＿高度 B．身体状況（スコアで表示：0＝正常，1＋＝軽度，2＋＝中等度，3＋＝高度） 　　皮下脂肪の喪失（三頭筋，胸部）　　　筋肉喪失（四頭筋，三角筋） 　　くるぶし部浮腫　　　仙骨浮腫　　　腹水 C．自覚的包括的評価 　　栄養状態良好　　　　　　　　　　　　A 　　中等度の栄養不良（または栄養不良の疑い）　B 　　高度の栄養不良　　　　　　　　　　　　C

（TNTプロジェクト実行委員会編：Total Nutritional Therapy マスターワークブック）

に栄養不良であるかということや，栄養不良の程度・種類について判断するには，いくつかの客観的なデータを用いて評価を行う必要がある。客観的なデータとしてよく用いられるものは，身体組成，生化学検査値，身体徴候・臨床所見，食事摂取状況である。

　ⅰ．**身体組成**　　身体計測に基づくデータである。長期的な栄養状態の指標となる。身体計測には，身長，体重，BMI（body mass index：体重（kg）／身長（m)^2），皮下脂肪厚（上腕三頭筋部または肩甲骨下部），上腕筋囲，および上腕筋面積がよく用いられる。

● 体重変化：最近6か月の％通常体重（％usual body weight；％UBW）は，個人の栄養状態をよく反映する。さらに，過去2週間の体重変化にも注目する。これらは，体重減少が慢性か急性かを特定する上で重要である。

> ％通常体重＝現体重（BW）×100／通常体重（UBW）
> 　85～90％：軽度の栄養不良，75～84％：中等度の栄養不良，＜74％：高度の栄養不良

● 皮下脂肪厚：体脂肪量を推定するために用いられてきたが，インピーダンス法を用いた体重計が普及したため，皮下脂肪厚が体脂肪量の推定に用いられることは少ない。しかし，上腕三頭筋部皮下脂肪厚（triceps skinfold thickness；TSF）の標準値（日本人の新身体計測基準値；JARD2001）と比較することで，栄養状態を評価できる。％TSFが80～90％で軽度，60～80％で中等度，60％以下で高度な体脂肪の消耗状態であると推定される。

● 上腕筋囲，上腕筋面積：筋肉たんぱく質量の指標として用いられる。上腕筋囲（arm muscle circumference；AMC）と上腕筋面積（arm muscle area；AMA）は，上腕周囲長（arm circumference；AC）とTSFより次式で求められる。皮下脂肪厚と同様に，標準値（JARD2001）と比較して栄養評価に用いられる。

> AMC（cm）＝AC（cm）－ π ×TSF（mm）
> AMA（cm^2）＝AMC（cm）^{2}÷4π

　ⅱ．**生化学検査値**　　生化学検査の結果のみに基づいて栄養状態を判定することは困難であるが，身体計測値，身体徴候・臨床所見，食事摂取量等と組み合わせた場合には，より精度の高い情報が得られる。よく用いられる指標を以下に示す。

● 窒素バランス：窒素バランスの推定値は除脂肪組織の代謝の状況を示した値であり，24時間で摂取した窒素量と排泄された窒素量の差として算出される。窒素バランスは次式で求められる。

> 窒素バランス（g/日）＝〔たんぱく質摂取量（g/日）÷6.25〕－〔24時間尿中尿素窒素（g/日）＋4〕

「摂取した窒素量＞排泄した窒素量」の場合は，窒素バランスが正であり，組織の維持・修復用として窒素が保持されていると推定される。窒素バランスは，直近の食事たんぱく質の摂取および利用の妥当性を示す間接的マーカーである。

● 内臓たんぱく質：血清アルブミン値，血清プレアルブミン（トランスサイレチン）値，血清トランスフェリン値を用いる。

　①血清アルブミン：血清総たんぱく質の約50％を占め，血液中の物質の輸送と血漿膠質浸透圧の維持など重要な役目を担っている。アルブミンは肝臓が産生する主要なたんぱく質

で，約 200 mg/体重kg/日が産生されており，これはアルブミン総貯蔵量の 4％が体内で常に分解・再合成されていることを意味する。半減期が 20 日と長く，血液および間質液にわたる分布や体内の水分量の影響を受けるため，鋭敏なたんぱく質や栄養不足の指標とはいえないが，アルブミンの低下と臨床結果の悪化，死亡率の上昇に有意な相関関係があることが明らかになっている。3.5 g/dL未満は，栄養不良のリスクが示唆される。

②トランスサイレチン：肝臓で合成されるたんぱく質で，半減期は 1.9 日と短い。栄養不良の初期段階で低下し，栄養状態が改善する際には最初に上昇する。したがって，内臓たんぱく質の状態に関する高感度の指標となるが，感染症や出血など非栄養要因による影響を受けるため，注意が必要である。17 mg/dL未満は，栄養不良のリスクが示唆される。

③血清トランスフェリン：β-グロブリンに属し，体内での貯蔵量は少ない。半減期は 8～10 日と短いため，栄養状態の短期的な変化を反映すると考えられている。しかし，鉄欠乏，妊娠，低酸素，慢性的な失血などで上昇し，慢性感染症，鉄の過剰投与，腸疾患，ネフローゼ症候群，熱傷などで低下するなど臨床症状の影響を受けやすいため，栄養指標としての有用性に限界がある。140 mg/dL未満は，栄養不良のリスク状態にある。

●細胞性免疫機能：栄養不良は生体の防御メカニズムに多大な影響を及ぼし，その指標とされる細胞性免疫機能の検査には，遅延型皮膚反応，総リンパ球数，リンパ球機能，サイトカイン産生能，免疫グロブリン量，補体量がある。

　総リンパ球数はよく使われる指標であり，栄養不良によって減少する。「≧1,200（/mm^3）」は栄養欠乏がない，「1,200＞～800＜」は中等度の栄養欠乏，「＜800」は重度の栄養欠乏を示唆する。しかし一時的な欠乏を生じる大規模な創傷，見かけ上の白血球の増加を示す感染症などの影響を受けることを考慮する必要がある。

●血液学的状態

(1) コリンエステラーゼ（chE）：肝臓でのたんぱく質合成能の指標であり，アルブミンよりも鋭敏に変化する。肝硬変，潰瘍性大腸炎，経静脈・経腸栄養時の栄養障害，腎不全におけるたんぱく質制限時のエネルギー不足で低値を示す。

(2) 血中尿素窒素（BUN）：腎機能が正常の 50％に低下するまではわずかしか上昇しないが，25％以下になると急激に上昇する。BUNの上昇は，腎機能の低下，組織たんぱく質の異化亢進，たんぱく質の摂取量増加，消化管出血などでみられる。

●血清コレステロール：総コレステロールは，脂質代謝異常の指標とされている。栄養不良，肝硬変などで低値となり，150 mg/dL未満は栄養不良のリスクの増大が示唆される。

iii．身体徴候・臨床所見
栄養指標の測定データからは得られない情報である。皮膚，粘膜，爪等の変化は，全身疾患の部分的徴候や栄養状態を反映している場合も多い。

●舌：舌苔は，最近の食物残渣などが蓄積したものである。

●口唇・口腔粘膜：鉄・たんぱく質・総エネルギーの不足により貧血が起こる。口唇や口腔粘膜の色は貧血の診断に有用である。

●毛髪・皮膚・爪：重症の低栄養では，毛根の径が小さくなる。ビタミンA欠乏は皮膚乾燥症，ビタミンB_2欠乏は脂漏性皮膚炎をきたす。高度の低アルブミン血症が続くと，爪に白線を認めることがある。鉄欠乏性貧血では，爪が薄く弱くなる。

●腹水：肝硬変，うっ血性心不全，ネフローゼ症候群，栄養不良，腹膜炎などで腹水の貯留を

きたす。腹水は，種々の疾患において，予後規定因子となる。
- 浮腫：うっ血性心不全，ネフローゼ症候群，肝硬変，炎症等で起こる。特に血清アルブミンの低下により血漿膠質浸透圧の低下を起こした場合には，低栄養性の浮腫が現れる。クワシオコールは浮腫を伴うことがよく知られている。

　　ⅳ．食事摂取状況　　調査方法には，食事記録法，24時間思い出し法，食物摂取頻度調査法などがある。患者の状況，疾患の種類などを考慮して方法を選択する。食事摂取量や内容から栄養素の摂取について推測し，アセスメントに活かす。さらに1日の食事スケジュールや間食の頻度，食べる場所，好き嫌い，食欲についても同時に情報収集し，栄養ケアプランに活かす。

6 栄養状態の判定

　SGAおよびODAの種々の結果を総合的に評価し，栄養状態について栄養不良の有無および程度を判定する。栄養不良があれば，栄養アセスメントの段階で，複数の指標により栄養ケアの介入や計画に必要な情報がもたらされている。したがって，栄養アセスメントの結果を基に栄養介入を開始することが，栄養状態の評価・判定における最終段階である。

IPW 5-3. 摂食・嚥下機能の評価・判定
―非経口摂取から経口摂取への進め方―

　非経口摂取から経口摂取へ進めるための摂食・嚥下リハビリテーションは，特別な手技ではない。看護師が普段何気なく行っていることが多い。例えば，入院患者の摂食情報を集めて医師の病態把握を助け，患者の非経口時のストレス緩和を図り，口腔ケアを施行し嚥下リハビリテーションに備える，嚥下訓練中は食事介助を計画するなどである。つまり，看護師は，摂食・嚥下リハビリテーションの全てにかかわっている。そこでは他の専門職との連携が重要になる（多職種の連携により，非経口摂取から経口摂取へ移行した事例については，第11章参照）。

7 摂食・嚥下リハビリテーションにおける生活機能構造モデルと治療計画

　リハビリテーションの進め方で，生活機能構造モデルは図2-1（p.5参照）に示されている。このモデルに，摂食・嚥下リハビリテーションを当てはめて考えてみる。

　　ⅰ．入院時における治療計画　　疾病を理解して障害予後判定と回復期間を予想する。入院時から次のように治療計画を立てる。
　　①摂食・嚥下機能障害の程度に基づいて，リハビリテーションを組み立てる。
　　②患者の病態や活動で必要エネルギー量を決める。
　　③患者の最終能力によって栄養投与方法や嚥下食を決める。
　　④介護者の能力を含めた周囲の環境や，個人の社会への不利を考えて，社会復帰の準備をする[4]。

　　ⅱ．退院後の生活と療養　　退院に向けた準備と退院時の支援を，次のように進める。
　　①患者が嚥下障害を残して在宅復帰する場合は，生活設計のリメイクを行う。

②早期に病院ソーシャルワーカーやケアマネジャーに連絡し，回復後の生活の場の準備をする。
③嚥下回診に病院ソーシャルワーカーが参加し，障害の程度に応じて必要な介護保険サービスの導入や嚥下食宅配の手配[5]を行う。
④リハビリテーション病院を含めた転院や施設入所を，患者・家族と相談する場合もある。それには地域連携[6]による支援が重要である（p.31参照）。

8 摂食・嚥下の機構と特徴

（1）摂食・嚥下の期と相（嚥下の流れ）

　食物が口から入って大腸に到達するまで24～72時間かかる。そのうち，食物が口腔内にあるのは1分以内，口から胃に達するのは数秒といわれている。解剖学的な嚥下運動の流れ（嚥下の期）[7]は，次の5つに分けて考えられている（第11章の表11-1参照）。
　①先行期（認知期）：食欲が起こり，食物を認知し，手から口へ食物が運ばれる。
　②準備期（咀嚼期）：食物を口に取り込み，咀嚼して食塊形成を行う。
　③口腔期：食物を口腔から咽頭へ向かって送る。ここからが本来の嚥下の開始でもある。
　④咽頭期：呼吸を調整しながら，声門が閉鎖に向かい，食道入口部が開き食道へ向かって，咽頭を食物が通過する。この時期に誤嚥と窒息が生じる。
　⑤食道期：食道入口部が開大し，蠕動運動によって食塊が食道を通過して胃に向かう。
　実際の食物の位置で分けた解剖学的分類（嚥下の相）[8]は，1口腔相，2咽頭相，3食道相である。相と期のずれにより誤嚥や窒息が生じる[9]と考えられている（図5-1）。

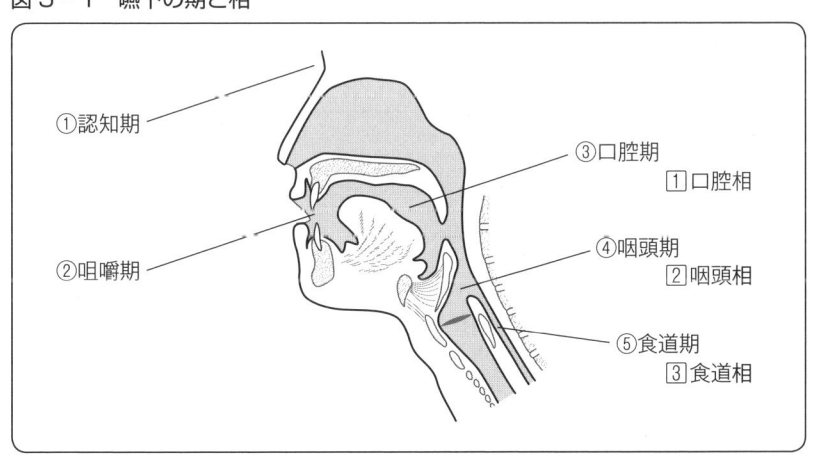

図5-1　嚥下の期と相

（2）摂食・嚥下のしくみと解剖学的特徴

　ⅰ．食物を押し下げる機構：口腔・咽頭の筋肉　　口腔期から咽頭期を経て食道期に至る過程に，次のように食物を下へ圧力で押し下げる機構が働く。
　①舌が食物を奥へ押し込み，軟口蓋が上がって鼻腔を閉鎖する。
　②舌骨と喉頭が前上方向に引き上げられ，喉頭蓋が下に回転して食物を咽頭へ引き込む。
　③輪状軟骨が弛緩して，食道の入り口が開き，食物を食道へ送り込む[8]。

ii. 食道の構造上の特徴による影響

消化管の入り口（食道入口部）は，呼吸器の入り口（声門）と近い場所にあり，食道には入り口が左右2つあるという特徴がある。つまり，脳血管疾患のような左右差を生じる疾患では，食道入口部開大左右差が生じる[8]。

食道は，咽頭の気管軟骨の奥にある。頸の後ろから見ると，筋肉の奥に頸椎があり，その先に食道がある。頸椎変形や頸部筋の過緊張があると，食物が食道へ到達するのが困難になる（図5-2）。

図5-2 食道入口部

iii. 呼吸と嚥下のリズム：気の道と食の道

鼻から吸った息は前方の気管へ向けられ（気の道），口から食べた食物は後方の食道へ移動する（食の道）。気の道と食の道は交差している。そのため，息を吸って止め，"ごくり"と飲み込み，息を吐くというリズムが生まれる[10]。このリズムが乱れる疾患の場合も嚥下障害が生じる（図5-3）。

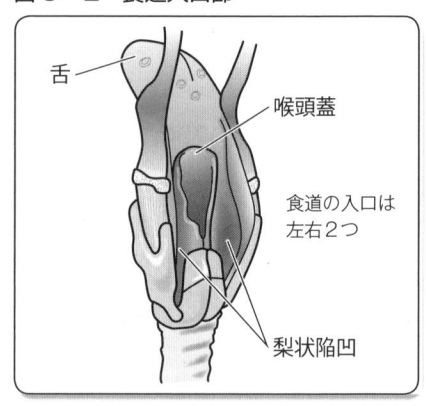

図5-3 気道と食道

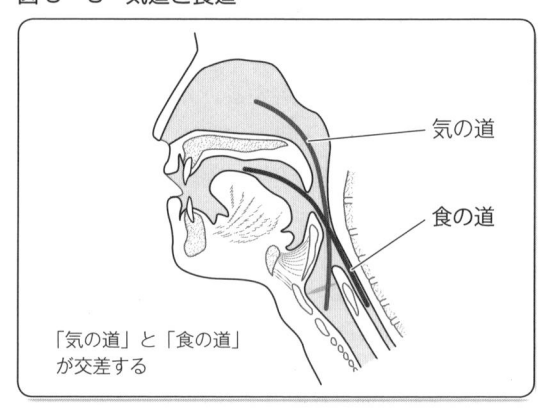

iv. 中枢コントロール：脳・脳神経

嚥下のリズム調整は，脳と脳神経が関与している。

脳は小脳テント（硬膜）によって，大脳・小脳のテント上と，脳幹のテント下に分けられる。大脳は嚥下誘発を起こし，脳幹は末梢性嚥下誘発を起こす（第8章の表8-5参照）。テント上の疾患では大きな嚥下障害はきたさないが，仮性球麻痺を起こす。テント下，特に脳幹部の延髄は，嚥下の食道入口部のコントロールをする迷走神経を支配するため，疾患によって球麻痺を起こす。

脳神経は，三叉神経（Ⅴ），顔面神経（Ⅶ），舌咽神経（Ⅸ），迷走神経（Ⅹ），舌下神経（Ⅻ）である。味覚や嚥下筋を支配している。味覚は顔面神経と舌咽神経の働きで，また，嚥下反射は舌咽神経と迷走神経の働きで起こる。食道入口部は迷走神経が支配している。がんの浸潤や頭頸部術後には脳神経障害が生じやすいことを念頭に，病態を理解する[8]。

9 摂食・嚥下障害の予後

摂食・嚥下障害の機能予後は，大きく次の3つに分けられる[11]。

①機能が回復・発達していく群（脳卒中急性期・小児・急性期病態）
②嚥下機能に食事を合わせていく群（慢性期疾患・高齢者・廃用症候群）
③機能が低下していく群（加齢変化・がん等の変化していく病態）

摂食・嚥下リハビリテーションを行えば，誰でも摂食可能になるわけではない。病態理解と予後判定は重要である。一時的な判断ではなく，長期的に経過を見守る必要がある。

10 摂食・嚥下機能の障害の評価と訓練

回復していく摂食・嚥下機能の障害の評価と訓練について述べる。

訓練は，間接訓練（食物を使用しない）と直接訓練（食物を使用する）に分けられる。小児では，発達・成長のため，療育的なアプローチが必要である。回復段階に沿って説明していく。

（1）急性期・評価期

「栄養状態評価→訓練開始判断→評価前訓練→評価」の順に行う。急性期は，病態が明らかでない時期で，非経口栄養の状態が多い。摂食可能の判断や訓練開始の判断が求められる。

i．栄養状態評価 できる限り早期に行う。摂食は，座位姿勢を保持して手や口を動かす。そのため，訓練には体力が必要である[12]。絶食は，廃用症候群（モチベーションや認知面の低下，義歯の不適合や顎関節脱臼など）を生じさせる[13]。栄養確保とNSTモニタリングが不可欠である。

ii．訓練開始判断 摂食・嚥下訓練が可能かどうかを判断する[14]。訓練は，病態が安定し，口腔を含めた消化器官が使用でき，座位姿勢がとれ，抵抗力があり，重度の肺炎・喘鳴が改善されている状態の患者に行う。本人・家族の同意が得られていることも必要である。

iii．評価前訓練 正しい評価を行うには，"食べる口"になっていなければならない。そのため，絶食期間が長期化した患者は，評価前に間接訓練を行う。例えば，理学療法で歩行訓練前に関節可動域訓練やストレッチを施行するのと同様である。訓練は主として看護師や家族が行う。簡便で負担なくできることをする。

評価前の主な訓練法には，脱感作法[8,15]，マッサージ（口周り，顔面，口腔）[8,15]，嚥下反射促通法（ガム・ラビング法，アイスマッサージ法）[8,15]，姿勢保持訓練（頭頸部・体幹コントロール）[16,17]がある。姿勢保持訓練では，作業療法士（OT）や理学療法士（PT）の介入が望ましい場合もある。各種訓練の詳細は，専門書を参考とされたい。

iv．評価

●ベッドサイドで行う簡易な評価：直接訓練が可能かを判断するスクリーニングテスト（反復唾液嚥下テスト，水飲みテスト，改訂水飲みテスト，頸部聴診法など）[15]や，フードテスト[18]を行う。

フードテストでは，誤嚥の評価を行う。同時に，リハビリテーションの組み立てを考える。フードテストによる各"嚥下の期"の評価は次のとおりである。

①先行期・準備期の評価と対応：認知症（食欲・食認知の問題）[19,20]，高次脳機能障害（主に空間認知の問題，汎注意障害），身体機能障害（上肢機能障害ではOTの介入が必要）[17]の摂食評価を行う。なお，身体機能障害では，日常生活の自立ばかりを目指すのではなく，ケースカンファレンスを行い，身体疲労に合わせた摂食・嚥下の介助をする。

咀嚼や食物保持のために，義歯調整が必要である。軟口蓋の問題では，装具作製を歯科医師に相談する[21,22]。捕食困難や送り込みの悪い患者に対しては，道具の選択が必要である。

②口腔期の評価と対応：嚥下機能を評価する。「口腔の送りやすさ＝咽喉の送りやすさ」ではないので，嚥下造影等により確認する。送りやすい体位も考えた体幹角度の調整[8]も必要である。

食事が口腔に残存する場合は，舌の失調や動きを評価し[23]，ストレッチ[5]を行う。嚥下の相と期のずれが生じやすいので，通過しやすい食事を選ぶ。

③咽頭期・食道期の評価と対応：嚥下反射時の異常姿勢や，喉頭の動き，嚥下音を評価する[24]。また，食事が合っているかを，嚥下造影や嚥下内視鏡で確認する。

評価が終了し，時間経過後に誤嚥をする"後から誤嚥"の患者には注意が必要である。喉頭口蓋谷に食物が残存する場合は，交互嚥下や咳払いの対象になる[15]。

● 医師や専門職による検査：検査結果を基本に，スタッフ間で統一した治療計画を立て，必ず説明する。

① 嚥下内視鏡検査（video endoscopy）[25]：内視鏡を鼻から挿入して，嚥下前後の評価を行う。熟練した医師により，嚥下開始や手術適応の的確な判断が可能となる。

② 嚥下造影検査（video fluorography）[26]：水溶性造影剤や硫酸バリウムを用いた検査食を自由姿勢で摂食させ，X線で観察する。評価は必ず複数で行い，後から見直す。摂食不可能と判断された場合でも，間接訓練を施行して不顕性肺炎を予防する[27]。口腔期の評価や嚥下訓練法，食事内容の決定に有効である。

（2）訓練期・食上げ期

ⅰ．訓　練　　食事が開始され，体力や身体機能も向上している。言語聴覚士（ST）により，個別に発声訓練，構音障害のリハビリテーションやブローイング訓練，反回神経麻痺に対するプッシュ法などの特殊訓練を行う。患者自身で嚥下の体操も行う[28]。摂食訓練として一口量，ペーシングを指導する。

食道入口部の障害は，医師の指導のもとで一側嚥下やバルーン法を行う。一側嚥下[15]は，スライスゼリーの丸呑み込みから始める。

麻痺のために通過困難な場合は，バルーン法を用いる。まず，内視鏡で粘膜や麻痺を確認し，嚥下造影時にバルーン法の設定を行う[15]。バルーン法の後，一側嚥下を行う。

ⅱ．食上げ　　回復に伴う食上げには医師の診察が必要であり，管理栄養士・栄養士との連携により行う。嚥下食は治療食であるが，形態が変化しやすいため，誤嚥が生じる危険性もある[29]。

（3）回　復　期

回復期の食事形態は，摂食・嚥下訓練によるゴールといえる。患者は摂取エネルギーが増え，身体機能が向上している。退院に向け食事指導を行う，在宅準備期である。医師と連携して，管理栄養士による，①食事内容の説明，看護師による，②飲水指導，③内服指導[30,31]を行う。

患者とその家族が高齢などのために嚥下食をつくるのが困難な場合がある。そのときは，レトルト食品や栄養剤の使用，介護保険の家事ヘルパーの利用を勧める。転院や転施設時には，転移先の食事メニューを確認する。在宅訪問歯科医師と歯科衛生士の紹介も必要となる。

（4）維　持　期

在宅復帰して，回復した機能を維持し，加齢による変化に対応していく時期である。義歯管理を含めた口腔機能の維持が重要である[27]。間接訓練として嚥下体操[28]，筋肉トレーニングがある。

状態が安定すると，患者から食事形態の変更を要求されることがある。その場合は，主治医によく相談して，無理のない食事段階を守るように指導していく必要がある。

11 QOLと治療

　嚥下食づくりは，介護者にとって大きな負担になる。そのため，介護者の負担を思いやり，患者の周囲の社会資源利用をアドバイスする必要がある。

　歯科口腔外科には"命のワンスプーン"[32]という言葉がある。主栄養を経口摂取できない患者に，不顕性肺炎予防，唾液分泌を促し，QOL向上を目的に，1日1回，昼にのみ1～2口の食事を提供することである。患者の家族に十分に誤嚥の説明を行い，QOL医療として行う。摂食は，医療とQOLの"はざまの医療"の分野である。「食べて死にたい」と思う超高齢者や末期患者と「食べさせたい」家族には，QOLを考慮した摂食を考えなければならない[33]。あくまでも，目に見えないことを予想し評価するものであり，医学的には評価の統一が難しい分野である。

5-4. 栄養補給法の種類と特徴

　近年，各種栄養補給法が進歩しているが，より人間として生理的で，QOLを満たす方法としては「食べる」ことに勝るものはない。しかしながら，少しだけしか食べることができない場合や，食べることに何らかの障害がある場合などでは，食べること（経口栄養法）だけでは十分に必要栄養量を補給することができないために，経静脈栄養法または経腸栄養法を併用することになる。その際，十分な栄養アセスメントの基に栄養補給の方法を検討していくことが重要である。

　本節では，栄養アセスメントの手順に沿い，経静脈栄養法および経腸栄養法の種類と特徴を解説しながら，「食べる」ことをサポートしていく際の留意点について述べる。

12 栄養補給法の種類

　栄養補給法は，大きく分類して経静脈栄養法（parenteral nutrition；PN），経腸栄養法（enteral nutrition；EN），経口栄養法（oral nutrition；OR）の3種類がある（表5-1参照）。図5-4に示すように，消化管機能を評価して栄養補給法を決めていく。

　腸管を使用した栄養補給法がより生理的であることから，可能な限り経口栄養法または経腸栄養法を選択していくことが基本となる。

13 経静脈栄養法の種類と特徴

（1）経静脈栄養法の種類

　経静脈栄養法は，投与経路（ルート）により末梢静脈栄養法（peripheral parenteral nutrition；PPN）と中心静脈栄養法（total parenteral nutrition；TPN）がある。

（2）経静脈栄養法の特徴と選択

　表5-4に示すとおり，末梢静脈栄養法では，エネルギー，アミノ酸，ビタミン，ミネラルの投与可能な種類と量に限界があるため，栄養管理の効果として制限があることを念頭におく必要がある。中心静脈栄養法では，穿刺部の消毒など管理はやや煩雑ではあるが，末梢静脈栄養法と比較して必要栄養素の種類と量の適切な補給が可能である。

図5-4 栄養補給方法の選択基準

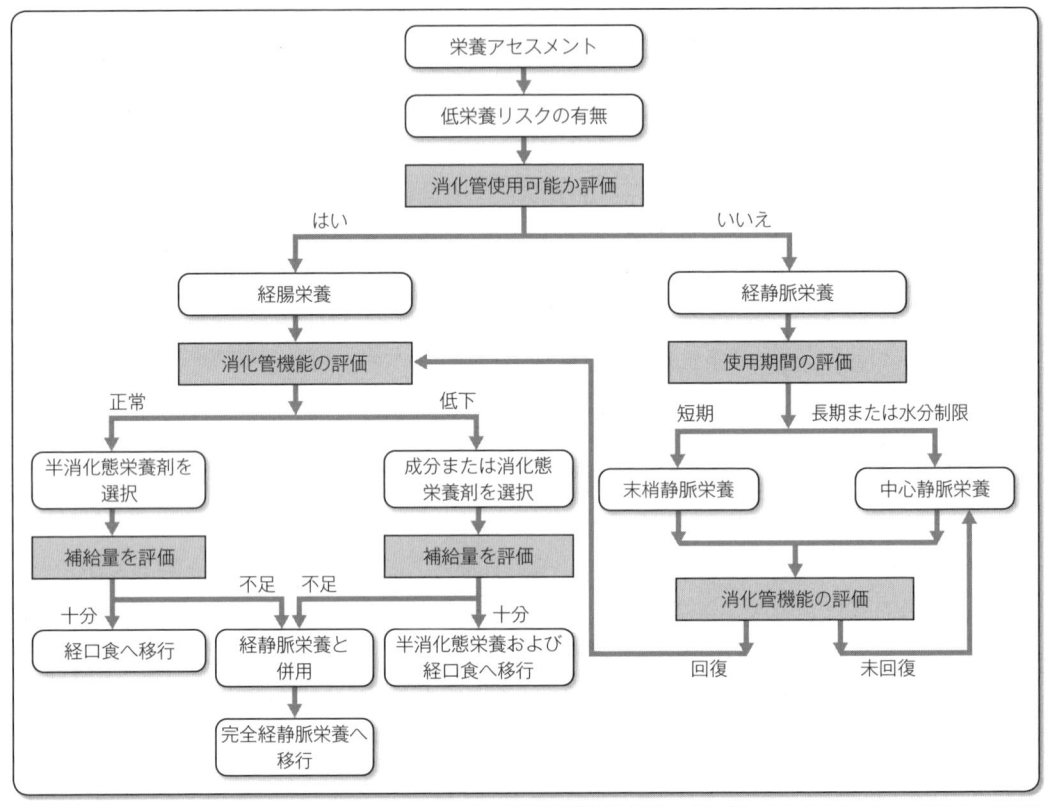

```
栄養アセスメント
    ↓
低栄養リスクの有無
    ↓
消化管使用可能か評価
  ├はい→ 経腸栄養 → 消化管機能の評価
  │           ├正常→ 半消化態栄養剤を選択 → 補給量を評価
  │           │       ├十分→ 経口食へ移行
  │           │       └不足→ 経静脈栄養と併用 → 完全経静脈栄養へ移行
  │           └低下→ 成分または消化態栄養剤を選択 → 補給量を評価
  │                   ├不足→ 経静脈栄養と併用
  │                   └十分→ 半消化態栄養および経口食へ移行
  └いいえ→ 経静脈栄養 → 使用期間の評価
              ├短期→ 末梢静脈栄養
              └長期または水分制限→ 中心静脈栄養
                    → 消化管機能の評価
                        ├回復
                        └未回復
```

（日本病態栄養学会編：改訂版 NSTガイドブック2008, 2008）

表5-4 経静脈栄養法の利点と欠点

	PPN（末梢静脈栄養法）	TPN（中心静脈栄養法）
栄養管理の目的	短期間の栄養管理	長期間の栄養管理
栄養学的効果	制限される	大きい
投与エネルギー量	500〜1,000 kcal	1,500〜3,000 kcal
重篤な合併症	起こりにくい	起こりやすい
管理	簡便	煩雑

（日本病態栄養学会編：改訂版 認定病態栄養専門師のための病態栄養ハンドブック, 2006）

しかし、経静脈栄養法は投与方法が生理的ではないので、肝機能異常や高血糖などの代謝異常が生じやすく、小腸粘膜の微絨毛の萎縮や腸内フローラの乱れが現れる。そのため、消化管の使用を控える、またはやや控える場合に適する。そして、経腸栄養法または経口栄養法に可能な限り移行することが望ましい。

（3）経口栄養法と併用していく際の留意点

①経口栄養法への移行は，必要量に対して経口補給量の割合を評価しながら行う。経静脈栄養の減量は，2～3日かけて徐々に行う。

②経口補給量の不足に伴い，電解質代謝異常，糖代謝異常が起こりやすいため，補給量が安定するまで経静脈栄養を併用する。

③経口補給量が不足しているにもかかわらず高血糖の場合には，水分バランス，経静脈栄養法の投与内容，投薬などを確認する。

④低ナトリウム血症などの電解質代謝異常は，食欲不振，傾眠などにより経口栄養法への移行を妨げることが多い。速やかに対処するだけではなく，あらかじめ治療や病態の過程に起こるリスクを評価して予防していくことも忘れてはならない。

14 経腸栄養法の種類と特徴

（1）経腸栄養法の種類

経腸栄養法の投与経路（ルート）には，経鼻栄養法（経鼻胃管，経鼻空腸管），胃ろう栄養法，腸ろう栄養法がある。手技として経皮内視鏡的胃ろう造設術（percutaneous endoscopic gastrostomy；PEG），空腸ろう造設術（percutaneous endoscopic jejunostomy；PEJ），十二指腸ろう造設術（percutaneous endoscopic duodenostomy；PED）の選択が可能である。

（2）経腸栄養法の特徴と選択

経腸栄養法の選択は，図5-5に示すとおり，栄養補給の期間と誤嚥性肺炎リスクの評価を基本として決める。誤嚥性肺炎リスクが高い場合には，消化管内の逆流を防ぐために，幽門側からより下部にチューブ先端の留置やろう孔を造設することが望ましい。

経腸栄養法では，投与方法の選択と合わせてチューブの種類と太さ（Frの確認）を検討し，後の投与方法の選択につなげていく。

投与速度には，短時間で注入するボーラス法，何回かに分けて投与する間歇的投与法，ポンプなどを用いて投与する持続投与法がある。

栄養剤は，その組成によっては，浸透圧が高いもの，脂肪含有量が多いものがある。また，食物繊維の含有量やチューブの太さによっては，粘着性が影響することがある。そのため，これらを考慮して適切な投与方法を選択していくことが必要である。

また，胃ろうや腸ろう等においては，痩せが著しく肋骨が浮き出ている状態では，胃内圧により逆流しやすく，経鼻経管栄養法および経口栄養法への移行が困難な例がみられる。経鼻経管栄養法および経口栄養法に速やかに移行するためには，胃ろうおよび腸ろうを造設する時期の評価も重要である。

（3）経口栄養法と併用していく際の留意点

①痩せが著しい患者には，投与速度を低速（30～50 mL/時間）から開始し，消化器症状やバイタルなどに問題がなければ速度を上げていく。

②下痢，嘔吐，悪心，腹部膨満感がある患者には，まず栄養剤の投与速度を評価する。投与速度に問題がない場合は他の原因を追究し，患者の不安を軽減するために速やかに対応する。

③1日の経口補給量に応じて，経腸栄養の投与方法や投与量などを調整していく。

図5-5 経腸栄養補給方法の選択基準

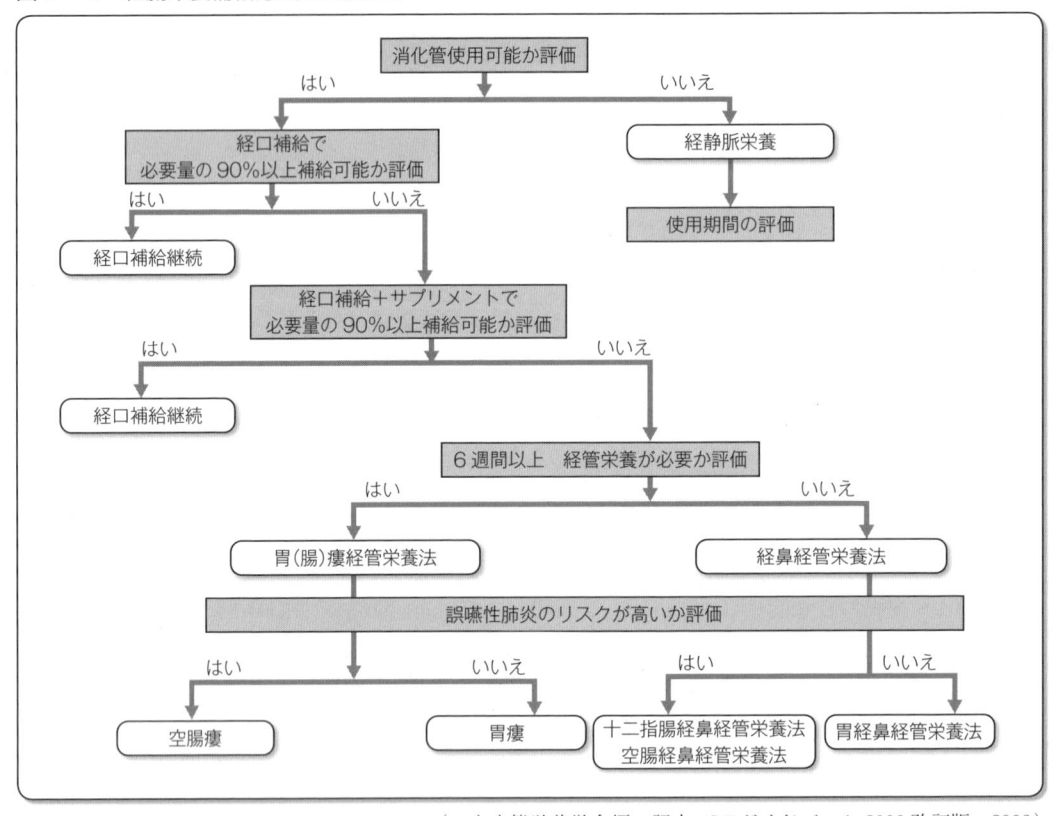

```
                    消化管使用可能か評価
                   はい │             │ いいえ
          ┌─────────┘             └─────────┐
    経口補給で                              経静脈栄養
  必要量の90%以上補給可能か評価                   │
   はい │    │ いいえ                       使用期間の評価
   ┌────┘    └────┐
経口補給継続    経口補給+サプリメントで
              必要量の90%以上補給可能か評価
              はい │    │ いいえ
              ┌───┘    └────┐
          経口補給継続    6週間以上 経管栄養が必要か評価
                        はい │          │ いいえ
                     ┌──────┘          └──────┐
              胃(腸)瘻経管栄養法              経鼻経管栄養法
                         │                      │
                    誤嚥性肺炎のリスクが高いか評価
              はい │  │ いいえ        はい │      │ いいえ
              空腸瘻  胃瘻   十二指腸経鼻経管栄養法  胃経鼻経管栄養法
                            空腸経鼻経管栄養法
```

（日本病態栄養学会編：認定NSTガイドブック2008改訂版，2008）

④嚥下や咀嚼に問題がある場合，チューブの太さや固定位置，投薬の副作用，義歯の状態，食形態を評価する。

⑤リハビリテーションまたはADL（activity of daily living：日常生活動作）自立のために，経口および経腸栄養の補給量，投与方法，栄養剤を柔軟に見直していく。

15 「食べる」を支える栄養補給法の選択

栄養補給法は，栄養アセスメントをした上で，患者と家族の希望に沿って，十分な説明を行い同意を得て選択していくことになる。

経静脈栄養法，経腸栄養法の種類と特徴を踏まえ，経口栄養（食事）ができるようにサポートしていくことが重要である。

HW5-5. 摂食・嚥下機能に応じた物性の食事の提供

高齢社会の進展とともに，さまざまな症候が顕在化してきている。その1つは低栄養である。約10年前に，入院患者のおよそ4割が血清アルブミン3.5 g/dL以下の低栄養状態にあることが報告され，その後，NST（nutritional support team）の活動が活発化した。また，肺炎は，日本

人の死因の第4位であるが,高齢になるほどその割合は増えている[34]。高齢者では,栄養不良の素地があり,唾液,食べ物,飲み物などが肺に入り炎症を起こす誤嚥性肺炎は,年々その割合が増加しているという報告もみられる[35]。

高齢者は,大脳基底核付近で血管が障害されていることも多く,そのため,咳反射を惹起するサブスタンスPが減少し,咳反射や嚥下反射の低下による不顕性誤嚥が多い。高齢で嚥下機能の低下した人の「食べる」ことを支えるためには,必要栄養量の補給とともに食事の物性の調整が必要となる。本節では,対象者の機能に応じた物性の食事の提供について述べる。

16 食べ物の物性

嚥下機能の低下した人に提供する食事は,さまざまな食形態が考えられる。これは,嚥下機能障害となった理由が多岐にわたることや,その機能障害の程度が異なるためである。

(1) 仮性球麻痺による嚥下障害の場合

日本の急性期病院では,仮性球麻痺による嚥下障害が多くみられる。この場合は,聖隷三方原病院の院内基準で定められた嚥下調整食を客観的な数値にした嚥下食ピラミッドが適応できることが多い。嚥下食ピラミッドは,「かたさ」「付着性」「凝集性」を用いて表記されている。「かたさ」は食品の硬度,「付着性」は食品の付着しやすさ,「凝集性」はまとまりやすさを表す指標である。

　　i．嚥下食ピラミッドのレベル　　嚥下食ピラミッドでは,食事のレベルを5段階(L0～L4)に設定している。

- 開始食(L0):重度嚥下障害者の訓練に用いる。ゼラチンで果汁やお茶をゼリーにしたものであり,スライス法により重みでスムーズに咽頭部を通過する。
- 嚥下食Ⅰ(L1):スープ,ジュース,重湯などをゼラチンで固めたものであり,べたつきやざらつきがなく,粘膜にくっつきにくい。
- 嚥下食Ⅱ(L2):スープ,ジュース,重湯などをゼラチンで固めたものであるが,L1よりもべたつき,ざらつきが多少ある。
- 嚥下食Ⅲ(L3):均一なペースト状のものである。水分を摂取する場合にはとろみをつける。
- 移行食(L4):主に咀嚼機能の低下した人を対象としているため,やわらかく調理したものとなっている。避けるべきものとして,水分があふれ出るもの(例:高野豆腐,メロン),パサパサしたもの(例:焼きいも,パン),皮(例:魚の皮,トマトの皮)などが挙げられる。

　　ii．レベルを決定する因子:食品の物性　　食品の物性として,かたさと凝集性を軸にしたものを図5-6に,付着性と凝集性を軸にしたものを図5-7に示す。

かたさに着目して図5-6を見ると,L0は狭い範囲に分布し,L1,L2とレベルが上がるにつれ(徐々に状態がよい患者に提供する食品のレベルに上がるにつれ),かたい範囲が広がっていくことがわかる。また,やわらかい範囲もL0に比べL1,L2とレベルが上がるにつれて広がっている。つまり,重度嚥下障害者に提供する食事では,かたすぎるものだけでなく,やわらかすぎるものも嚥下が困難であることがわかる。かたさが小さい試料は凝集性が高いものが多く,かたさが大きい試料は凝集性が低いものが多い。また,図5-7より,凝集性が0.4付近であれば,付着性が高くても重度の嚥下障害者に提供していることがわかる。

これらのことから,嚥下障害者に適する食品の物性は,患者の状態に応じ段階的であること,

図5-6 かたさと凝集性

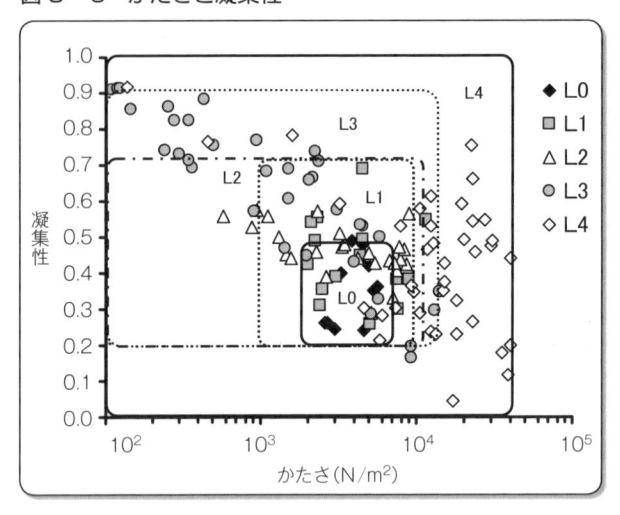

図5-7 付着性と凝集性

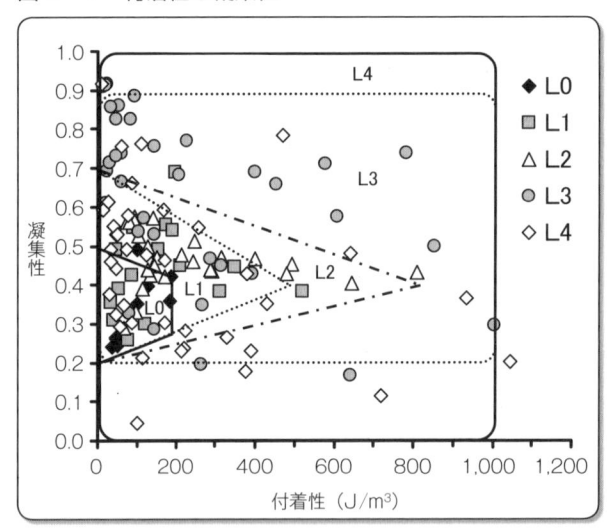

　かたさのみならず，付着性や凝集性も物性を評価する上で重要な因子であることがわかる。以上の結果を表5-5にまとめた。

　また温度は，物性に大きく影響する。特に温度の影響が大きいゼラチンを例にとると，品温10℃のゼラチンのかたさを100とした場合，15℃ではおよそ70となる[36]。温かい食事の一例としては，40℃の粥のかたさを100とした場合，20℃では180以上になる。このように，温度は嚥下食の物性に大きく影響するため，提供する食事の温度管理が重要である。

　　ⅲ．レベルを決定する因子：物性以外　　聖隷三方原病院の食事を解析すると，物性以外の因子についてもレベルの決定にかかわっていることがわかる。物性以外の因子として，食材数，たんぱく質の量や質等が挙げられる（表5-6）[37]。

表5-5 嚥下食ピラミッドの各レベルの物性範囲

	L0 開始食	L1 嚥下食Ⅰ	L2 嚥下食Ⅱ	L3 嚥下食Ⅲ	L4 移行食
障害の程度	嚥下障害				主に咀嚼障害
	重度	中等度		軽度	
かたさ (10^3 N/m^2)	2～7	1～10	12以下	15以下	40以下
付着性 (J/m^3)	200以下	200以下（凝集性0.4前後の場合，500まで可）	300以下（凝集性0.4前後の場合，800まで可）	1,000以下	1,000以下
凝集性	0.2～0.5	0.2～0.7	0.2～0.7	0.2～0.9	0～1.0

表5-6 物性以外にレベル分けの因子となるもの

	L0 開始食	L1 嚥下食Ⅰ	L2 嚥下食Ⅱ	L3 嚥下食Ⅲ	L4 移行食
食材数	1種類		2種類以上も可		
形態	均一				不均一
形態例	表面がつるつるのゼリー		ざらつきのあるゼリー，ムース状	ペースト状	普通食をやわらかくしたもの
たんぱく質	2g以下/100g	含まれてもよいが，基本的に魚介類，肉類は含まれない	制限なし（魚介類・肉類を含む）		
特徴	お茶ゼリー 果汁ゼリー	L0に比べて離水が多いものも含む	ペースト食をゼラチンでかためたもの ヨーグルトはL2から提供できる	不均一なものは，ゲル化剤等を使用してまとまりやすくしたもの クラッシュゼリーはL3から提供できる	―

iv．特別用途食品と嚥下食ピラミッド 市販食品のなかでも，特別な用途に適する表示を行う特別用途食品は，2009（平成21）年に枠組みが見直され，嚥下障害者のための許可基準も大きく変更された。このときのたたき台として，聖隷三方原病院の段階的な食事基準の物性範囲が用いられた。表5-7に，新しい特別用途食品えん下困難者用食品許可基準[38]を示す。

許可基準Ⅰは嚥下食ピラミッドのL0相当，許可基準ⅡはL1とL2を合わせたものに相当，許可基準ⅢはL3相当となっている。嚥下食ピラミッドと許可基準の物性測定方法は圧縮速度などで異なる部分があるため，両者の数値は一致しないが，新基準では温かくして食べるものは45℃と20℃のいずれの温度，冷たくして食べるものは10℃と20℃のいずれの温度でも，規程の物

表5-7　特別用途食品えん下困難者用食品許可基準

	許可基準Ⅰ	許可基準Ⅱ	許可基準Ⅲ
かたさ（$10^3 N/m^2$）	2.5～10	1～15	0.3～20
付着性（J/m^3）	400以下	1,000以下	1,500以下
凝集性	0.2～0.6	0.2～0.9	—
参　考	均質なもの （例：ゼリー状の食品）	均質なもの （例：ゼリー状またはムース状等の食品）	不均質なものも含む （例：まとまりのよい粥，やわらかいペースト状またはゼリー寄せ等の食品）

性範囲内に収める必要がある。また，官能的な評価と許可基準での評価の適応率を上昇させるためには，物性以外に離水率も考慮する必要があることが示唆されている[39]。今後，離水率を考慮した許可基準となることが期待される。

（2）仮性球麻痺以外による嚥下障害の場合

仮性球麻痺以外の原因で嚥下障害となった場合には，ゼリーよりも流動性のあるピューレ状やペースト状の食事のほうが飲み込みやすいことも多い。このような食形態には，均質なものと不均質なものがある。また強いとろみは，梨状窩に残留する可能性が高いので，食事の終了時には，付着性の低い食材で咽頭をクリアにする必要がある。

（3）咀嚼障害の場合

咀嚼障害者に対する物性の規格としては，日本介護食品協議会の自主規格である，ユニバーサルデザインフード（UDF）が知られている（表5-8）。これは，食品をかたさや粘度に応じて区分1～区分4の4段階に分類する規格となっている。

食形態の目安として，区分1は「容易にかめる」，区分2は「歯ぐきでつぶせる」，区分3は「舌でつぶせる」，区分4は「かまなくてよい」とされており，区分が1から4に上がるほど，より咀嚼が困難な方に対応した食事となっている。600以上の市販食品が区分別に示されており，選択の際に参考にするとよい。

17　飲み物の物性

水のようなさらさらした液体は，誤嚥しやすい物性として知られている。そのため，嚥下スクリーニング法の1つとして，対象者に水を飲んでもらい，むせや声の変化をみることも多い（改訂水飲みテスト：modified water swallowing test）[40]。

水を飲むとむせや声の変化が起こる場合には，とろみ剤の使用を検討する。適切なとろみの程度は，対象者によって異なると考えられるが，強いとろみが好ましいと判断される場合には，嚥下後，梨状窩にとろみが残留する場合があるので注意を要する。デイサービス利用者10名（平均年齢84歳）の官能評価によると，キサンタンガム系のとろみ剤（つるりんこQuickly）では，2.0%以上とろみをつけると，1.0%以下のとろみをつけたときと比較して有意に飲み込みにくくなることが示されている[41]。また，とろみ剤の添加濃度が増すに従って，べたつき感が増すことも示された。これらのことから，とろみのつけすぎには十分注意する必要があることが示された。とろみ剤0.5～1.0%の粘度に近い市販のとろみ状食品として，ネクター，ポタージュスー

表5-8 ユニバーサルデザインフード区分表

区分数値等		1	2	3	4	とろみ調整食品
区分形状		容易にかめる	歯ぐきでつぶせる	舌でつぶせる	かまなくてよい	とろみ調整
かむ力の目安		かたいものや大きいものはやや食べづらい	かたいものや大きいものは食べづらい	細かくてやわらかければ食べられる	固形物は小さくても食べづらい	
飲み込む力の目安		普通に飲み込める	ものによっては飲み込みづらいことがある	水やお茶が飲み込みづらいことがある	水やお茶が飲み込みづらい	
物性規格	かたさ上限値（N/m²）	5×10^5	5×10^4	ゾル：1×10^4 ゲル：2×10^4	ゾル：3×10^3 ゲル：5×10^3	
	粘度下限値（mPa·s）			ゾル：1500	ゾル：1500	
性状等				ゲルについては著しい離水がないこと 固形物を含む場合は，その固形物は舌でつぶせる程度にやわらかいこと	ゲルについては著しい離水がないこと 固形物を含まない均質な状態であること	食物に添加することにより，あるいは溶解水量によって，区分1～4に該当する物性に調整することができること

（日本介護食品協議会：ユニバーサルデザインフード自主規格第1版，2003）

プ，トマトジュースなどが挙げられる。

18 高齢者への留意点

　食事によりむせたり，咳が出たりする高齢者では，食べられる食形態が限定される場合があるため，エネルギーや各種栄養素の不足にならないように注意する必要がある。また，このような高齢者では，脱水のリスクも考えられるので，適切なとろみをつけて水分管理を行うことが重要である。食べられる形態の決定には，嚥下造影検査も有用な方法の1つであり（p.50参照），その場合，標準化された嚥下造影検査食を利用すると，その後の栄養管理を行う際に有用な情報となる。

第5章 「食べる」ことを支える栄養状態の評価・判定と栄養法

【引用文献】

1) Millen-Posner B, Jette AM, Smith KW, Miller DR：Nutrition and health risk in the elderly：The nutrition screening initiative. *Am J Public Health*, **83**, 1993, 972-978.
2) Fishbein H：Precipitants of hospitalization in insulin-dependent diabetes mellitus (IDDM)：A statewide prespective. *Diabetes Care*, **8** (Suppl 1), 1985, 61-64.
3) Galanos AN, et al.：Nutrition and function：Is there a relationship between body mass index and the functional capabilities of community-swelling elderly? *J Am Geriatr Soc*, **42**, 1994, 368-373.
4) 千野直一編：現代リハビリテーション医学．金原出版，1999, pp.1-22.
5) 日本医療ソーシャルワーク研究会編（編集代表：村上須賀子，佐々木哲二郎）：医療福祉総合ガイドブック．医学書院，2010, pp.12-38, 112-200.
6) 加藤武彦，黒岩恭子，田中五郎編：食べられる口づくり—口腔ケア＆義歯．医歯薬出版，2007, pp.100-127.
7) 日本嚥下障害臨床研究会監修／小椋　脩，ほか編：嚥下障害の臨床—リハビリテーションの考え方と実際．医歯薬出版，1998, pp.7-39.
8) 金子芳洋，千野直一監修／才藤栄一，ほか編：摂食・嚥下リハビリテーション．医歯薬出版，2003, pp.2-85.
9) 肥塚　泉編：すぐに役立つ外来耳鼻咽喉科疾患診療の「コツ」・嚥下障害—私の治療戦略—．全日本病院出版社，2000, p.164-174.
10) 山田好秋：よくわかる摂食・嚥下のメカニズム．医歯薬出版，2004, pp.2-69.
11) 藤谷順子：加齢性変化と摂食・嚥下障害の基礎．老年精神医学誌，**20**, 2009, 1345-1351.
12) 若林秀隆：PT・OT・STのためのリハビリテーション栄養．医歯薬出版，2010, Capter 1.2.
13) 清水　暁，髙橋素彦：脳卒中に合併する顎関節脱臼の臨床像．脳卒中，**31**, 2009, 251-255.
14) 寺本信嗣：誤嚥性肺炎後の摂食機能療法．*Journal of Clinical Rehabilitation*, **20**, 2011, 121-127.
15) 日本摂食・嚥下リハビリテーション学会：訓練法のまとめ．日本摂食・嚥下リハビリテーション学会雑誌，**14**, 2010, 644-663.
16) 長澤　弘編：脳卒中・片麻痺理学療法マニュアル．文光堂，2007, pp.226-232.
17) 東嶋美佐子：摂食・嚥下障害への作業療法アプローチ．医歯薬出版，2010, pp.113-122.
18) 髙橋秀寿：脳卒中急性期の摂食機能療法．*Journal of Clinical Rehabilitation*, **20**, 2011, 127-132.
19) 藤谷順子：嚥下障害．栄養—評価と治療，**27**, 2010, 43-45.
20) 田上裕記：在宅高齢者における嚥下障害と生活時間構造の関連性．日摂食嚥下リハ会誌，**14**, 2010, 3-10.
21) 溝尻源太郎，熊倉勇美編：口腔・中咽頭がんのリハビリテーション—構音障害，摂食・嚥下障害．医歯薬出版，2004, pp.123-133.
22) 道　健一：言語聴覚士のための臨床歯科医学・口腔外科学．医歯薬出版，2004, pp.5-27.
23) 芳賀　定：特集：かんたん！重症児の支援技術，摂食指導．*IEP JAPAN*, **13**, 2004.
24) Langmore SE：嚥下障害の内視鏡検査と治療．医歯薬出版，2002, pp.79-111.
25) 摂食・嚥下リハビリテーション学会医療検討委員会：嚥下内視鏡検査の標準的手順．日本摂食・嚥下リハビリテーション学会雑誌，**11**, 2007, 389-402.
26) 摂食・嚥下リハビリテーション学会医療検討委員会：嚥下造影の検査法．日本摂食・嚥下リハビリテーション学会雑誌，**15**, 2011, 76-95.
27) 寺本信嗣：胃瘻のみでは誤嚥性肺炎を防げない．*Journal of Clinical Rehabilitation*, **17**, 2008, 826-832.
28) 向井美惠，鎌倉やよい編：摂食・嚥下障害ベストナーシング．学研メディカル秀潤社，2010, pp.98-102.
29) 藤島一郎：脳卒中の摂食・嚥下障害．医歯薬出版，1998, pp.95-103.

30) 倉田なおみ監修／簡易懸濁法研究会編：簡易懸濁法Q&A Part 1 基礎編 第2版，じほう，2009.
31) 前掲書28) p.111.
32) 植田耕一郎：口腔ケアによる嚥下性肺炎予防．ICUとCCU，**33**, 2009, 235-242.
33) 林 静子：高いレベルの知識や技術を持つことで患者さんの幸せな最後を考える事ができる．ヒューマンニュートリション，9月・10月号，2009, p.52.
34) 厚生労働省：平成21年人口動態統計月報年計（概数）の概況．
35) Baine WB, Yu W, Summe JP： Epidemiologic trends in the hospitalization of elderly medicare patients for pneumonia, 1991-1998. *Am J Public Health*, **91**, 2001, 1121-1123.
36) 坂井真奈美，栢下 淳：嚥下食の物性に及ぼす調理後の経過時間の影響．県立広島大学人間文化学部紀要，**2**, 2007, 46-62.
37) 栢下 淳編：嚥下食ピラミッドによるレベル別市販食品250．医歯薬出版，2008, pp.24-29.
38) 厚生労働省医薬食品局食品安全部新開発食品保健対策室：特別用途食品の表示許可について，2009.
39) 山縣誉志江，藤谷順子，柴本 勇，ほか：官能評価による特別用途食品えん下困難者用食品許可基準(案)の検証．日本摂食・嚥下リハビリテーション学会雑誌，**14**, 2010, 17-26.
40) 才藤栄一（主任研究者）：「摂食・嚥下障害の治療・対応に関する統合的研究」総括研究報告書，平成11年度長寿科学総合研究事業，pp.1-17.
41) 出戸綾子，江頭文江，栢下 淳：キサンタンガム系の市販とろみ調整食品の使用方法に関する研究─液体に添加する場合─．日本摂食・嚥下リハビリテーション学会雑誌，**12**, 2008, 197-206.

第6章 こどもの「食べる」を支える食育

1 食育とは何か

「食べる」ことは命をつなぐ行為である。その「食べる」を支える食育，特にこどもへの食育について考えてみる。

(1) 食育の目的

食育には大きく2つの目的がある。1つは健全な食生活を実践するために，食に関する知識や食を選択する力を育むことである。これは，家庭および保育園・幼稚園を含む学校等の「発達のための教育」という枠組みに沿って行われ，将来，社会のなかで適応し，健康で効率よく働くことを目的としている。もう1つは，豊かな人間性を育み，「生きる力」を身につけることである。両方とも食育基本法に明記されていて，前者と後者は分離できるものではなく，後者をベースに前者が付与されるととらえると理解しやすいだろう。

「食育」と聞くと，一般の方は前者のみをイメージし，「カルシウムの多い食品を摂りましょう」「ご飯の前にお菓子を食べないように」といった栄養教育が食育であると考えがちである。もちろんこのような食育は必要であるが，それだけでは不十分である。「食べる」ことは異物を体内に取り込む作業であり，感覚を総動員した注意深い警戒行動が基本にある[1]。したがって，教科書や教室という枠を超え，自然を全身で体感し，食べ物に触れ，誰かと一緒に喜びながら食べるという基本的な体験が重要となる。こどもには，体の奥に染み込んでいくそのような感覚を繰り返し体験することが必要であり，その繰り返しが人間の基本である「生きる力」につながっていくと考える。

例えば，小学校等でPTAと学校，地域が共催する餅つき大会を例に挙げてみる。寒い運動場でほかほかと湯気を上げる餅米，力強く餅をつくお父さんや近所のおじさんたちの姿，杵の重さ，ついたときのぐらっとする感覚。こどもたちはきな粉を口の周りにつけ，餅を口に入れたままで友達と大笑いする。このような体験は，摂取栄養バランスや病気の予防，試験の成績に直接効果を示すわけではない。しかし，多くのこれらの体験の上に有用性の高い知識や技術，実践力が加わって初めて，望ましい食習慣や社会性，学力がバランスよく形成されると考える。

さまざまな体験を通して得られる感覚は，脳内物質の分泌とも深く関連し，「食べる」にかかわる健全な生理的しくみを形成していると考えられている。例えば，エネルギー源として必要な甘味物質を摂取すると，ベンゾジアゼピンやβ-エンドルフィンが分泌され，「おいしい」と強く感じたり，「おいしい」や「楽しい」「嬉しい」という情報と連動させたりすると考えられている[1]。さらに，ドーパミンの分泌はおいしさそのものよりも，繰り返し摂取したいという欲求や期待に関係すると考えられている（報酬系）[1]。これらのしくみによって，人間は労を払ってでも必要な栄養素（「おいしい」と感じる物質）を繰り返し摂取しようという食行動をとるのである。このような健全なしくみを形成し，持続させるために「楽しく食べる」体験を伴う食育は重要である。

（2）社会環境の変化と食育

おそらく昔は，日常生活のなかで家族や地域の人と「食」にかかわる体験を通して健全な生理的しくみを形成できていたため，学校等は知識や技術を身につけさせるという目的に沿って教育を行っていくだけでよかったのだろう。しかし，社会環境や家族の形が急速に変化したため，「食」を通して「生きる力」を育むという目的に沿った内容の教育を，学校等が牽引して行っていく必要性が高まったと考える。これからは学校等においても，一緒に食べて，泣いて笑って，感じとって，というようなことが一層求められていくだろう。

近年，おとなたちは，こどもの「おいしい・楽しい体験」を邪魔していないだろうか。「おいしい・楽しい体験」のなかから，食の大切さや命の尊さをこどもの心に響かせていくことが重要であり，その響きを支えるために多職種が共通理解をもって，こどものために何をすべきかを考えていくことが求められている。

2 こどもの食を取り巻く現状

（1）食育に関する国や自治体の動き

2005（平成17）年，国際的にも珍しい，食育に関する食育基本法が施行された。その前文のなかで食育とは，次のように示されている。

> 子どもたちが豊かな人間性をはぐくみ，生きる力を身に付けていくためには，何よりも「食」が重要である。今，改めて，食育を，生きる上での基本であって，知育，徳育及び体育の基礎となるべきものと位置付けるとともに，様々な経験を通じて「食」に関する知識と「食」を選択する力を習得し，健全な食生活を実践することができる人間を育てる食育を推進することが求められている。

2006～2010（平成18～22）年の食育推進基本計画には，「日本人が日々忙しい生活を送る中，食の大切さに対する意識が希薄になり，健全な食生活が失われつつある」と明記され，「今や我が国の食をめぐる現状は危機的な状況を迎えていると言っても過言ではない」と指摘している。

国の食育推進基本計画を受け，各都道府県や市町村が独自の食育推進計画を策定し，さまざまな取り組みが進められるようになって食育の周知度や関心度は7割にまで増加した。しかし，ここ数年は横ばい傾向となり，目標の90％に届いていない[2]。また，朝食頻度および「朝食や夕食を家族と食べているか」という共食頻度についても横ばい傾向にある[3]。表6-1に示すように共食に関する内閣府の調査[3]から，食事を家族と一緒に食べることは，一人

表6-1　共食に伴う利点　　　　　　　　（％）

利　点	割合
家族とのコミュニケーションを図ることができる	81.1
楽しく食べることができる	66.2
規則正しい時間に食べることができる	35.4
栄養バランスの良い食事を食べることができる	34.0
安全・安心な食事を食べることができる	15.0
食事マナーを身に付けることができる	14.5
調理や配膳，買い物など，食事作りに参加することができる	11.3
自然や食事を作ってくれた人などに対する感謝の念をはぐくむことができる	9.7
食の知識や興味を増やすことができる	6.1
よく噛んで味わって食べることができる	5.7
食文化を伝えることができる	2.5
その他	1.5
無回答	0.1

＊3つまでの複数回答（n=1,708）
（内閣府：食育の現状と意識に関する調査，2010）

で食べることに比べて，精神面の安心感，生活や事の質を向上させると感じている人が多い，という興味深い結果が得られている。

2011（平成23）年には，今後5年間の第2次食育推進基本計画[4]が示された。そのコンセプトは"「周知」から「実践」へ"で，次の3つが重点課題として掲げられた。

①生涯にわたるライフステージに応じた間断ない食育の推進
②生活習慣病の予防及び改善につながる食育の推進
③家庭における共食を通じた子どもへの食育の推進

③には，特に家族との共食が重要で，学校，保育所等，地域社会とも連携して推進すると明記された。

（2）こどもの朝食摂取状況

こどもの生活リズムの乱れに伴う食習慣の変化が，食生活の問題点として危惧されている。社会全体が夜型の生活となり，こどもの就寝時刻も遅くなっている。それに伴い朝食欠食や肥満などが問題となっている。

- 朝食状況：日本学校保健会による「平成20年度児童生徒の健康状態サーベイランス事業報告」の結果（小学生，中学生，高校生10,163人を対象）[5]をみると，中学生以上に朝食欠食が増加しており，「食べない日の方が多い」と「ほとんど食べない」を合わせると，小・中・高校生全体で4～5％の児童生徒に問題があった。

- 朝食の内容：筆者らが栄養教諭等とともに公立小学校で「生活調べ」の結果を分析したところ，朝食の内容にも問題があることを認めた[6]。3～6年生の児童を対象に2年間に4回調査をした結果（各回約210人），欠食者は0.9～1.7％であったが，野菜・果物が全くない朝食は栄養教育を行う前は54.7％，教育後は45.6％であった。朝食内容は，「トーストと牛乳」「おにぎりとお茶」「菓子パンやロールケーキと牛乳」という組み合わせが多かった。また，ある高校で女子32名を対象にアンケートをしたところ，「バナナと水」というような朝食が全体の6割を占めていた。その時期にブームとなっていたダイエット方法を実践していたためであった。

- 朝食を食べない主な理由：「朝起きるのが遅いので食べる時間がない」「食欲がない」であった[5]。「食事が用意されていない」や，小学5・6年女子の「太りたくない」という理由も注視すべき点である。

- 朝食を一人で食べている状況：朝食を一人で食べることが「よくある」と答えた者は小学生で1割，中学生3割，高校生5割で[5]，この結果は共食の意義を考えると大変憂慮される。

2010（平成22）年の文部科学省調査[7]では，朝食欠食児童生徒は肥満傾向にあり，体力テストの合計点も低い傾向にあった。朝食摂取状況が発育・発達や成人期の食習慣に及ぼす影響が懸念される。

（3）小児期メタボリックシンドローム

2010（平成22）年度の学校保健統計調査[8]で肥満傾向児の割合は，10歳代前半では男子で1割程度，女子も8～9％程度を示している。世界的に小児肥満の増加が危惧されており，思春期の肥満と成人期の肥満との間に強い関連があるという報告[9]がある。日本でも，成人肥満の多くが小児肥満として生じていることが指摘されており，2006（平成18）年に小児期メタボリックシンドロームの診断基準（6～15歳）が示された[10]。加えて小児期メタボリックシンドローム発

症の原因に関する研究も進められており，親が肥満傾向であるという遺伝的要因と食事を含む生活習慣などの環境要因の関与が指摘されている[10]。

また，低出生体重児は成人後に心血管障害での死亡率が高いと報告され[11]，低栄養の母親から生まれた子どもは，生活習慣病発症率が高いと考えられている。小児の肥満やメタボリックシンドロームを避けるために，特に母親の食や健康に対する意識を健全に保つことが必要である。

（4）思春期の痩せ

小児期の肥満やメタボリックシンドロームが危ぶまれる一方で，男女ともに痩身傾向児の割合も増加傾向にある[8]。10～11歳では男女ともに2～3%，12～14歳（中学生）女子で4%程度，男子で2%程度出現している。

背景として，痩せに関する健康障害の意識が乏しいこと，自身の体型を実際よりも太いと考えて減量が必要であると認識していることなどが指摘されている。特に女子の痩身は，生理不順などの問題を生じている。痩せや痩身願望の強い女子では，将来妊娠したとしても流産や早産，低出生体重児出産のリスクが高まることから，早期に正しい食教育を実施することが重要である。

（5）食物アレルギー

食物アレルギーは増加傾向にあり，文部科学省アレルギー疾患に関する調査研究報告（2007年）によると，有病率は小学生2.8%（男子3.0%，女子2.6%），中学生2.6%（男子2.6%，女子2.6%），高校生1.9%（男子1.9%，女子2.0%）であった。

ⅰ．食物アレルギーの原因　卵，牛乳，小麦は三大アレルゲンとして知られている。また，症状が重篤なものとして，そば，ピーナッツがある。他にも，大豆，甲殻類（えび，かに），果物（キウイ，もも，オレンジ，りんごなど），魚介類（さば，さけ，いか，あわび，イクラなど），種実類（くるみ，ごまなど）の報告もあり，食生活の多様化も一因と考えられている。さらにまれな症例として，ある特定の食物（小麦や魚介類など）と運動の組み合わせでアレルギー反応を起こす食物依存性運動誘発アナフィラキシーも報告されている。

ⅱ．食物アレルギー児への対応　まず，医師の診断を受け正確に状態を把握し，次に，診断に従って必要最小限の除去食などの対応をする。成長期のこどもにとってむやみに除去食を実施することは栄養不良につながるため，冷静な対応が必要である。また，年齢とともに治る場合が多いため，定期的に検査を行い，除去する食品を減らしていくことも大切である。

参考となる資料に，日本学校保健会（日本小児アレルギー学会監修）の「食物アレルギーによるアナフィラキシー学校対応マニュアル」，厚生労働科学研究班による「食物アレルギーの診療の手引き2008」「食物アレルギーの栄養指導の手引き2008」があり，インターネットでダウンロードすることも可能である。日本学校保健会からは「学校のアレルギー疾患に対する取り組みガイドライン」も出版されている。

保育所や学校では給食を実施していることから，栄養教諭，栄養職員，養護教諭，学級担任，栄養士，保育士などが連携して，正しい知識で食物アレルギー児へ対応するとともに，周囲の児童生徒や保護者にも理解を促すことが不可欠である。

（6）こどもの食の現状から考える問題解決の方法

このように，わが国では社会環境の大きな変化に伴い，おとなおよびこどもの多忙，夜型社会，間違った情報の氾濫，高エネルギーの食べ物が簡単に手に入る食環境などが，こどもの食に大きく影響している。食育の実践には，現代の食を取り巻く複雑な環境のなかで，人間の食行動

第6章 こどもの「食べる」を支える食育

を行動科学的視点や生理的メカニズムに照らし，どのような社会のしくみや個々のケースに合わせた工夫が効果的であるか考えることが重要となる。そのためには，複数の専門職がしっかりとかかわって問題を解決していかなければならない。もはや，家庭だけの責任にしてはならない時代なのである。

3 こどもの「食べる」を支えるしくみづくりと事例

（1）家庭の「食べる」を支える児童福祉施設における専門職の役割

共食の現状にみられるように，こどもの「食べる」を支えるためには，家庭を支えるしくみが必要になってくる。

図6-1は，厚生労働省の「児童福祉施設における食事提供ガイド」に示された，こどもの食事・食生活支援の概念図[12]である。こどもの健やかな発育・発達を目指し，「心と体の健康の確保」「安全・安心な食事の確保」「豊かな食体験の確保」「食生活の自立支援」を目標として，保育士等の多職種と連携しながら管理栄養士・栄養士が生きた教材である食事を提供することが求められている。そのためには，給食施設のなかにとどまらず，地域や関係機関と連携してそれぞれの知恵や力を出し合って，こどもとその家族を支えていくための充実したしくみをつくり上げることが重要である。

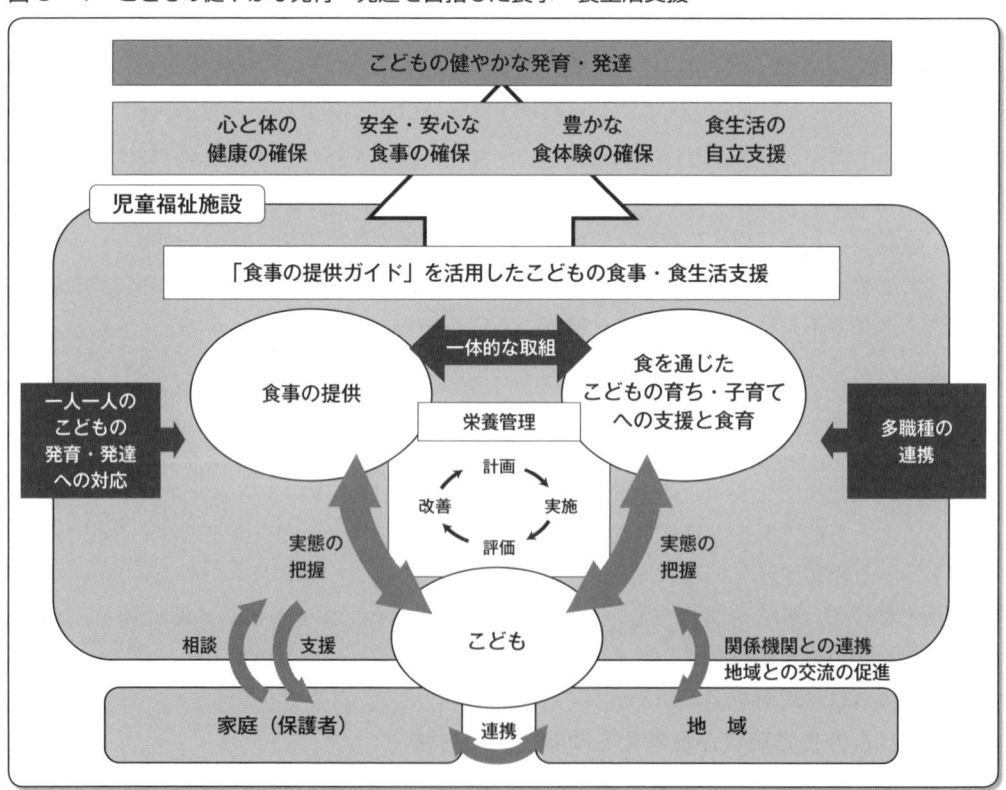

図6-1 こどもの健やかな発育・発達を目指した食事・食生活支援

（厚生労働省：児童福祉施設における食事提供ガイド，2010）

（2）小学校の取り組み：地域や家庭と連携して食育を行う事例

こどもの「食べる」を支えるしくみのあり方を，筆者がかかわった京都市内の複数の小学校における取り組み例をみながら考えてみる。

　　ⅰ．地域の力をお借りする　　「地域との連携」という言葉は，食育推進基本計画や学習指導要領など，食育にかかわる文書には必ず記載されている。N小学校では学校長のリーダーシップのもと，地域との連携が進められている。ここは小規模校で教職員の人数が少ないため，食育に関する体験学習を計画したくても限界があった。そこで，学校長はこの地域の特性を考慮し，さまざまな食文化を伝える方々に積極的にかかわってもらうことにした。「こどもたちのために地域の力をお借りする」が学校長の考えである。食育という目的で，多くの人々の力を借りて充実した教育を実現している例である。

事例　N小学校：食にかかわる体験学習

●実施内容

　まず，校内に小さな畑をつくることから始めた。近隣で家庭菜園を行っている方々の支援のもとで，こどもたちと野菜や米などを育てた。地域に住む専門家を招いて椎茸づくりにも挑戦した。それらを料理するために地域の女性の会やPTAのサポートで調理実習を行った。また，12月には，近くの調理師専門学校にお願いして本格的なおせち料理の実習を行った。

　6年生は卒業の時期に，近くの町家に住む方の支援でお茶の作法を学び，地域の和菓子職人の指導で生菓子をつくり，保護者や地域の方々を招いてお茶会でもてなした。さらに，社会科と関連させて，近くの商店街で「食育ラリー」と称したオリエンテーリング形式の体験学習を行った。

●しくみづくり

　学校長を中心に栄養教諭，研究主任，教務主任，養護教諭がさまざまなアイディアを出して練り，クラス担任を含めた話し合いで年間計画を立てた。そして，学校長と栄養教諭が調整役となり，各団体との連携のしくみをつくり上げた。なお，体験学習の実施には，小-大連携により大学生ボランティアの力を借りた。

　ここでの連携は，まずは連携先の方々と会い，話し合って信頼関係を築き，サポートをお願いするということである。どの小学校・幼稚園・保育所等でも，それぞれの地域の諸団体とかかわりをもっている。そこに「こどもの食を育てたい」という強い意思と専門職としての具体的な提案をもって働きかければ，全国どこでも実現可能な環境にあるのではないだろうか。栄養教諭等には，企画力とそれを実行していくマネジメント能力に加え，多職種やいろいろな価値観をもつ地域の人たちとの間に立って調整を行うコミュニケーション能力が求められる。

　　ⅱ．大学等との連携　　N小学校だけでなく，この市では他の小学校でもそれぞれの地域の特性を活かした同様の取り組みが行われている。いずれも市の教育委員会がバックアップし，近隣で栄養教諭養成を行っている大学，調理師養成の専門学校と連携して，食育の充実を図っている。全国の例をみると，小-大連携だけでなく小-高連携の実例もある[13]。

　このような連携は小学校だけでなく保育所や幼稚園等でも行われ，大学生や高校生が食育の現場を体験することで就職へのモチベーションを高めたり，フィールドワーク研究への強い関心をもつ契機になっている。

第6章 こどもの「食べる」を支える食育

iii. 家庭との連携　小学校では，「給食便り」や講演会の開催などを通して家庭の食生活にかかわることが多い。また，栄養教諭が給食時間にこどもの様子を観察し，そこで気づいたことを担任と相談して参観日などの際に，保護者に「○○ちゃんは最近学校で△△ですよ。おうちではいかがですか」と声をかけて家庭での様子を聞き，担任とともに問題解決の方法を探ることも行われている。

次に，筆者が3年前から学生，小学校教職員と一体となり，家庭との連携を試みたケースを紹介する。この事例からは，小学校側のしっかりした意思を保護者に伝えることで，家庭との連携も可能であることが示唆された。

事例　P小学校：朝食お手伝いプロジェクト

● **課題と目標**

P小学校では朝食欠食はほとんどないが，朝食内容の充実を図りたいと栄養教諭は考えていた。また，近隣の小学校に比べ起床時刻が遅い傾向にあることも問題視されていた。そこで，早起きをしてしっかりと朝食を食べるための介入が必要と考え，朝食づくりのお手伝いを児童への課題にする取り組みを行った。

● **実施内容と方法**

プロジェクトは全校一斉に，平日4日間を1つの期間とし，それを年度内に4回実施した。この課題に取り組むためには保護者の協力が必須であったため，学校長および担任が保護者に説明の文書を配付し，参観日に取り組み概要の説明を行った。

ここで重要なポイントは，うまく実施できていない家庭に対しての対応であり，決して保護者を批判的に評価してはいけない。さまざまな状況で実行したくても困難なケースもある。このような保護者は「このままではよくない」と心のなかで自分を責めていて，他人の批判的な言葉や態度に敏感になっていることが多い。このようなときに不用意な言葉をかけてしまうと，一層反発してコミュニケーションがとれなくなってしまう。私たち専門職の目的は，保護者やこどもを批評することではなく，こどもの食育であり，こどもとその家族が望ましい食行動へ変容することである。したがって，まずは保護者やこどもの声を聞き，相手の気持ちを理解して受け止めることが重要である。そのためには，担任等とも十分に話し合って共通理解をしておくことが不可欠である。

● **結果と保護者の感想**

初回はイベントのような取り組みとなり，児童も保護者も頑張りすぎて8割もの児童が4日間中4日間全てお手伝いをしていた。そのため飽きがきてしまい，3回目には2割にまで低下した（図6-2）[14]。その後は工夫を重ねた結果，徐々にお手伝い状況がよくなっている。最近の感想では，保護者が食育の先生になったようなコメントもあり，積極的なこどもへのかかわりが観察されている。

平日の忙しい朝に，こどもが台所で課題のお手伝いをすることが，保護者にとってどれほどの負担になるかは容易に想像ができた。しかし実施後，ほぼ全員の保護者が感想を記載し，その上ほとんどの保護者から，「いつもより朝食をたくさん食べた」「大変だったが，家族も楽しく取り組めた」「料理が好きになってきたようだ」「学校で取り組むと，親が言うより素直に実行できるのでよかった」「これを習慣化してほしい」「今後も続けてほしい」などの好意的な意見が寄せられた。

●結果の分析と地域への広がり

　プロジェクト結果を分析したところ，主体的に朝食のお手伝いをする児童ほど，起床時刻が早く，目覚めがよく，朝の排便があり，朝食内容もよい傾向にあった。そこで，地域の年配の方も含めた食育検討委員会でこの結果を報告すると，「このプロジェクトを地域の特徴にしよう」という声が上がった。若い母親たちがこどものために地道に頑張っていることを知り，地域の誇りと感じているように思われた。

　このことをきっかけに，さらに地域と家庭と学校との連携が強くなることが期待される。

図6-2　「朝食お手伝いプロジェクト」によるお手伝い日数の変化　　　　　　（n=126）

調査4日間中の朝食お手伝い日数

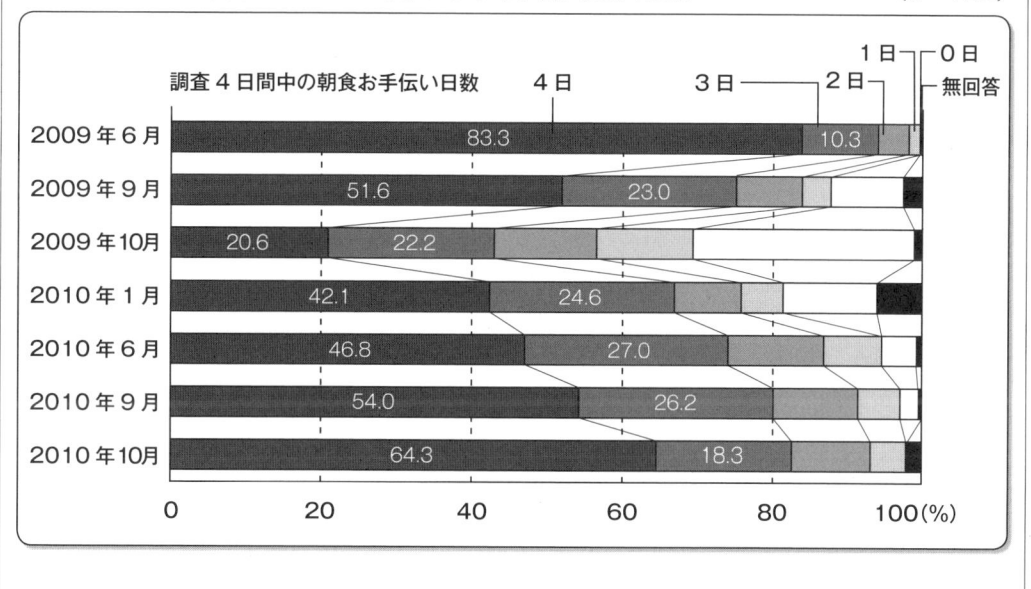

年月	4日	3日	2日	1日	0日	無回答
2009年6月	83.3	10.3				
2009年9月	51.6	23.0				
2009年10月	20.6	22.2				
2010年1月	42.1	24.6				
2010年6月	46.8	27.0				
2010年9月	54.0	26.2				
2010年10月	64.3	18.3				

4　おわりに：こどもの「食べる」を育てるために

　食育基本法施行以来，各地で行政や企業等によるさまざまな催しや活動が行われている。こどもが思い出として言葉で表すことができるインパクトのある食育イベントは必要である。ただし，イベントの効果は長続きしないことが多い[14,15]。一方，日常的なかかわりで，思い出として言葉で簡単に表せない潜在的な記憶の部分を育むことは，それ以上に必要であると思われる。

　このような食育は，普段の家庭での食事や会話，日々の給食や学校等での生活を通じてこどもに伝えられていく。特に保育士や教諭は，こどもに最も近い位置にいることから，食にかかわる専門職が積極的にかかわって，日々の給食を「生きた教材」として活用するしくみをつくり，食の大切さを伝えていくことが重要である。これらを根気よく繰り返し行い，こどもがしっかりと体得すれば，おとなになって望ましい食行動が可能になると考える。

【引用文献】

1) ネスレ栄養科学会議監修／山本 隆, ほか：食と味覚. 建帛社, 2008, pp.55-64.
2) 内閣府食育推進室：食育の現状と意識に関する調査報告書. 2011, pp.8-11.
   http://www8.cao.go.jp/syokuiku/more/research/h23/pdf_index.html
3) 前掲書2), pp.130-132.
4) 内閣府食育推進室：「第2次食育推進基本計画」骨子について, 2011.
   http://www8.cao.go.jp/syokuiku/more/plan/public/pdf/20110208/ref.pdf
5) 日本学校保健会：平成20年度 児童・生徒の健康状態サーベイランス 事業報告書, 2010.
6) 和泉正美, 小切間美保, ほか：小学校における朝食指導の取り組み. 第54回日本栄養改善学会学術総会抄録集, 2007.
7) 社会福祉法人恩賜財団母子愛育会日本子ども家庭総合研究所編：日本子ども資料年鑑 2011. KTC中央出版, 2011, p.171.
8) 文部科学省：学校保健統計調査 平成22年度調査結果の概要.
   http://www.mext.go.jp/b_menu/toukei/chousa05/hoken/kekka/k_detail/1303380.htm
9) Mossberg HO：40-Year follow-up of overweight children. *Lancet*, **334**(8661), 1989, 491-493.
10) 大関武彦：子どものメタボリックシンドロームと食育. 母子保健情報, **56**, 2007, 57-62.
11) Barker DJP, Osmond C：Infant mortality, childhood nutrition, and ischaemic heart disease in England and Wales. *Lancet*, **327**(8489), 1986, 1077-1081.
12) 厚生労働省：児童福祉施設における食事提供ガイド. 2010, p.4.
    http://www.mhlw.go.jp/shingi/2010/03/dl/s0331-10a-005.pdf
13) 石川みどり, 久保田のぞみ, 大久保美幸, 半田美知：農業高校生徒の提供した給食だよりによる小中学生の給食に関する態度・行動への影響. 日本栄養士会雑誌, **51**(11), 2008, 26-35.
14) 小切間美保, ほか：朝食作りへのかかわりが児童の生活習慣に与える影響. 日本栄養改善学会近畿支部学術総会抄録集, 2010.
15) Velde SJ, Brug J, Wind M, Hildonen C, Bjelland M, Perez-Rodrigo C, Klepp K-I：Effects of a comprehensive fruit- and vegetable-promoting school-based intervention in three European countries：the pro children study. *Br J Nutr*, **99**, 2008, 893-903.

【参考文献】

・矢野智司：意味が躍動する生とは何か―遊ぶこどもの人間学. 世織書房, 2006.

第7章 働き盛り，子育て世代のおとなの「食べる」を支える健康教育

1 働き盛り，子育て世代のおとなの現状

　働き盛り，子育て世代のおとなは，職場や家庭での役割が大きく，社会において中心的な立場にある。身体的には，成長がほぼ終了し成熟した青年期から，加齢に伴い更年期障害や退行性変化が現れる壮年期，中年期と一様ではない。この時期の健康状態が，続いて迎える老年期の健康にも影響する。したがって，食事は，日常の身体活動や変化する身体の健康の保持・増進，疾病予防を目指し，適正な栄養を摂取するために重要である。

　現状では，労働安全衛生法に基づく「健康診断」（定期健診）の有所見率は50％を超えている。また，国民健康・栄養調査では，メタボリックシンドロームの者（予備群も含む）が男性で約5割，女性で約2割であり，男性や中年以降の女性の肥満，また，若い女性の痩せ，朝食の欠食，野菜の摂取不足等々多くの問題がみられる。

　身体状況を把握するための健診では，2008（平成20）年より高齢者の医療の確保に関する法律（高齢者医療確保法）に基づき，40～74歳の者に対し「特定健康診査（特定健診）」が医療保険者の責任において実施されるようになった。特定健診はメタボリックシンドロームに視点をおき，早期に介入して早期に生活習慣の改善を行うことを目指している。また，従来，老人保健法に基づき市町村が行っていた「がん検診」は，引き続いて健康増進法に基づき行われている。しかし，これら健診の受診率は低く，特定健診は国が2012（平成24）年を目途に受診率70％以上を掲げているのに対し，2008年度は38.9％，2009（平成21）年度は41.3％であった。また，平成22年国民生活基礎調査によると，過去1年間のがん検診の受診率は，胃がん30.1％，大腸がん24.8％，肺がん23.0％，乳がん24.3％，子宮がん24.3％で，「がん対策推進基本計画」が2012年を目途に掲げる受診率50％に比べ差は大きい。

　健康教育として，特定健診の結果に基づき行う特定保健指導の実施率も同様に低く，国が2012年を目途に掲げる45％以上に対し，2008年度は7.7％，2009年度は12.3％であった。市町村では健診の事後指導だけでなく他の多くの健康教育が実施されるが，職場では健診事後指導が主で，さらに，わが国の労働者の約9割が従事する中小の企業での実施は十分とはいえない状況にある。

2 おとなの食生活・健康における問題点と健康教育

　おとなへの健康教育の主な場面としては，職場で会社等が従業員の健康管理として行う職域保健と，市町村が住民の健康管理として行う地域保健がある。対象者の健康課題抽出のための健康状態や食生活をはじめとする生活習慣の情報は，職域保健では定期健診および健診時のアンケートから，地域保健では特定健診等の健診の他に国民健康保険のレセプト，各種事業への参加者を対象に行うアンケート等から得る。その他にも，地域保健では住民の健康や生活習慣・意識等の

実態把握のために特別に企画する調査（例：県民健康基礎調査，市民健康調査）も行われる。国民健康・栄養調査などから，今日の健康・食生活上の問題には次のようなものが挙げられる。

（1）健康問題と健康教育

ⅰ．メタボリックシンドローム　特定健診結果では，受診者のうちメタボリックシンドローム該当者は，予備群を含めると，2008年度は26.8％，2009年度は26.7％であった。また，平成21年国民健康・栄養調査では，同様に予備群を含めると30.3％となっている。メタボリックシンドロームへの早期対策や予防は，三大死因のうちの心疾患や脳血管疾患（脳血管疾患は，要介護状態となる主要な原因でもある）への対策として重要である。特定保健指導対象の選定は，腹囲またはBMIの判定に加え，血糖・血中脂質・血圧，またはこれらに関連する服薬状況，喫煙習慣が基準となる。

①肥満：平成21年国民健康・栄養調査では，成人男性の30.5％，女性の20.8％がBMI25以上の肥満であった。

②脂質異常：平成21年国民健康・栄養調査では，脂質異常症が疑われる者は，成人で18.8％であった。

③糖尿病：平成19年国民健康・栄養調査では，糖尿病が強く疑われる，または可能性を否定できない者は約2,210万人と推計している。日本透析医学会によると，新規人工透析患者の43.5％（約16,000人）が糖尿病を原因疾患とするものであった。また，糖尿病は中途失明の原因疾患の1位である。平成21年国民健康・栄養調査では，糖尿病が強く疑われる，または可能性を否定できない者は成人で27.4％であった。

④高血圧：平成21年国民健康・栄養調査では，成人の46.5％が高血圧症有病者であった。

ⅱ．痩　せ　平成21年国民健康・栄養調査では，成人男性の4.4％，女性の11.0％がBMI18.5未満の痩せで，20歳代女性では22.3％であった。低体重は，特に閉経以降の骨粗鬆症を予防する観点からも注意が必要となる。また，妊娠・出産の時期にあたる若年女性の痩せは，母体だけでなく，胎児への栄養補給が十分でなく，神経管閉鎖障害や成人病胎児期発症説（バーカー説）にみるような，順調な発育・発達への支障も懸念される。

これらの健康問題への教育は，背景として個々人の素因に加え，食習慣をはじめとする生活習慣が関連することから，主に次に示す（2）食生活上の問題や，（3）身体活動上の問題に対して行われる。

（2）食生活上の問題と健康教育

ⅰ．食行動レベル　平成21年国民健康・栄養調査では，習慣的な朝食欠食は男性で10.7％，女性で6.0％にみられ，20・30歳代はそれぞれ男性では21.0％，21.4％，女性では14.3％，10.6％であった。朝食欠食は，1日に必要な栄養素の摂取ができないなどの問題がある。また，平成18年国民健康・栄養調査によると，ふだんの夕食を夜9時以降に摂る者は12.6％あった。

ⅱ．食品摂取レベル　野菜は各種ビタミンの他にカリウムやカルシウム，食物繊維の摂取源として期待され，「健康日本21」では野菜を1日350g，そのうち緑黄色野菜で120gを摂取することを目標に掲げている。しかし，実際の摂取量は少なく，平成21年国民健康・栄養調査では，成人の1日当たりの野菜の平均摂取量は295.3gで，なかでも20歳代での摂取量は241.9gと少ない。食塩摂取量は，従来に比べ減少してきているものの，「日本人の食事摂取基準（2010年版）」で生活習慣病の予防の観点から示された目標量（男性9.0g未満/日，女性7.5g未満/日）

に比べて多く摂取している。平成21年国民健康・栄養調査では1日当たり平均摂取量は成人男性11.6g，女性9.9gであった。

　　iii．栄養素等摂取レベル　　脂肪のエネルギー比（％E）は「日本人の食事摂取基準（2010年版）」では生活習慣病の予防の観点から，18～29歳は20以上30未満％E／日，30歳以上は20以上25未満％E／日を目標値としているが，平成21年国民健康・栄養調査では30以上％E／日の摂取者が成人男性で20.0％，女性で27.6％であった。

　また，貧血や骨粗鬆症の予防に必要な鉄やカルシウムの摂取もそれぞれ「日本人の食事摂取基準（2010年版）」で示す量に比べ，鉄は閉経前の女性に，カルシウムは男女ともに少ない。

　健康教育として，朝食摂取の推進は，必要な栄養素の確保や生活リズムにおける重要性の周知も含め行われている。また，必要な栄養素量の適正な確保のために何をどのくらい食べたらよいかをわかりやすく示した「食事バランスガイド」の普及や活用を図っている。「食事バランスガイド」には妊産婦用のものも策定され，活用されている。健康教育に加えて，外食店や食料品店などで食生活に関係する情報や健康に配慮した食物の提供がされるよう食環境の整備も行われている。

（3）身体活動上の問題と健康教育

　「健康日本21」では目標値として1日当たりの歩数を男性9,200歩，女性8,300歩を掲げているが，実際はそれより少なく，平成21年国民健康・栄養調査では成人男性7,214歩，女性6,352歩であった。健康教育では，適正な身体活動を行えるように「エクササイズガイド2006」の普及や活用を行っている。

❸ おとなの「食べる」を支えるしくみづくりと健康教育の具体的な方法

（1）おとなの「食べる」を支える健康教育のしくみづくり

　職域保健での健康教育は，健康管理部門の産業医や看護師，保健師が健診結果に対し行うことが多く，管理栄養士・栄養士をはじめとするその他の専門職のかかわりは少ない。一方，職場で給食提供がある場合は，「食」のほとんどを職場給食が担っている。一般に職場給食は給食会社に委託されることが多く，常駐または兼務の管理栄養士や栄養士が栄養管理を行っている。

　地域保健での健康教育には，保健師，管理栄養士を中心に，実施する教育の内容などにより歯科衛生士，健康運動指導士，医師，歯科医師，保育士，心理相談員，看護師，助産師等のさまざまな保健関連の専門職がかかわり，その他の専門職として図書館司書（参考図書の紹介，図書館の利用方法の説明など）や通訳（外国人に対応）がかかわる場合もある。また，事務職や食生活改善推進員（愛称：ヘルスメイト）などのボランティア組織のかかわりも欠くことができない。食生活改善推進員組織の歴史は古く，昭和30年代に保健所が行った「栄養教室」の修了者が，「私たちの健康は私たちの手で」を合言葉に組織化されたのが発端で，全国的な広がりをもち，わが国の栄養改善において重要な位置にある。今日では，市町村が必要に応じて，10回程度で構成される食生活改善推進員の養成講座を開催している。

　多様な専門職がそれぞれの専門性を発揮するためには，各専門職の専門性の理解と尊重が第一である。加えて，かかわる専門職間の人数に違いがある場合は，少人数職種への配慮，職位に上下関係がある場合は下位者への配慮も大切である。

　近年，食育基本法制定以降，商工・農水・教育関連部署や組織との連携も盛んになっている。

健康教育の手法

　健康教育には，対象者のリスクの状況により，ハイリスクアプローチとポピュレーションアプローチがあり，実施の際の対象者数により，個別と集団がある。実施の手法は，放送や資料配布から，講義や相談，実演，実習等多様である。どの方法で行うかは，対象者の特性を中心に考慮し，実施側の状況を加味して選択する。

●**個人を対象に行う場合**

　一人ひとり異なる食環境や生活背景，食に関する知識・意識・スキル，食習慣や食行動，栄養状態や健康状態およびそれら各要因の関連に即した細かな対応が可能となる。この利点を認識し，画一的にならないよう配慮する。個別相談は，次の手順で行うが，あくまで主体は対象者におく。

　①**目的の確認**：相談の目的は，「よい点と改善が必要な点の特定，実施可能な改善案を一緒に考える」ことであると伝える。

　②**アセスメント**：生活パターン，身体活動，食生活，飲酒習慣，身体状況，その他について質問する。対象者は自らを観察・振り返ることになり，気づきへとつながる。

　③**情報の提供**：対象者自身が，改善が必要な点や改善策が導き出せるように標準的な情報を提供する。

　④**問題点・改善すべき点の明確化**：改善策の検討のために，行動や現象の背景も明確にする。

　⑤**改善策の検討と決定**：具体的で，継続して実践可能な改善策（目標）を，対象者自身が決定する。

　⑥**改善策実施の確認と修正**：実践できている点，できていない点を明確にし，改善策を再検討する。

　⑦**関係者との連携と環境整備**：改善点が維持できるような環境の整備を，各専門職が連携して行う。

　　〔例〕比較的解決しやすいもの

　　　・摂取エネルギーを抑えたいが，職場の飲料自販機に無糖がない　→　**業者への依頼**

　　　・血糖値が境界域で糖分摂取に気をつけたいが，3時の休憩時の甘いおやつを断りにくい　→　**適正な量の情報提供や集団教育の実施**

　　　・エネルギー摂取をなるべく控え，野菜を食べたいが，職場給食の野菜サラダはたっぷりドレッシングがかかっている　→　**職場給食担当部署への働きかけ**

●**集団を対象に行う場合**

　対象者がもつ共通あるいは類似した課題や背景への効率的な働きかけが可能となる。さらに，対象者相互が励まし合って改善に取り組む関係が形成されると大きな効果を生む。基本的に一人ひとりは異なることを常に意識し，プライバシーにも配慮する。集団指導は，「実態把握，対象者の特定化，情報の提供，関係者との連携と環境整備」の手順で行う。

　①**実態把握**：対象者全体について，個別相談の項目に準じたアセスメントを行う。

　②**対象者の特定化**：共通した課題や背景をもつ集団を特定する。

　③**情報の提供**：対象者各自が，自らの問題点の認識，改善の必要性と意欲の形成，改善方法の理解ができるよう情報を提供する。

　④**関係者との連携と環境整備**：改善点が維持できるような環境の整備を，各専門職，内部および外部組織の連携により行う。

（2）地域保健で行われている「食べる」を支える健康教育

地域保健での健康教育は，多様な内容が多様な方法で行われている。

例えば，メタボリックシンドロームに関連した知識を周知する場合は，市町村広報誌の活用や講演会の開催などを行い，特定健診結果等に基づいて教育が必要な対象者へ特定保健指導が行われる。

調理技術の習得のための調理実習を伴う教室もいくつか開催され，「男性のための料理教室」なども行われている。また，妊娠・出産時の健康のために，「妊婦教室」や「パパ・ママセミナー」などが開かれ，引き続いて産後は「離乳食教室」等も行われ，健康教育だけでなく，"ママ友"づくりの場にもなっている。他にも各種イベントでの薄味料理や野菜料理の試食，料理コンクールなどが実施され，近年は，健康教育の場にスーパーマーケットの店頭を借用して行うなどの動きもある。しかし，ほとんどの事業が昼間に行われることから，参加が容易でない面もある。

市町村が行う各種健康教育事業の企画・実施の主担当は，保健師または管理栄養士があたるが，「食」を支える健康教育に関連するものは管理栄養士があたることが一般的である。ただし，いまだ常勤管理栄養士の配置がない市町村では，保健師が主担当となり，非常勤の管理栄養士・栄養士が実務にあたっている。

また，開催される各種健康教育等の事業の案内は，対象が限定される場合は個別通知も行われるが，多くは市町村の広報誌に掲載される。妊婦教室や離乳食教室などは，母子健康手帳交付や新生児訪問（家庭訪問）の際にも案内がされる。

（3）職域保健における取り組み事例

職域での「食べる」を支えるために，職場給食の活用および給食会社との連携は大きな意味をもつ。多くの給食会社がいくつかの取り組みをしている。ここでは，はじめて取り組むのに適した地道な事例として，G給食会社が行っているものを紹介する。

給食会社の取り組みをより適切で効果的なものにするために，企業側からの給食利用者（従業員）の健康関連情報の提供は大切であり，今後進むことが期待される。

事例　職場給食を活用した取り組み

栄養成分表示，食堂でのポスター掲示や卓上メモによる一方向の情報提供に加え，双方向のQ＆Aボードやメニュー展示場所での管理栄養士・栄養士による相談を実施している。
①Q＆Aボード：質問箱とQ＆Aボードを食堂に設置し，給食利用者から提出された質問への回答を掲示する。
②メニュー展示場所での利用者への説明：週に1回程度，昼食時に管理栄養士・栄養士がメニュー展示場所に立ち，利用者へメニュー選びのアドバイスや食事に関する相談に応じる。

（4）地域保健における取り組み事例

通常，市町村が行う事業は，保健センターや公民館を会場にすることが多い。ここでは，静岡県牧之原市が，より住民に近い場所を会場に展開した斬新な事例を紹介する。市民が気軽に参加できるようにするため，スタッフはピンク色のウエアーにマントやマフラーの出立ちで「健康戦

隊ももレンジャー」として出向くなど，親しみやすさを工夫し，インパクトを与えて記憶に残る演出がされている。

> **事例　市民の生活の場に出向く健康教育**
>
> ●**取り組みの経緯**
>
> 　本事業のきっかけは，2008（平成20）年に特定健診が始まった当初の受診率の低さを何とか上げようとしたところからである。市では，①高血圧や脳血管疾患の受診率が県平均より高い，②50歳以降に高血圧・糖尿病・脳血管疾患の受診率が急増する，③50歳代以降のメタボリックシンドローム該当・予備群者が約4割，などの状況にあった。
>
> 　問題解決のために，健康づくり室（市民の健康づくりを担当）と医療保険室（国保・後期高齢者医療を担当）が何度も協議を重ね，まずは「自分の体に関心をもってもらう」ことを目指し，主な対象者を中高年男性として，彼らの食事をつくる妻層も含めた取り組みを行うことにした。全体の企画・運営の主担当は健康づくり室の保健師が担い，食生活に関連する部分については管理栄養士が担当した。食生活に関しては，県民健康基礎調査で野菜の摂取量が350ｇ/日に満たなかったことから，「野菜を食べよう！」をテーマにした。
>
> ●**生活に身近な場所での実施と対象に合わせた内容**
>
> 　市民の生活の場に出向くという基本姿勢で，居酒屋，スーパーマーケット，公民館祭りの会場，製茶工場（緑茶は市の主要産業）を会場に，健康チェックや健康相談を行っている。今後の訪問先には，パチンコ店や地域の消防団も候補に上がっている。内容の主要テーマは，実施場所により異なる対象の特性に合わせて決めるが，市が健康課題として把握しているもののいずれかと一致している。
>
> ①**居酒屋での活動**：17：00～19：30（お客さんが酔ってしまう前をねらう），お店の一角2畳ほどを利用し，中年男性のメタボリックシンドロームを焦点に，健康チェック，食事バランスガイドによる看板メニューのチェック，メニューの選択方法のアドバイスなどを行う。
>
> ②**スーパーマーケットでの活動**：昼を挟んで2～3時間，または17：00～19：00，主婦層を対象に野菜の摂取量増加をねらい，健康チェック，1日に摂取したい野菜350gの展示，野菜料理のレシピの配布を行う。
>
> ③**製茶工場での活動**：農閑期の土・日曜日の昼，茶農家の会合の場を借用し，健康チェック，上手な酒の飲み方，腰痛・膝痛体操の紹介をする。
>
> ●**興味をもつ導入方法の工夫**
>
> 　対象者が健康を意識し，健康指導に興味を抱くように即席の健康チェックを行っている。体組成を簡易的に測定する機器を用い，結果を数値やグラフで示すと効果的である。
>
> ●**関係者の連携**
>
> 　居酒屋やスーパーマーケット，製茶工場等の会場提供の協力を得る関係を築くことは容易ではない。はじめは「知り合い」からの開拓という，ごく日常的な人間関係を大切にすることが連携の一歩になる。
>
> 　スタッフは，基本的には，市の職員である保健師，管理栄養士，運動指導士，事務職だが，所属部署は担当の健康づくり室にとどまらない。スタッフ数も3人を最小として，対象人数に応じて揃え，市役所の部署間，専門スタッフ間で連携して行っている。さらに，地区の区会組織，食生活改善推進員や保健委員等の地区ボランティア組織の協力も得ている。

【参考文献】

- 森　基子, 玉川和子, 澤　純子, ほか：応用栄養学―ライフステージからみた人間栄養学. 医歯薬出版, 2010, pp.159-183.
- 岩崎良文, 戸谷誠之：栄養学各論. 南江堂, 2003, pp.123-127.
- 日本透析医学会：わが国の慢性透析療法の現況(2010年12月31日現在)
- デイヴィッド バーカー／藤井留美訳／福岡秀興監修：胎内で成人病は始まっている―母親の正しい食生活が子どもを未来の病気から守る―. ソニー・マガジンズ, 2005.
- 厚生労働省：標準的な健診・保健指導プログラム(確定版). 2007, pp.69-72, 82-85.
- 足達淑子：ライフスタイル療法Ⅰ―生活習慣改善のための行動療法 第3版. 医歯薬出版, 2006, pp.2-13.
- 古川馨子, 水嶋美穂子, 榛葉円香, ほか：健康戦隊ももレンジャーに変身して生活習慣病予防事業を展開. 保健師ジャーナル, **66**(8), 2010, 724-730.
- 渡辺恭子：「あなたの健康サポートし隊」発足！ 平成22年度事例研究発表会抄録集, 静岡県給食協会, 2011, pp.37-38.

第8章 高齢者の「食べる」を支える健康教育とケア

8-1. 健やかな老いを実現するための「食べる」を支える健康教育

1 少子高齢社会における高齢者の現状

(1) 高齢者の栄養問題

　少子高齢化による社会構造の変化が危惧されるわが国では，平均寿命は延伸し，他の諸外国に類をみない高齢化の進展によって，国民の5人に1人が65歳以上の超高齢社会を迎えている（2010（平成22）年の高齢化率 23.1％）[1]。また，高齢者の自立期間を示す健康寿命は，平均寿命の伸びに比べて伸び率が低くなっており，こうした状況は医療費や介護保険料の負担増を招くなどの大きな社会問題ともなっている。厚生労働省は，その対策として第3次国民健康づくり施策「健康日本21」を通じて，一次予防を柱とした健康づくり運動に取り組み，各項目に具体的な数値目標を掲げた。しかしながら，2011（平成23）年10月に公表された最終評価では，59項目中「目標値に達した」が10項目（16.9％），「目標値に達していないが改善傾向にある」が25項目（42.2％），「変わらない」が14項目（23.7％）で，「悪化している」が9項目（15.3％）もあった（評価困難1項目）[2]。

　日本人の主な死因は，がんを含む生活習慣病であるが，高齢者に特化した場合には，むしろ肺炎をはじめとする感染症による死亡者の多いことが注目される[3]。従来，高齢者の栄養問題は「低栄養状態」にある。近年，後期高齢者の増加に伴い「低栄養状態」が招く日常生活機能や免疫能の低下が報告され，「要介護状態」を予防するためのライフスタイルが注目されている[4]。

(2) 介護予防の必要性

　介護予防とは，介護保険制度において「要介護状態の発生をできる限り防ぐ，あるいは遅らせることであり，要介護状態であってもその悪化をできる限り防ぐこと」とされ，地域支援事業，予防給付においては介護予防事業・サービスが行われている。介護予防は，単に高齢者の運動機能や栄養状態といった個々の状態の改善だけではなく，心身機能の改善や環境調整を通じて，高齢者の生活行為（活動レベル）や社会参加（役割レベル）の向上をもたらし，個々人の生きがいや自己実現のための取り組みを支援し，QOLの向上を目指すものである[5]。

　i．介護予防事業の目的　これまで介護予防事業の多くは，専門家による現状把握や情報提供に基づく専門職主導型の事業展開であり，高齢者は「支援される対象者」として位置づけられていた。しかし，「今後の高齢社会対策のあり方等に関する検討会」では，「新しい高齢者像」として，65～74歳の前期高齢者の多くは，意欲・活力に満ちた社会を支えることが可能な者であり，高齢者の活力の地域社会での活用や，高齢者による他世代への新しい支え合い等の連帯関係の構築が求められている[6]。そこで，地域に居住する高齢者を対象とした「介護予防一般高齢

者施策」では,地域で介護予防に資する自発的な活動が広く実施され,地域の高齢者が自ら活動に参加し,介護予防に向けた取り組みが主体的に実施される地域社会の構築を目指している。

　　ⅱ．**栄養改善事業・サービスの目的**　　地域支援事業および予防給付における栄養改善事業・サービスは,高齢者の毎日の営みである「食べる」ことを通じて,低栄養状態の改善を図り,高齢者の自己実現を目指すものである。杉山らは,介護予防マニュアル(栄養改善マニュアル)のなかで,高齢者にとっての「食べる」ことの意義を,「楽しみ」「生きがい」と位置づけ,施設入所中の要介護高齢者にとっての楽しいことの第1位は「食事」としている[7]。

　一方,「介護予防」は生活機能の単なる自立を目指すことにとどまらず,社会活動に参画できる意欲ある高齢者の実現を目指している。このことから,介護予防における栄養改善事業・サービスでは,高齢者自らが買い物や食事づくりに参画することを通じて,食事にかかわる生活機能の回復のみならず,高齢者の社会参加への意欲が向上するように支援することが重要であるとしている。

　身近な地域において,尊厳をもって主体的に生活を営み,その人らしい生活を生涯維持することは,多くの高齢者の望みである。このため,高齢者が主体的に自らの生活を営む能力を維持・向上できるように支援することは,高齢者の健康の保持・増進,ひいては積極的な社会参加につながる。さらに,生活の構成要素である「食べる」ことは,買い物,食事づくりや後片付けといった一連の生活行為を伴うため,生活行為を通じて,日常の身体活動の維持・増大を図り,高齢者を取り巻く家族や近隣の人々との「コミュニケーション」が活発化し,メンタルヘルスを維持することにもつながる。栄養改善事業・サービスは,高齢者の意欲を引き出し,QOLの維持・向上を目指して,高齢者が主体的に取り組めるよう支援することが重要である。

(3) 高齢者の食育に関する意識

　内閣府の食育に関する意識調査[8]では,食育推進におけるボランティア活動への参加について,70歳以上の女性26.5%が「郷土料理,伝統料理等の優れた食文化の継承活動に参加してみたい」とし,「地域や家庭で受け継がれた料理や味を伝えたい」とした者が72.8%あった。さらに,「知っている郷土料理や伝統食がある」が80.1%,「食べたことのある郷土料理や伝統食がある」が77.1%,「作ることができる郷土料理,伝統食がある」が69.6%,「家庭内での行事食を伴う伝統的行事の頻度」に関しては,「行っている」が97.6%あった。

　これらの回答から,70歳以上の女性は,「郷土料理や伝統料理」を日常生活に取り入れ,「郷土料理」を基本とした継承活動に意欲的であると考えられる。「食育基本法」は,国民が生涯にわたり健全な心身を培い豊かな人間性を育むことができるよう,食育を総合的かつ計画的に推進することを目的としている。なかでも,生活習慣病の予防につながる,米を主食とし,魚介類・野菜・豆類を副食とした「日本型食生活」が見直されている。「日本型食生活」は伝統的な和食であり,従来,家庭内で受け継がれた食事であった[9]。しかし,一般世帯数が減少し高齢世帯が30%以上となる現代では,家庭内での食文化の継承活動は困難となっている[10]。

❷ 高齢者による健康教育:低栄養予防・介護予防を支援する事例

　これらのことから,2009(平成21)年度の1年間,山口県内の高齢化の最も進んだ地域において,高齢者が中心となり,地域に根ざした「伝承料理」を基本とした媒体を作成し,地域の食文化を次世代に伝える「おばあちゃんと活き活きエコクッキング」の取り組みが行われた[11]。

第8章 高齢者の「食べる」を支える健康教育とケア

事例 「おばあちゃんと活き活きエコクッキング」事業

① **対象地域**：山口県熊毛郡上関町。この地域は，瀬戸内海の西部に位置し，海に囲まれた島々からなる。年間平均気温17.4℃，年間降水量1,600 mmの瀬戸内式気候であり，1年を通じて穏やかな気候である。人口3,558人，世帯数1,867世帯，高齢化率47.5%と，山口県内で最も高齢化の進行した地域である[12]。

② **本事業の枠組み**：ⅰ）「伝承料理」を基本とした料理カードの作成，ⅱ）小学生への「伝承料理」の普及啓発活動，ⅲ）地域在住高齢者に対する「伝承料理」を用いた食育活動に関する意識調査，ⅳ）地域在住高齢者に対する「伝承料理」に関する意識調査を行い，ワークショップを実施した。本事業は，町内の食生活改善推進員14名（平均年齢74.6±5.4歳）を中心に，町職員（保健師4名，管理栄養士1名），および管理栄養士養成大学教員4名の専門家と，栄養学科学生6名のスタッフで行った。

● 「伝承料理」を基本とした料理カードの作成と普及啓発活動

2009（平成21）年4月から7か月間，町内の「伝承料理」についての情報を高齢者から収集し，料理の手順等を示した料理カードを作成した（図8-1）。料理カードは，家庭での「伝承料理」の調理手順や，生活習慣病予防・介護予防に関する健康情報を含め，健康づくりを目指した「伝承料理」の普及啓発媒体とした。

はじめに食生活改善推進員の指導により，次世代に伝えたい12品の代表的な「伝承料理」を選定し，調理実習を行って（図8-2），料理カードを作成した。そのなかから，主食・主菜・副菜・汁物・デザートを組み合わせた1食分の献立を作成し，セットメニュー「元気で長生きおすすめ膳」（図8-3）とした。さらに，生活習慣病予防や児童の食育向けのセットメニューを追加，作成した。これらのセットメニューの作成には，「日本人の食事摂取基準（2010年版）」や「健康日本21」の目標値を参考とし，PFCバランスの調整や塩分量の減少，カルシウム・カリウムの増加を行った。

これらのメニューを用いて，次世代へ伝える活動として，小学生とその保護者を対象とした料理教室を行った。

図8-1 完成した料理カード　　図8-2 食生活改善推進員の指導による調理風景　　図8-3 高齢者向けのセットメニュー

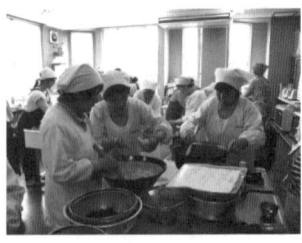

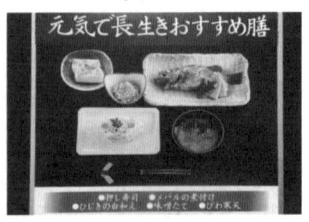

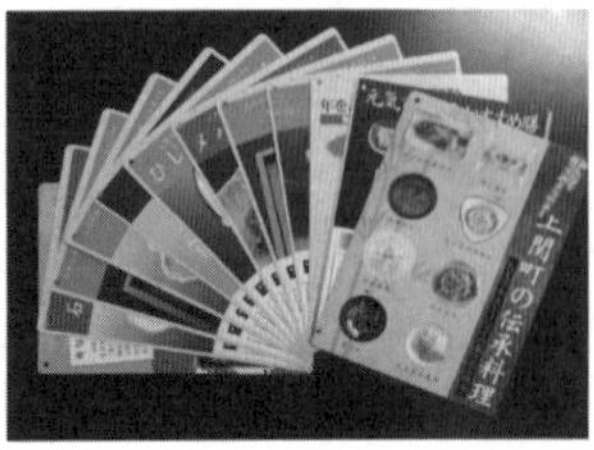

● 地域在住高齢者（食生活改善推進員）への「伝承料理の普及啓発活動」に関する意識調査

本事業の全てに参加した食生活改善推進員11名に，今回の「伝承料理の普及啓発活動」に関するアンケート調査を実施した。調査の目的は，本事業に参加したことによるQOLならびに社会活動に対する意識の変化を明らかにすることとした。

調査方法は自記式質問紙法を用い，調査内容は，QOL，社会関連の要素から構成した。QOL

について，①生活活動力，②健康満足感，③人的サポート満足感，④精神的活力を選択した[13]。社会関連については，人との交流状況に関する質問項目を検討し，①個人活動，②社会参加・奉仕活動を選択した。

さらに，本事業の評価は，ワークショップの感想，本事業における役割の遂行状況，食生活改善推進員の活動との関連性とした。

●地域在住高齢者（町内老人クラブメンバー）への「伝承料理」に関する意識調査

地域在住高齢者を対象に，今後の食文化の継承に関する高齢者の意識を明らかにすることを目的としたアンケート調査を実施した。対象者は，町内の老人クラブに所属する男性5名（平均年齢80.6±7.9歳），女性44名（平均年齢78.9±5.6歳）である。調査は，2009（平成21）年10月31日に実施した。

調査方法は自記式質問紙法を用いて，伝承料理に関する意識調査を行った。調査内容は，①これまでの伝承料理の継承活動の実施状況，②伝承料理の継承活動に対する意識，③料理カードの普及啓発活動ならびに伝承料理の継承活動に関する要望とした。

●調査の結果

本事業の中心であった地域在住高齢者（食生活改善推進員）の活動に対する感想を表8-1に示した。普及啓発活動の参加について，27.3%がやりがいを「とても感じた」，72.7%が「感じた」と回答した。また，ワークショップへの参加は，63.6%が「とても楽しかった」，27.4%が「楽しかった」と回答した。特に楽しかったことは，「大学生との交流」54.5%と回答した。さらに，伝承料理を伝えるなかで，「知識や経験が活かせた」は90.9%であった。

表8-1 伝承料理の普及啓発活動に参加した，食生活改善推進員の感想　　（女；n=11）

No	質問／回答	回答数(%)	No	質問／回答	回答数(%)
1	ワークショップは，楽しかったですか ・とても楽しかった ・楽しかった ・どちらともいえない ・あまり楽しくなかった ・楽しくなかった	 7 (63.6) 3 (27.4) 1 (9.1) 0 (0) 0 (0)	4	調理実習や話し合いで，参加者と交流できましたか ・とてもできた ・できた ・どちらともいえない ・あまりできなかった ・ほとんどできなかった	 4 (36.4) 7 (63.6) 0 (0) 0 (0) 0 (0)
2	楽しかったことは何ですか ・伝承料理の調理実習 ・伝承料理の会食 ・大学生との交流 ・料理カードを作成する際の話し合い ・郷土料理に関する話し合い	 3 (27.3) 0 (0) 6 (54.5) 1 (9.1) 1 (9.1)	5	この取り組みに参加されて，やりがいを感じましたか ・とても感じた ・感じた ・どちらともいえない ・あまり感じなかった ・ほとんど感じなかった	 3 (27.3) 8 (72.7) 0 (0) 0 (0) 0 (0)
3	伝承料理を伝える中で，知識や経験を活かせましたか ・とてもできた ・できた ・どちらともいえない ・あまりできなかった ・ほとんどできなかった	 1 (9.1) 9 (81.8) 0 (0) 1 (9.1) 0 (0)	6	伝承料理は，健康づくりを推進する題材として適切ですか ・おおいに思う ・思う ・どちらともいえない ・あまり思わない ・ほとんど思わない	 2 (18.2) 9 (81.8) 0 (0) 0 (0) 0 (0)

地域在住高齢者（老人クラブメンバー）の伝承料理の普及啓発に関する意識を表8-2に示した。伝承料理を次世代に伝えることについて，全員が伝えたいと思い，これまで「伝えたことがある」は86.1％であった。

表8-2　伝承料理の普及啓発に対する意識　　　　　　　　　　　　　　　　　（女；n=36）

No	質問／回答	回答数(%)	No	質問／回答	回答数(%)
1	伝承料理を次世代へ伝えた経験がありますか ・ある ・ない	 31（86.1） 5（13.9）	4	伝承料理を次世代へ伝えたい理由は何でしょうか ・身体によい ・故郷を忘れないでほしい ・昔から引き継いでいる ・家庭の味だから ・美味しい ・日本の食文化だから ・その他	 21（20.8） 19（18.8） 18（17.8） 18（17.8） 15（14.9） 9（8.9） 1（1.0）
2	伝承料理を伝えた場所は，どこですか ・家庭 ・地域 ・その他	 27（60.0） 16（35.6） 2（4.4）			
3	伝承料理を次世代へ伝えたいと思いますか ・とてもそう思う ・そう思う ・どちらともいえない ・そう思わない	 22（61.1） 14（38.9） 0（0） 0（0）	5	伝承料理カードを活用したいと思いますか ・とてもそう思う ・そう思う ・どちらともいえない ・そう思わない ・全く思わない	 10（27.8） 20（55.6） 3（8.3） 2（5.6） 1（2.8）

＊No.2, 4は，複数回答あり。

3 高齢者の社会貢献活動とwell-being

（1）プロダクティブ・エイジングの考え方

　地域在住高齢者がプロダクティブな活動に関与することで，well-beingが向上するとされている[14]。プロダクティブ・エイジング（productive aging）とは，老いを依存性等のネガティブなものではなく，生産性（productivity）という観点から積極的にとらえ，高齢者が有する生産性を社会がより積極的に活用すべきとする概念[15]である。特に，高齢女性が，別居家族への支援，友人・近隣家族への支援やボランティア活動等の「家庭外無償労働」を行うことと，生活満足度および主観的健康感には，正の関連があるとしている[16]。

　また，主観的幸福感や主観的健康感が対人関係や社会的活動と有意な関連性があることや，社会的健康とされる，人との会話，友人との付き合い，地域活動への参加頻度が少ないことが，死亡率に対して有意に関連することも明らかである。さらに，地域に在住する高齢者では，日常生活での「社会参加」や「役割の遂行」が生命予後に関係し[17]，介護予防推進ボランティア活動への参加は，日常生活の自己効力感，社会的役割，知的能動性，経済的ゆとり満足感，およびソーシャルネットワークの低下を抑制する[18]ことも報告されている。高齢期の過ごし方を豊かにするものとして，「社会活動」が挙げられ，高齢者の社会活動は充実した高齢期の実現に寄与し，介護予防を推進する観点からも重要である。社会活動のなかには，人や地域に貢献する活動も含まれ，それによる恩恵を地域社会が受ける意義も大きいとされる[19]。

2003（平成15）年度の高齢者の地域社会への参加に関する意識調査では，社会活動に参加してよかったことは，「新しい友人を得た」「生活に充実感ができた」「健康や体力に自信がついた」「お互いに助け合えた」「地域社会に貢献できた」「社会への見方が広がった」となっている。これらの結果から，「社会活動に関連する過ごし方満足度」は，「学習に対する満足度」「他者・社会への貢献に関する満足度」「健康・体力に関する満足度」「友人に関する満足度」という4要素から構成されていた[20, 21]。

今回の事例では，参加者の全てが「やりがいを感じた」と回答し，「楽しかった」と回答した者が91%，「知識や経験が活かせた」とした者は90.9%あった。これは，本事業が高齢者を主体とした参加型の事業であり，食生活改善推進員として地域の「伝承料理」を次世代へつなぐ役割を担い，地域社会へ貢献する「社会活動」が展開できたことが，高い満足度となったと考えられる。星ら[22]は，高齢者が精神的な健康度の1つである主観的健康観や生活満足度を維持することによって，3年後の身体的能力を維持させる因果効果があるとしている。

（2）高齢者の知識・経験を活かした健康教育

「介護予防一般高齢者施策」では，介護予防に向けた取り組みを主体的に行うための地域社会の構築を目指して，健康教育，健康相談等を通じて介護予防に関する知識の普及啓発や地域における自発的な介護予防に資する活動の育成・支援を行っている。介護予防普及啓発事業には，介護予防に資するパンフレット等の作成が含まれており，地域介護予防活動支援事業には，介護予防に関するボランティア等の人材育成や地域活動組織の育成が考えられている。

今回の事例では，食生活改善推進員を活動の担い手とし，地域の高齢女性のニーズを反映した「次世代に伝えたい伝承料理」を媒体とした，介護予防普及啓発ならびに地域介護予防活動支援を行った。本事業に参加した専門職は，行政保健師，管理栄養士，および栄養教育・応用栄養学・調理学・社会学の専門家で，共通して「高齢者のニーズ」を尊重し，高齢者から得られた情報をできるだけ忠実に「再現する」ことを心がけた。さらに，得られた情報を「現代の健康情報」に置き換える作業を繰り返し，食生活改善推進員と専門職間相互での確認を行った。食生活改善推進員の活動参加後の感想は，全員が「やりがい」を感じ，「知識や経験が活かせた」としている。最も楽しかったことは，本事業をスタッフとして支えた大学生との交流としている。今後も，地域在住高齢者の知識や経験が活かせ，QOLの向上や「社会活動」につながる，プロダクティブな健康教育が必要である。

8-2. 機能低下や機能障害を有する高齢者のケア

加齢に伴い認知力や生理機能が低下し，疾患や障害を抱えた高齢者は多くみられる。このような高齢者に対し，生きる上での基本である栄養補給と，QOLの充実・向上に大きくかかわる「食べる」ことを支援するためには，高齢者の身体・精神的変化や疾患を理解する必要がある。

高齢者にとって，食事は生活のなかでの楽しみの1つであり，おいしいものを食べ，活き活きと過ごすには，多職種の連携による支援が必要な場合が多く，特に機能低下・障害をもつ患者では必須となる。そのためには，どのようなケアや専門職種の連携が必要であろうか。また専門職種間だけではなく，患者や家族とのコミュニケーションはどうあればよいのであろうか。

第8章 高齢者の「食べる」を支える健康教育とケア

4 加齢に伴う心身の変化と「食べる」を支えるケア

　加齢とともに，身体的，精神的にさまざまな問題が生じてくる。口から「食べる」ことは，単に口腔内での処理に終わるのではなく，安定した座位を保ち，上肢を使って食べ物を運び，咀嚼・嚥下した後に消化・吸収が行われ，不要なものを排泄する全身運動である。それのどこか1つがおかしくなっても，スムーズに進まないことになる。高齢者の心身の変化を理解し，それらが食生活や食環境にどのような影響を与えているのかを把握しなければならない。食に関する高齢者の身体的，精神的変化と対応を以下に示す。

（1）感覚機能の低下

　食べ物を食べ，おいしいと感じるのは，視覚・嗅覚・聴覚・触覚・味覚の五感によっている。

　①視覚：食物の大きさ・形・色・つや・きめ，さらに食器や盛り付けなど，食物の第一印象をとらえるもので，おいしさと特に関係が深い。しかし，加齢に伴い増加する脳血管疾患によって起こる視覚障害や緑内障などにより視力が低下し，はっきりと物が見えなくなる。白い茶碗に白いご飯が見えにくくなるなど，次第に視覚情報が少なくなってくる。

　〈対応〉食器の色や食材の色の組み合わせなどを工夫して，おいしそうに，できるだけ見やすいようにする。

　②嗅覚：おいしそうな匂いを感じ，食べる意欲を引き出すための大きな情報源となる。高齢者の食事では，従来の料理を食べやすく調理・加工することがある。しかし，何もかも一緒にペースト状にしたミキサー食などでは，味も香りもぼやけ，おいしさは半減してしまう。また，脳血管疾患などにより嗅覚障害が生じることもある。

　〈対応〉食物の香りは味とともに嗜好性を左右するので，香りのある食品を取り入れる，木の芽やゆず・青しそ・しょうが・みょうが・からし・わさび・ごま・レモンなどをきかせる，ソースをかけるなど，食欲が出るような香りを工夫する。

　③聴覚：食欲と深い関係がある。例えば，せんべいを噛む音，そばやうどんをツルツルとすすり込む音，鍋物の煮立つ音などは食欲をそそる。その音が聞こえにくくなり，咀嚼機能の低下によって音を立てて噛めるものも少なくなると，聴覚からの情報は減少する。

　〈対応〉一人で黙って食べるのではなく，聴覚への刺激を補うために近くの人とコミュニケーションをとりながら楽しく食事を進める。食事環境を整えることで，食欲もわいてくることもある。

　④触覚：口のなかで舌や口蓋で感じとられる触覚の，結果として生じる感覚を食感と呼んでいる。食物のかたさ，なめらかさ，粘性，粘弾性，歯切れなどの物性や温度により，食感が変わる。咀嚼機能が低下し，やわらかい物ばかりを食べていると，かたい歯触りや歯応えを感じることが少なく，口腔から脳への刺激も減少してしまう。また，口腔内の状態により口腔内の感覚が低下してしまうことも多い。

　〈対応〉普段からの口腔ケアなどが重要な意味をもつ。脳血管障害などでは温度感覚の低下がみられることもあり，やけどをしないよう料理の温度に配慮する必要もある。

　⑤味覚：味覚とは，甘味・酸味・塩味・苦味・うま味の五基本味を，舌や口のなかで感じることであり，皮膚感覚である辛みや渋みなども味覚に影響する。高齢者は，おいしさを直接感じる舌の乳頭や味蕾の数の減少・萎縮による味覚の低下や唾液分泌の減少などによ

り，味覚の閾値が上がる。一般的に塩味や甘味を感じにくくなり，より濃い味を求めるようになる。

〈対応〉食欲が落ち，食事摂取量が減っているときは，梅干し，のりの佃煮などや少し味の濃い物を提供する。それで摂取量が増えることもある。

おいしさは，味蕾で感じる味だけでなく，香り・色・口あたり・温度，そしてどのような状態で，いつ，どこで，誰と食べるか，さらに精神状態などが複雑に影響している。他の要因を調整することにより，食事をおいしくできるので，生理的低下をカバーする工夫が必要になる。

（2）筋力の低下と骨の変化

30歳をすぎると0.3～0.8％/年で筋肉量が減少し，40歳以降には骨量も減少するなど，筋肉量の低下（筋萎縮；サルコペニア）と骨量の低下（骨粗鬆症）は，加齢とともに進行する。中高年では，骨量や筋肉量の低下をいかに食い止めるかが，ロコモティブシンドローム（運動器症候群）予防の大きな課題になる（図8-4）。

　ⅰ．ロコモティブシンドローム　　主に加齢による関節や筋肉の障害から介護が必要となったり，寝たきりになったりする危険性が高い状態のことをいう（表8-3）。ロコモティブシンドロームは，メタボリックシンドロームや認知症と並んで，健康寿命の短縮，寝たきりや要介護状態の三大要因の1つとなっている。

予防には，骨や筋肉の強化，関節軟骨や背骨の椎間板の健康が重要である。日頃の身体の使い方や動かし方が最も関係している。また，女性は高齢になると骨粗鬆症になりやすいため，牛乳などのカルシウムを多く含む食品も意識して摂る必要がある。

図8-4　ロコモティブシンドロームの流れ

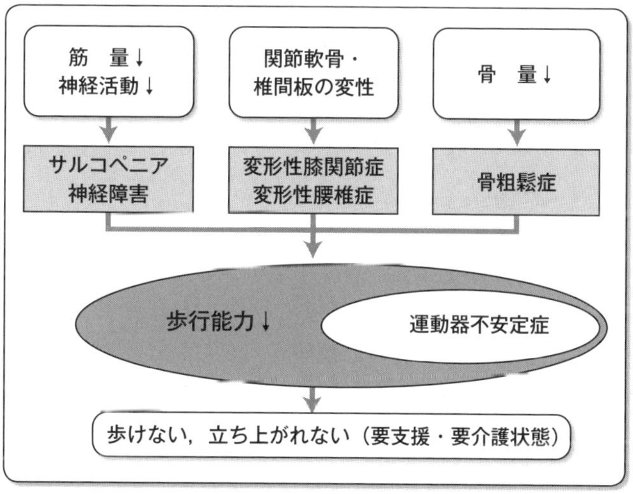

表8-3　ロコモティブシンドロームの原因と対応

分　類	原　因	対　応
運動器自体の疾患 （筋骨格運動器系）	加齢に伴う，さまざまな運動器疾患：変形性関節症，骨粗鬆症，易骨折性，変形性脊椎症，脊柱管狭窄症など	・姿勢を見直す ・日頃から身体を動かす ・小さな痛みを見逃さない ・運動前後にストレッチを行う ・身体に合った量の運動をする ・偏りなくいろいろな食材を食べる
加齢による 運動器機能不全	加齢による身体機能の低下：筋力低下，持久力低下，反応時間延長，運動速度低下，巧緻性低下，バランス能力低下など	

表8-4 サルコペニアの原因と対応

分　類	原　因	対　応
原発性	加齢以外の原因なし	ウォーキング，ジョギング，レジスタンス運動
二次性	活動に関連 （廃用，無重力）	不要な安静を避け，少しでも早く離床や経口摂取を行う
	栄養に関連 （エネルギー摂取不足，飢餓）	適正な栄養管理を行う
	疾患に関連 （侵襲，悪液質，神経筋疾患など）	疾患の治療が最も重要。疾患の程度によっては，筋力トレーニングは行わない

　　ⅱ．サルコペニア　　加齢による骨格筋・筋肉が減少していることをいう（表8-4）。サルコペニアを認める割合は，加齢とともに高くなっており，高齢化が進む日本で，深刻な健康問題となっている。例えば，四肢体幹の筋肉，嚥下筋，呼吸筋のサルコペニアが進めば，それぞれが寝たきり，嚥下障害，呼吸障害となる。

　　ⅲ．骨粗鬆症　　骨量は思春期に増大し30歳頃で最大となり，男女とも40歳代以降には減少する。女性は閉経後に骨量減少が加速するため，70歳で30％減少し，骨粗鬆症になりやすい。
　〈対応〉予防には，思春期に骨量を最大にしておくことが何よりも重要である。したがって，日常の身体活動を活発にして元気に過ごし，偏りのない食事を摂ることが大切である。
　骨量減少後も，骨の主成分であるカルシウムとたんぱく質の適量摂取，骨量を減らす原因となるリン酸塩（インスタント食品などに多く含まれている）の過剰摂取の注意が必要である。カルシウム吸収を促す活性型ビタミンD（適度な日光浴で活性化する），骨形成を促進するビタミンK_2なども一緒に摂るとよい。
　運動も重要である。運動により骨に圧力がかかるため，カルシウムが骨に沈着しやすくなり，骨が強くなる。また，運動することで血流がよくなり，骨芽細胞の働きが活発になって，骨がつくられやすくなる。

（3）摂食・嚥下機能の低下

　加齢による口腔内乾燥や咀嚼機能の低下，食塊形成能や咽頭への移送機能の低下により，飲み込むタイミングが遅れ，誤嚥しやすくなる。本来はむせや咳嗽（がいそう）などが起こるが，高齢者では咳嗽反射が低下してくるため，十分に異物を吐き出すことができないこともある。加齢による生理的な問題に加え，脳血管疾患などにより摂食・嚥下機能障害を抱えることも多い。
　〈対応〉個々の機能の程度に合わせた食事の提供や食事環境の整備が必要となる。

　　ⅰ．口腔内の乾燥　　高齢者は口渇感が低下してくるため，十分な水分補給を行わず，脱水症に陥りやすくなる。また，唾液分泌量も減少し，咀嚼・嚥下しにくくなる。
　〈対応〉水分補給や，普段から口腔ケアをしっかり行って唾液分泌を促すことが大切である。

　　ⅱ．咀嚼機能の低下　　咀嚼は，単に歯で噛み砕く作業だけでなく，食べ物を噛み砕きながら唾液と混ぜ合わせ，飲み込みやすい形（食塊）を形成することをいう。食塊形成には，歯以外に口唇や舌，あごなどが巧みに動く必要があるが，加齢に伴い，歯牙欠損や義歯の使用，口唇や舌，頬など口腔内周囲筋群の筋力低下がみられ，かたい物を十分味わって食べられなくなる。
　〈対応〉咀嚼機能に応じた食事形態を検討する。

（4）消化・吸収機能の低下

加齢により，胃液分泌機能の低下，膵液消化酵素の分泌減少，腸の運動機能の減退など，消化・吸収機能の低下がみられる。

i．消化液の分泌低下 胃酸の分泌や消化酵素の分泌が低下し，胃もたれなどを起こしやすく，1回に必要な食事量を十分に摂れないこともある。また，脂肪の多い食品や料理では消化不良や下痢を引き起こすこともあり，食欲が低下しやすくなるため，あっさりしてしつこくない物を選ぶようになる。

〈対応〉食事摂取量の減少や単一な食事は低栄養状態に陥りやすいため，食事の提供方法や内容の工夫が重要である。

ii．腸の蠕動運動の低下 腹筋力が低下すると，習慣的な便秘になったり，下痢を引き起こしたりする。食事摂取量の減少や，かたい物が食べにくいなどの理由によるやわらかい物に偏った食事では，食物繊維不足になる。また，口渇感の低下により，水分摂取量が減少するため便秘になりやすい。便秘は食欲不振を招くので，便通の調整は大切である。

〈対応〉食品の選択や調理法を工夫して，やわらかい繊維に富む新鮮な野菜や果物を十分に摂る，献立に汁物やスープを取り入れるようにして水分摂取量を増やす，食間に飲水を促して水を飲む習慣をつけることなどが必要になる。

（5）認知機能の低下

加齢により脳の萎縮がみられるようになると，記憶や理解などの高次脳機能にも問題が生じてくる。認知機能の低下は，食事に対する意欲の低下や食行動の異常，記憶障害，摂食動作困難などさまざまな問題を引き起こす。食事をしたことを忘れて食べた後すぐに食事の催促をしたり，食事行為そのものが全く進まなくなったり，クレヨンや石鹸などを口に入れてしまったりする。

〈対応〉声かけや接し方，食環境等を工夫する。

（6）脳血管疾患の発症

高齢者で最も頻度の高い経口摂取を阻害する神経疾患は，脳血管疾患である。脳梗塞と脳出血に分けられるが，いずれも四肢麻痺，特に上肢と指の運動障害は経口摂取機能を阻害する。

脳梗塞は，その部位と範囲によって機能障害の内容と程度が異なる。高齢者では，長期にわたって脳梗塞の発作を繰り返すうちに重症となり，四肢麻痺が強くなる症例がみられる。運動神経麻痺は梗塞の部位により，顔面神経麻痺，咀嚼筋麻痺などをきたし，いずれも摂食機能を障害する。梗塞範囲の拡大は運動神経麻痺のみにとどまらず，意識障害や感覚障害などの全般的機能障害をもたらし，これらが相まって経口摂食機能障害を促進することとなる。

〈対応〉表8-5に示す。

5 加齢に伴うその他の問題と「食べる」を支えるケア

その他，高齢者によくみられる問題とその対応を挙げる。

①排泄ケア：便秘や腸内ガスの滞溜は，食欲不振や嘔吐につながる。排便をスムーズにすることで，食事摂取量を安定させることができる。

②服薬管理：高齢者では多くが服薬を必要とするが，副作用として食欲不振や下痢，便秘などが起きる場合があり，食事摂取量にもかかわる。唾液分泌の減少をもたらすものもあり（第15章参照），嚥下，消化・吸収，味覚，口腔内の洗浄作用・抗菌作用が低下する。

表8-5 脳の機能と「食べる」こと

部位		機能	「食べる」こととの関係	問題への対応
大脳	前頭葉	人格，意欲，思考，注意，記憶など，人間の理性を代表するものと関係している	・最終的に，これを食べようと判断する ・例えば，「今，それとも後で食べる？」「どんなふうに食べる？」「ゆっくり？」「よく噛む？」「これを一緒に食べよう」など，最終的にたどりついた情報を集収・処理・分析し判断する	〔環境設定〕 ・半空間無視を伴うと，テーブルや食器の右（左）半分を残したりする。その場合は，ゆっくり食事をするように促し，残している食事に気づくように，途中で食器の位置を変えたり，座る位置を工夫したりする ・高次脳機能障害により，注意障害がみられる場合は，他の患者や物が視野に入らないようにカーテンやパーテーションで仕切りをつくる。他の患者と時間や場所を変更し，テレビや音楽の音を消すなどして静かな環境をつくる ・異食行動があれば，飲み込みそうな異物は側に置かない 〔食事介助〕 ・視界に入るように，食事をセッティングする ・何を食べているかがわかるように，食事を見せながら，声かけをする ・一口量を調整する 〔食器〕 ・色，深さ，重量，安定性，すくいやすさなどに考慮する ・ティースプーンを用いる ・上肢の麻痺や振戦，握力の低下などにより箸が持てない場合は，スプーンやフォークを使う 〔自助具〕 ・利き手がうまく使えない場合は，すくいやすい皿や曲がりスプーンを使用する（第3章参照）。握りが弱い場合にはスポンジ製の太い握りのついたスプーンなど，特殊な食器類の自助具が多種開発されている ・動かないように，磁器食器，滑り止めマットやユニバーサルデザインの食器を使用する。一方，軽い食器は持ちやすい。その人の状態に応じて活用する
	後頭葉	視覚中枢が分布し，視覚情報が食欲中枢に刺激する	・おいしそうなものを見れば，前頭葉にも伝わり食欲を刺激する ・「かたい」「熱い」などの判断をする	
	頭頂葉	痛み，温度，圧力などの感覚をつかさどる	・食器や食べ物の距離感・位置・高さを認識する ・例えば，手にとった物の大きさや肌触りを感じ，目で見た物の距離感や上下左右の位置関係など，空間的な配置・高さを認識する	
	側頭葉	聴覚中枢をはじめ，嗅覚中枢や感情を支配する中枢，記憶の中枢が分布している	・視覚，嗅覚の情報から，それらがおいしい物か，まずい物かを過去の記憶と照合・判断し，好きでおいしかった物は食欲を刺激する ・例えば，カレーのおいしそうな匂いだけでも食べたくなる	
間脳		視床上部と視床，視床下部の3つに大きく分けられる。 ・視床上部：嗅覚系と脳幹との連絡を担う ・視床：嗅覚以外のあらゆる感覚を大脳に伝える神経の中継点である。ここで情報を処理して，大脳の担当箇所に伝える働きを担う ・視床下部：自律神経やホルモン系の働きをつかさどるとともに，体温，睡眠，性機能などの中枢としての役割も担う。空腹中枢があり，食欲とも関係している		
脳幹部	中脳	・大脳・小脳・脊髄を結びつけている ・姿勢の保持や歩行などに関与している		
	延髄	呼吸と循環，唾液分泌などの中枢。摂食・発声にも関与		
	橋	小脳との重要な連絡路。呼吸，循環，嚥下などの反射中枢がある		
小脳		・身体の動きをコントロールする ・習得した運動の記憶を保存しておく	前頭葉との連絡線維で，食事時の姿勢保持，食べる動作（身体記憶）に関与する	

③メンタル管理：体調がよければ，多くの患者は食欲を維持している。しかし，抑うつ状態や生活の張りのなさ，生きがいの喪失は食欲を低下させる。これらの背景には，高齢者の置かれている不安定な状況がある。職業からの引退や子育ての終了は，経済的不安定のみでなく生きがいの喪失をもたらす。さらに健康不安や介護してもらう状態は，抑うつ感をもたらす。

　高齢者に生じているうつ状態は簡単に解消されるものではないが，周囲の配慮や支援が不可欠である。食欲や食事摂取量の低下がみられたら，その原因を探り，専門医の診療を受けるように勧める。うつ患者への励ましは，負担になって逆効果のため，本人の好物を出したり，楽しく，リラックスした食事の雰囲気や温かく見守るような環境をつくるように心がける。嫌なことがあってストレスが原因で食欲がない場合は，その話を熱心に聞いたり，ちょっとしたアドバイスをするだけでも食欲が出ることもある。

6 機能低下・障害を有する高齢者の「食べる」を支える多職種によるケア

　機能低下や機能障害を有する高齢者の「食べる」を支えるために，問題点とその対応について前項まで述べてきた。これらの対応における各職種の主な役割を，表8-6に示す。

表8-6 「食べる」を支えるための多職種の役割

職　種	主な役割
医　師	全身管理，治療方針・内服・食事内容などの決定，総合的な判断・指示
看護師	全身管理・把握，口腔ケア，内服管理など，主に医療面のケア，多職種のコーディネーション
介護福祉士	食事，着替え，入浴，排泄など，主に日常生活のケア
理学療法士（PT）	拘縮予防，誤嚥予防のための呼吸ケア，食事時の姿勢調整，体力・筋力アップ
作業療法士（OT）	拘縮予防，食事時の姿勢調整・環境設定，自助具の選定，高次脳機能障害へのアプローチ，体力・筋力アップ
言語聴覚士（ST）	咀嚼・嚥下機能訓練，高次脳機能障害へのアプローチ
薬剤師	内服管理，副作用の有無の評価
ソーシャルワーカー	家族と患者・多職種との調整，退院支援，社会資源の活用・情報提供
臨床心理士	メンタルケア
歯科医師・歯科衛生士	口腔ケア，歯科治療，義歯調整
管理栄養士・栄養士	咀嚼・嚥下の状態に応じた形態の食事や食歴・嗜好に応じた食事の提供，栄養状態の管理，患者や家族への指導

7 経鼻経管栄養法からの経口移行：高次脳機能障害の症状を改善して摂取量を安定させるための多職種によるアプローチの事例

　T病院は，591床（回復期リハビリテーション病棟：206床，神経難病リハビリセンター：60床，医療療養病棟：60床，特殊疾患病棟：60床，緩和リハビリ療養病棟：25床，介護保険病棟：180床）からなるケアミックス型慢性期病院である。脳梗塞で意識障害，失語症，構音障害などのために意思の疎通が困難で，食事の拒否も強い患者が，多職種によるアプローチで1年後に退院に至った例を紹介する。

第8章 高齢者の「食べる」を支える健康教育とケア

> **事例** Qさん：87歳，女性，高次脳機能障害
>
> ①**診断名**：アテローム血栓性脳梗塞，高血圧，脂質異常症
> ②**症状**：高次脳機能障害（学習障害，短期記憶障害，記銘力障害，見当識障害，注意障害，半側（左）空間無視，失語症），体重減少，構音障害，嚥下障害，運動障害（左手足に動かしづらさあり）
> ③**入院時の栄養補給法**：経管栄養（経鼻胃管）
> ④**方向性**：施設
> ⑤**家族の希望・意向**：食事ができるようになる。本人らしい生活を送る。好きなことができるように過ごす
> ⑥**問題点**：食事に対し拒否が強く，食事・水分摂取量の確保ができない（図8-5）
> ⑦**入院から退院までの経過**：表8-7

図8-5 食事摂取量減少の原因と対策・ケア

目標	口から食べられるようになり，本人らしい生活を送る
問題点	食事摂取量のムラ
原因	食欲不振 / 歯・口腔のトラブル / 摂食動作障害 / 高次脳機能障害 / 嚥下障害
対策ケア	食事時間の変更，食事内容の改善，食事介助の工夫，精神問題のチェック / 歯科治療，口腔ケア，食事形態の工夫 / ティースプーンの使用 / 食事環境の改善 / 嚥下訓練

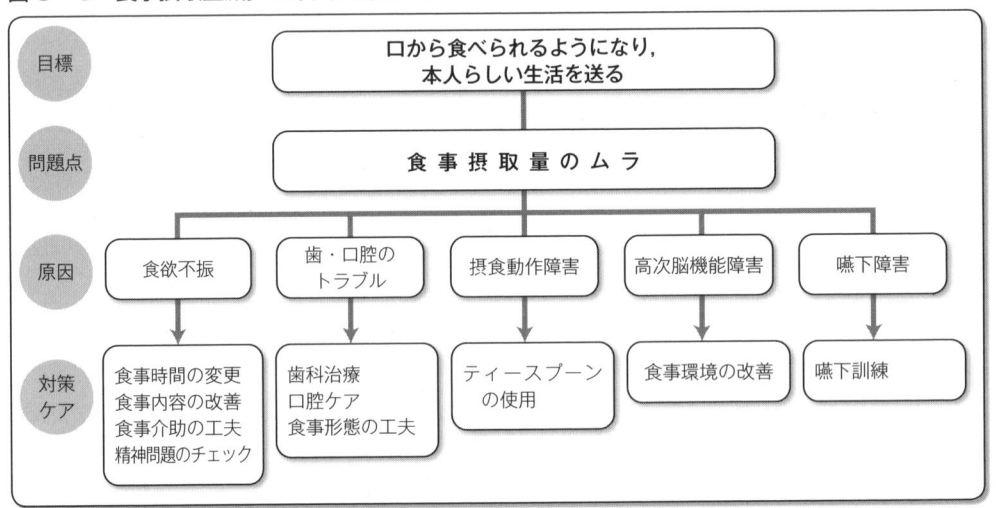

表8-7 入院中の状況と経口移行へのケア・対応

介入期間	患者の状況・反応	主な後遺症	経口移行へのケア・対応	主な担当職種
入院時	・座位保持困難 ・耐久性の低下 ・大声を出す ・暴力行為 ・物を投げる ・キョロキョロする ・流涎 ・歯牙欠損 ・虫歯	・半側（左）空間無視 ・構音障害 ・社会的行動障害 ・失語症 ・注意障害 ・嚥下障害 ・歯・口腔のトラブル	・クッション，タオルで体幹の保持に努める ・食事時間，身体状態をみて車椅子上で経管栄養を投与 ・問題の起きるパターンの分析 ・ゆっくり話す ・近くに物を置かない ・間接可動域訓練 ・間接訓練 ・口腔ケア ・歯科治療	医師 看護師 言語聴覚士 理学療法士 作業療法士 管理栄養士 歯科医師 歯科衛生士

7 経鼻経管栄養法からの経口移行

1か月	・水分の取りこぼし ・大声を出す ・暴力行為 ・物を投げる ・流涎 ・キョロキョロする	・半側（左）空間無視 ・社会的行動障害 ・注意障害 ・失語症	・とろみつき水分を使用した直接訓練の実施 ・少しずつ左側への関心をもたせる ・ケア・訓練の前に確認する ・複雑な手順はできるだけ避け，簡素化した指示とする ・YES/NOを使い答えられるよう対応 ・口腔ケア ・体幹筋力のアップに向けてリハビリを行う ・耐久性向上に向けて離床時間拡大	言語聴覚士 理学療法士 作業療法士 歯科医師 歯科衛生士
2か月		・重度嚥下障害	・VF検査の実施 ・とろみつき水分，ゼリーにて直接訓練の継続	医師 言語聴覚士
3か月	・経鼻経管チューブを自分で抜くことが多い		・3食経口移行の検討	医師 看護師
	・早食い ・食べこぼし ・皿を口に持っていく ・歯牙欠損	・半側（左）空間無視 ・学習障害 ・摂食動作障害	・順序や方法を統一して繰り返し，指導・介助する ・ティースプーンの使用 ・食器の位置，大きさの変更 ・ポジショニング・姿勢の調整 ・ゆっくり食べるよう，声をかける ・歯科治療	看護師 介護福祉士 言語聴覚士 管理栄養士 歯科衛生士
	・食事に集中できない ・食事で遊ぶ ・他患に食事を渡してしまう	・注意障害	・食事時間を30分ずらし，個別に食事を摂る ・本人専用のテーブルを設定し，他患から距離を置く ・パーテーションで壁を作り，落ち着いて食事が摂れる環境を設定	看護師 介護福祉士 作業療法士
	・食物を咀嚼するが，食魂形成が不十分 ・むせ	・嚥下障害	・食事形態：全粥/きざみ食，水分とろみつき	医師 言語聴覚士
	・食事・水分摂取量にムラあり ・体重減少	・食欲不振	・摂取量が半分以下の場合：点滴を投与 ・生活歴・食歴を家族へ再度，聞き取り行い，摂取状況から嗜好調査を行う	医師 看護師 介護福祉士 管理栄養士
	・写真や絵に興味を示す			

4か月	・体重減少続く	・食欲不振	・家族に再度，現状を説明 ・家族の意向・希望は，入院時と変わりないことを確認 ・嗜好（甘い物）重視の食事内容へ変更 ・食事以外にゼリーやプリン，水ようかん，ジュースなど甘い物を評価	医師 看護師 介護福祉士 言語聴覚士 管理栄養士
5か月	・昼食欠食が多い ・食事以外に補食を追加	・食欲不振	・朝夕のみ食事提供へ変更 ・摂取量のよかったジュースを補食に提供	医師 看護師 介護福祉士 管理栄養士
	・昼寝をして，日中は興奮せず，静かに過ごし，ロビーで塗り絵をする時間が多くみられる		・もともと画家であり，好きな時間に好きな物を食べていたのではないか →塗り絵セットとジュースを本人の手の届くところへ置く	介護福祉士 管理栄養士
6か月	・食事は摂食ムラみられるが，甘い物は全量摂取できる ・緩やかな体重減少 ・周囲の環境に慣れがみられる		・朝食のみ，通常通りの時間に戻す	医師 看護師 介護福祉士
7か月	・体重減少が止まる ・塗り絵を自慢するようになる ・笑顔がみられる		・退院に向け，食事内容などの調整を行う ・朝夕のみの食事から朝昼夕へ変更 ・夕食のみ専用のテーブルを使用し，朝昼はテーブル席へ戻す ・3食，通常通りの時間に戻す	医師 看護師 介護福祉士 言語聴覚士 管理栄養士
8か月			・甘い飲み物や食べ物などを退院先の施設で，嗜好対応ができるか確認する →施設より，現状の食事形態・内容を継続できるとの連絡あり	看護師 介護福祉士 言語聴覚士 ソーシャルワーカー 管理栄養士
9～11か月	穏やかに過ごす			
12か月後	退院			

ベッドサイドへ行くと，患者や家族からのさまざまな訴えや希望を聴くことであろう。さまざまなかかわりのなかで患者と家族からの一言を挙げておく。

●患者・家族の訴えと希望
①患者からの一言：おいしいご飯が食べたい／口から食べられるようになりたい／食べなくちゃ，力がつかない／NGチューブ（経鼻胃管）から水が入っているっていうけど，飲まなくちゃ，摂ってるっていわないでしょ／あんこが食べたい／こんなに痩せちゃって。食べて元気にならなくちゃ／いつになったら，食べられるの？／どうして私だけ食べられないの？／歩くためにも食べる／身体に必要な食事・栄養はどんなものなの？／今後，どんなことに気をつけて，食事を摂ったらよいの？／以前のように家族と食事をしたい／畑で作った野菜が食べたい
②家族からの一言：誤嚥しないでほしい／食べることが好きな人だった。なんとか食べられるようになってほしい／口から食べてほしい／食べられるように（量が摂れるように）なってほしい／食べられるようになれば，家で看たい／食べて，早く元気になってほしい／元気になるためには，どんな食事を摂ったらよいの？

患者や家族に寄り添ったケアを多職種で提供し，「食べる」ことを支援することで，心身の健康を取り戻し，その人らしい生活を送ることができると思われる。

【引用文献】

1) 内閣府：高齢社会白書平成23年版．2011．
   http://www8.cao.go.jp/kourei/whitepaper/w-2011/zenbun/23pdf_index.html
2) 厚生労働省：「健康日本21」最終評価の公表．2011．
   http://www.mhlw.go.jp/stf/houdou/2r9852000001r5gc.html
3) 厚生統計協会：国民衛生の動向2010/2011．厚生統計協会，2010，pp.49-53．
4) 杉山みち子：改正介護保険制度と「栄養ケア・マネジメント改革」．*J Natl Inst Public Health*，2006，**55**，32-41．
5) 中央法規出版編：社会保障の手引き―施策の概要と基礎資料 平成19年1月改訂，中央法規出版，2007，pp.43-46．
6) 高齢社会対策の総合的な推進のための政策研究会：「多様なライフスタイルを可能にする高齢期の自立支援」に関する研究報告書―「活動的な高齢者」，「一人暮らし高齢者」，「要介護等の高齢者」の指標．内閣府，2003．
7) 杉山みち子：栄養改善マニュアル（改訂版）．厚生労働省，2009．
   http://www.mhlw.go.jp/topics/2009/05/dl/tp0501-1e.pdf
8) 内閣府：食育に関する意識調査 平成19年度．2007．
9) 森田倫子：食育の背景と経緯―「食育基本法案」に関連して―．調査と情報-ISSUE BRIFE-，**457**，2004，2-8．
10) 内閣府：平成20年版高齢社会白書．2008．
11) 坂本俊彦，吉村眞理，藤村孝枝，水津久美子，弘津公子，内田充範，草平武志：平成21年度科学研究費補助金研究，住民主導型介護予防活動に関する学際的研究：高齢者の低栄養予防及び介護予防プログラムの評価に関する研究．2011，pp.63-80．
12) 国立社会保障・人口問題研究所：日本の世帯数の将来推計（都道府県別推計）の要旨，pp.11-12．
   http://www.jpss.go.jp
13) 高橋美保子，柴崎智美，橋本修二：「いきいき社会活動チェック表」による地域高齢者の社会活動

レベルの評価．日本公衛誌，**47**，2000，936-944．
14) 岡本秀明：地域高齢者のプロダクティブな活動への関与とwell-beingの関連．日本公衛誌，**56**，2009，713-723．
15) Butler RN, Gleason HP：Productive Aging：Enhancing Vitality in Later Life. Springer, New York, 1985．
16) 島貫秀樹，本田春彦，伊藤常久：地域在宅高齢者の介護予防推進ボランティア活動と社会・身体的健康およびQOLとの関係．日本公衛誌，**54**，2007，749-757．
17) 安梅勅江，篠原亮次，杉澤悠圭：高齢者の社会関連性と生命予後 社会関連性指標と7年間の死亡率の関係．日本公衛誌，**53**，2006，681-687．
18) 岡本秀明：高齢者向けの「社会活動に関連する過ごし方満足度尺度」の開発と信頼性・妥当性の検討．日本公衛誌，**57**，2010，514-525．
19) Rowe JW, Kahn RL：Successful Aging. *The Gerontologist*, **3**, 1997, 433-440.
20) Donaldson LJ, Jagger C：Survival and functional capacity: three year follow up of an elderly population in hospitals and homes. *J Epidemiol Community Health*, **37**, 1983, 176-179.
21) 中出美代，近藤克則：健康の社会的決定要因「高齢者の低栄養と社会経済的地位」．日本公衛誌，**58**，2011，382-387．
22) 星　旦二，高城智佳，坊迫吉倫，ほか：都市郊外在宅高齢者の身体的，精神的，社会的健康の6年間経年変化とその因果関係．日本公衛誌，**58**，2011，491-500．

【参考文献】

・細谷憲政監修／杉山みち子，五味郁子：臨床栄養実践活動シリーズ①　高齢者の栄養管理—寝たきり解消の栄養学．日本医療企画，2005．
・厚生老人保健福祉局保健課監修：高齢者の栄養管理マニュアル—経口摂取の維持を目指して．厚生科学研究所，1996．
・清水幸子，田中和美，麻植有希子，古賀奈保子：高齢者のための栄養ケア・マネジメント事例集—施設別栄養ケア計画書作成事例50．日本医療企画，2008．
・江頭文江編：まるわかり 高齢者 栄養ケア・マネジメント．日総研出版，2006．
・管理栄養士国家試験教科研究会編：調理学．第一出版，2000．
・日本病態栄養学会編：改訂第2版 認定 病態栄養専門師のための病態栄養ガイドブック．メディカルレビュー社，2008．
・A.シェフラー，S.シュミット／三木明徳・井上貴央監訳：からだの構造と機能．西村書店，1998．
・井形昭弘監修：高齢者の経口移行・経口維持，認知症，エンド・オブ・ライフの栄養ケア・マネジメント　—「食べること」を支援するために—（初版）．日本健康・栄養システム学会，2009．
・日本健康・栄養システム学会：介護保険施設における栄養ケア・マネジメントの実務のために．日本健康・栄養システム学会，2005．
・石井直方監修："筋肉博士"石井直方の筋肉まるわかり大事典．ベースボール・マガジン社，2006．
・医療情報科学研究所編：病気がみえる⑦脳・神経．メディックメディア，2011．
・日本スポーツクラブ協会：中高老年期運動指導士テキスト．2011．
・大塚　彰編：高齢者・障害者の「食」の援助プログラム—食べる・食べさせる・食べさせてもらう．医歯薬出版，1995．
・馬場元毅：絵でみる脳と神経—しくみと障害のメカニズム．医学書院，2001．

第9章 障害のあるこどもの「食べる」を支えるケア

　障害のあるこどもも，特に身体障害のあるこどものうち中枢性の障害を有する場合，食べる機能や食にかかわる障害をもちやすい。しかし，乳幼児期の食べる機能は発達過程にあり，消化能の発達のような内的機能から食事環境調整などの外的要因まで，その関連要因は多岐にわたる。ゆえに，多職種が別々にかかわるとディスコーディネーションを生じやすい。
　本章では，障害のあるこどもの「食べる」を支えるケアのIPW（interprofessional work）構築の実例をもとに，そのポイントを述べる。

1 障害児施設におけるIPW構築のプロセス

（1）ケア・サービスのディスコーディネーションの要因

　ⅰ．「食べる」にかかわる要因の多様さ　「食べる」ということは，さまざまな側面からその意味がとらえられている（第1章参照）。
　こどもについては食育基本法においても「食べる力」の発達は環境との広がりで表現されている。授乳期から思春期の「食べる力」，すなわち「食事のリズムがもてる」「食事を味わって食べる」「一緒に食べたい人がいる」「食事づくりや準備にかかわる」「食生活や健康に主体的にかかわる」というこどもの姿を目標としている[1]。
　こういった「食べる」ことの多様性は，障害の生じている側面によりさまざまな要因や対応をはらむことを意味する。乳幼児期の摂食問題については，従来の機能障害による分類のほかに，摂食行動の障害として覚醒状態の調整，介助者との相互作用，乳児拒食，感覚的な拒否，先行する医療的状態に関連する摂食障害，消化管の障害に関連する摂食障害などの要因による分類も示されている[2]。このように原因や状態が多岐にわたるということは，多側面からアセスメントし，さまざまな方法を組み合わせて支援する必要性を示唆しており，チームで取り組むべきである。
　ⅱ．かかわる職種の多さ vs. 障害児の「食べる」にかかわる限られた専門職　障害のあるこどもの「食べる」にかかわる職種は大変多い。医師（歯科，小児神経科，小児外科，耳鼻科など），歯科衛生士，理学療法士（PT），作業療法士（OT），言語聴覚士（ST），保育士，管理栄養士・栄養士や看護師などである。こどもの摂食・嚥下障害を専門としているのは，これら職種のうちの一部であり，全ての歯科医師がその機能をアセスメント・治療できるわけではない。また，障害児の摂食に関連したケアを中心的に行うのは，歯科医師なのかOTやSTなのかは，その施設の対象や職種の興味の度合いによる。摂食・嚥下障害看護認定看護師（以下，摂食・嚥下障害看護CN）の養成も開始されたが，小児を対象として活動しているのはまだわずかである。
　ⅲ．ケアコーディネーター不在と職種間コミュニケーションの不足　障害児のケアの提供方法全般にいえることであるが，介護保険制度におけるケアマネジャーのようなケアコーディネーターが不在であるため，患者・利用者中心，家族中心といいつつ，患者・利用者家族がハブとなって必要な専門職に個々にアクセスしなければならない。よって，受けるサービスの調整は患

者・利用者家族に委ねられており，同じようなサービスを重複して受けたり，必要なサービスにアクセスできていない状況も多々ある。

また，このような患者・利用者家族との一対一の関係のなかでは，専門職は患者・利用者家族への説明で完遂していると感じ，特別なことが生じない限り，職種間連携をとる機会は乏しい。これは，施設間でも施設内でも生じやすい問題である。

（2）アンブレラ型組織による緩やかなケアの統合

「食べる」に関する職種やチーム，プロジェクトや委員会もまた多岐にわたる。対象の特性，組織の理念や人的資源により，これらは多様となる。

筆者の勤務するリハビリテーションセンターにおいても，これまでさまざまな活動の形を経験してきた。摂食・嚥下障害に熱心な医師を中心とした嚥下カンファレンス，小児歯科医師による摂食外来，STやOTによる摂食訓練，摂食・嚥下障害看護CNによる摂食看護相談などがある。

そのときの対象特性に応えるべく，限られた人的資源をやりくりして対応しているわけであるが，こういった活動においては継続性の維持や連携の困難さ，サービス中断などのリスクを伴いやすい。具体的な内容は後述するが，中断したときの患者・利用者への不利益は大きい。また，ニーズに応えきれず，外来や相談の間隔が空き，オーバーフローしている現状もある。

この問題の解決方法として，緩やかな統合組織である「アンブレラ型」の親組織を置くことがある。当センターでも，病院機能評価受審を前に，それぞれの委員会，チームや現場ごとのカンファレンスを活かしつつ，対象が併せてもちやすい課題への対応を検討するための「摂食・嚥下，褥瘡，栄養プロジェクト」を組織し，機能を統合した（図9-1）。

図9-1 摂食・嚥下，褥瘡，栄養プロジェクトの組織例

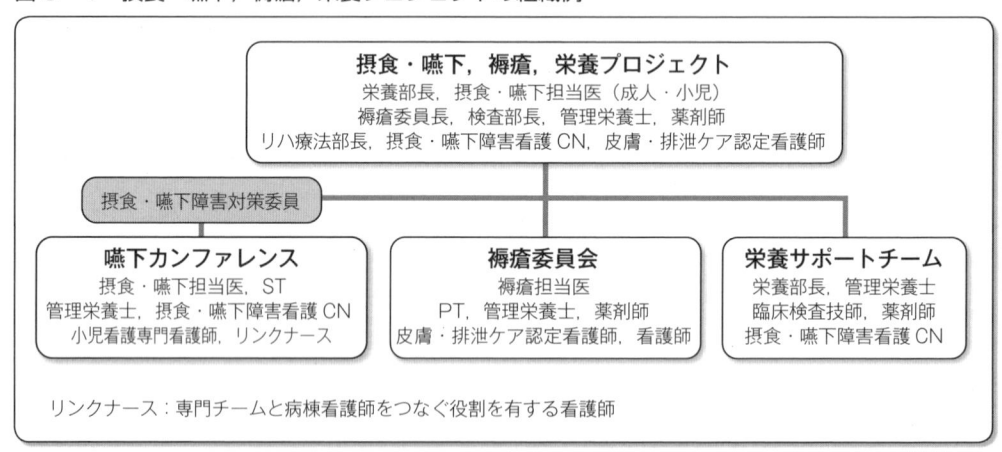

```
┌─────────────────────────────────────────────────────┐
│           摂食・嚥下，褥瘡，栄養プロジェクト              │
│       栄養部長，摂食・嚥下担当医（成人・小児）            │
│    褥瘡委員長，検査部長，管理栄養士，薬剤師               │
│ リハ療法部長，摂食・嚥下障害看護CN，皮膚・排泄ケア認定看護師│
│                                                      │
│ 摂食・嚥下障害対策委 ─┬──────────┬──────────┐         │
│                     │          │          │         │
│   嚥下カンファレンス   褥瘡委員会    栄養サポートチーム   │
│  摂食・嚥下担当医，ST  褥瘡担当医   栄養部長，管理栄養士   │
│  管理栄養士，         PT，管理栄養士，薬剤師  臨床検査技師，薬剤師│
│  摂食・嚥下障害看護CN 皮膚・排泄ケア認定看護師，看護師  摂食・嚥下障害看護CN│
│  小児看護専門看護師，リンクナース                     │
│                                                      │
│ リンクナース：専門チームと病棟看護師をつなぐ役割を有する看護師│
└─────────────────────────────────────────────────────┘
```

（千葉県千葉リハビリテーションセンター，平成21年5月21日作成／平成23年3月24日改訂）

2 障害のあるこどもの「食べる」にかかわる問題

（1）障害のあるこどもの「食べる」機能にかかわる問題と発達支援

こどもは成長・発達する存在であり，障害があってもそのこどもなりに成長・発達を遂げていく。こどもの「食べる」を支えるケアは，機能的な問題への代償法を指導することにとどまらない。口腔内や身体面の成長に伴う形態的な変化，呼吸や消化機能の発達，社会・情緒的な発達な

どと密接にかかわり合いながら，摂食・嚥下機能はダイナミックに発達するため，成長・発達全般を支援する視点が欠かせない。

ⅰ．家族の思い こどもの「食べる」問題にかかわっていると，家族の切実な思いにも日々直面する。ミルクからいつまでも離脱できない，ペーストしか食べられない，食事を激しく嫌がるために日々の食事が親子ともに苦痛であるなど，毎日何度も訪れる食事時間を，漠然とした不安やつらい思いで過ごしている家族も多い。「食べる」ことは，そのものが生命維持の栄養摂取機能であるため，「食べない」ことはこどもの健康を脅かすのではないかという大きな不安につながる。同時に「食べる」ことは，おいしさを感じ，楽しさを家族らと共有し，満足感や人とのつながりを実感できるため，こどもの社会・情緒的発達にも大きな役割を果たす。「食べる」場面での家族の不安やつらい思いは，食事を楽しむという基本的なことを忘れさせやすい。そうすると，こどもはさらに「食べる」ことを拒否し，食事への集中を欠き，ぐずりをエスカレートさせ，もっている摂食・嚥下機能を十分に発揮できなくなるという悪循環に陥る。

こどもの「食べる」問題にかかわるとき，このような家族の要因が大きく影響していることもある。そのため，こどもの成長・発達全般の支援と同時に，家族への支援もとても重要である。

ⅱ．機能障害や疾患の影響 障害のあるこどもの「食べる」機能にかかわる問題は，疾患や障害によって特徴がある程度分類できる。向井は「摂食・嚥下障害の原因を原疾患のみに特定するのは困難な場合も多いが，小児の摂食・嚥下障害は主たる原因によって分類できる」[3]と述べ，表9-1を示している。

またICFでみると，小児の「食べる」問題にかかわる要因は，呼吸・感覚・嚥下・消化・知的機能の障害に，健康状態や発達，介助者との相互作用を含む食事環境・姿勢・食形態・食具などが発達や機能に適していないことであり，これにより，活動・参加の制約へとつながる。

さらに前述のような家族の要因や，原疾患に伴う健康上の問題も複雑に絡み合っていることが多く（図9-2），ケースごとの問題を見極め，問題の特徴に応じ適切な職種が連携したチームアプローチによる効果的な支援が必要になる。

表9-1 小児の摂食・嚥下障害の分類

① 吸啜・嚥下機能が未熟なまま出生した早産児

② 形態面の異常が機能不全の原因となっている唇顎口蓋裂，小顎症，喉頭軟化症，食道閉鎖・狭窄症など

③ 脳性麻痺に代表される，神経・筋疾患による口腔・咽頭・喉頭領域の協調運動障害によるもの

④ 摂食の機能獲得が感覚-運動の繰り返し学習によってなされるため，学習が苦手な機能未熟な知的障害児

⑤ 獲得された機能を食事場面で上手に発揮できない自閉症，ADHDなどの発達障害児

⑥ 習慣性の嘔吐や経管依存症，極度の偏食など精神・心理的問題や育児環境の影響により，食物摂取行動や機能に不全を呈する小児

（向井美惠，ほか：摂食・嚥下リハビリテーション（第2版），医歯薬出版，2007を一部改変）

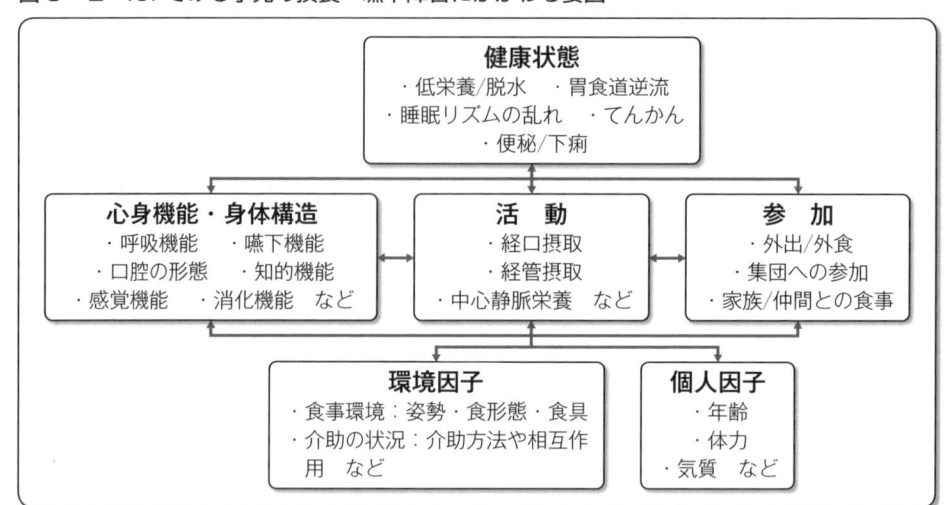

図9-2 ICFでみる小児の摂食・嚥下障害にかかわる要因

健康状態
・低栄養/脱水　・胃食道逆流
・睡眠リズムの乱れ　・てんかん
・便秘/下痢

心身機能・身体構造
・呼吸機能　・嚥下機能
・口腔の形態　・知的機能
・感覚機能　・消化機能　など

活動
・経口摂取
・経管摂取
・中心静脈栄養　など

参加
・外出/外食
・集団への参加
・家族/仲間との食事

環境因子
・食事環境：姿勢・食形態・食具
・介助の状況：介助方法や相互作用　など

個人因子
・年齢
・体力
・気質　など

（2）ケースの評価視点と，問題によるタイプの分類

「食べる」ことに大変さや問題があるといっても，その内容や背景は多種多様であり，どこからアプローチしてよいか困ることも多い。また，摂食に関する評価視点や援助方法は，職種によって少しずつ異なる。

例えば，「食べる量が少なくて体重が増えない」というケースの相談があった場合，管理栄養士が1週間の食事メニューを分析し，栄養バランスや摂取エネルギーの計算から，「炭水化物を増やしましょう」と指導したとする。しかし歯科医師は，「口腔内の過敏が強く虫歯もあって，食べるときの口腔内の不快が影響している可能性がある」と過敏を除去するトレーニングと歯科治療を提案するかもしれない。看護師は，「母親は育児ストレスが非常に強く，こどもに適切な食事環境を提供できていないため，母親への支援の強化が必要」と考えるかもしれない。

どの職種が正しいかということではなく，ケースの複雑な問題を見極め，支援の優先度を判断し，効果的なチームアプローチに結びつけることが重要である。必要なときに必要な職種から適切に支援が受けられるようにシステムを整えていくことが，患者・利用者の利益につながる。そのため，まずケースの評価視点を明確にし，ケースを特徴別に分類する研究[4]を行ったので，その概要を紹介する。

　ⅰ．**対象**　対象は，2008（平成20）年9月から2009（平成21）年8月までに，A病院外来において摂食・嚥下障害看護CNが実施する摂食の看護相談を受診し，文書と口頭による研究参加の同意が得られた47例である。年齢構成は41例が乳幼児，6例が学童期から20歳代であった。

　ⅱ．**ケースの評価視点の明確化**　ケースごとのアセスメントシートの記載内容，報告書や文献等を参考に，摂食・嚥下にかかわる評価視点を抽出し，これをもとにケースを類型化した。抽出された評価視点は6つ（表9-2）で，摂食・

表9-2 摂食・嚥下にかかわる6つの評価視点

①	栄養摂取の問題
②	摂食・嚥下のリスク
③	摂食・嚥下機能障害
④	感覚異常，認知の偏り
⑤	母子相互作用の低さ
⑥	母親の育児ストレス

2 障害のあるこどもの「食べる」にかかわる問題

嚥下障害を評価する上で重要な要素である「栄養摂取」「リスク」「機能障害」のほか,「感覚異常,認知の偏り」「母子相互作用」「育児ストレス」が含まれていることが特徴的である。6つの評価視点には,それぞれ10項目前後の評価項目を設けている。初回の看護相談時の状況を3段階で評価し,6つの評価視点別に問題の大きさをパーセンテージで測定・比較した。なお,「育児ストレス」については,育児ストレスショートフォーム[5]を実施しパーセンタイル値を使用した。

ⅲ. ケースの類型化による問題点の分類

これらをもとにケースを類型化すると,大きく3タイプに分類できた(図9-3)。

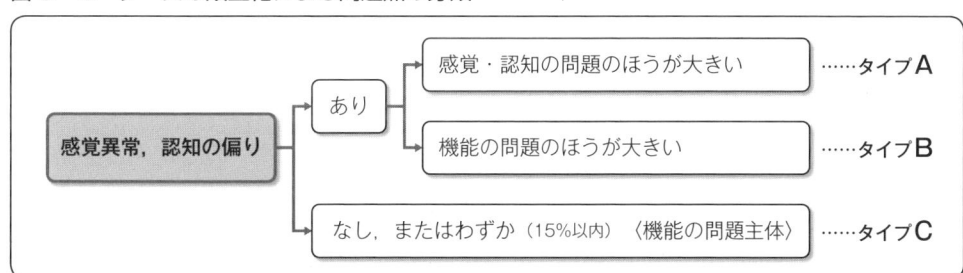

図9-3 ケースの類型化による問題点の分類

```
                    ┌─ 感覚・認知の問題のほうが大きい ……タイプA
              ┌あり─┤
感覚異常,認知の偏り┤     └─ 機能の問題のほうが大きい   ……タイプB
              │
              └─なし,またはわずか(15%以内)〈機能の問題主体〉……タイプC
```

- タイプA:感覚・認知の問題のほうが機能の問題より大きく,強い偏食・拒食を呈することが特徴であった。
- タイプB:感覚・認知の問題はあるものの,機能の問題のほうが大きく,母親が育児そのものに不慣れでこどもをうまく扱えなかったり,食べさせ方やメニューの選択が不適切で,児のもつ機能が十分に発揮できていないケースも多くみられた。
- タイプC:摂食・嚥下機能の問題が主体であり,重度の機能障害や疾患特有の異常パターンを呈すケースも含まれていた。

3つのタイプのなかで特にタイプAは,支援する側も困難感を抱きやすい。石井は,食べる意欲が乏しく拒食を呈するこどもの特徴を「こだわりが強く知覚過敏ないしは警戒心が強い」ため,「自ら食物を口にすることが可能であっても摂食を強要されると拒否する」と述べており[6],感覚異常や認知の偏りがあるこどもの摂食・嚥下のアプローチの難しさを示唆している。

実際にこのようなこどもたちの多くは,必要な栄養・水分の大部分を経腸栄養剤や濃厚流動食で補いながら,長期にわたり少しずつ偏食・拒食を克服していく。そのため,早期からの多職種連携による,こどもと家族への地道な支援が必要となる。

ケースの類型化により,タイプAの早期選別が可能となったことは大きな成果であ

表9-3 摂食・嚥下のリスクに基づく類型の洗練による分類

(n=48)

ケースの タイプ	問題点	摂食・嚥下のリスク	
		高い[*1]	低い[*2]
タイプA	感覚・認知の問題 >機能の問題	3	4
タイプB	感覚・認知の問題 <機能の問題	10	12
タイプC	機能の問題主体	10	9

[*1] スコア3点(17%)以上
[*2] スコア3点(17%)未満

った。しかしタイプBやCのなかにも，支援が困難で多職種連携を強化していたケースがみられた。

そこで，6つの評価視点のスコアをさらに分析したところ，摂食・嚥下のリスクの高い群に多職種連携を強化する傾向があることが明らかとなった。よってさらに類型を洗練し（表9-3），6つのタイプに分類することができた。タイプAと摂食・嚥下のリスクの高い群は，特に早期から多職種連携を強化すべきケースであることが明確になった。

3 摂食・嚥下障害のあるこどもの多職種連携における支援と事例

（1）専門職による支援の内容と可視化

前述したように，摂食・嚥下障害のあるこどものタイプを分類し，かかわっていた職種や支援内容を明確にしたところ，表9-4のように，職種の強みを活かした支援を行っていることがわかった。しかしそれらは可視化されておらず，患者，家族はもちろん，職種間でも明確には認知されていなかったため，適切な支援の提供を困難にしている可能性があった。この問題を解決するため，指導パンフレットとフローチャートの作成による専門職の援助内容の可視化を目的とし，専門職への質問紙調査を実施した。

質問紙調査の結果，どの職種も共通して食形態指導を多く実施していた。職種別にみると，OTは食事姿勢や一口量の指導，STは母子のやりとり促進や下顎・口唇閉鎖介助，摂食外来（歯科医師・歯科衛生士・看護師）はバンゲード法（口腔内外の筋刺激訓練）や水分摂取訓練，摂食・嚥下障害看護CNは育児困難感の傾聴や社会的サービスの紹介など育児支援を多く行っていたのが特徴であった（表9-5）。

表9-4　タイプ別の各職種の役割

ケースのタイプ	問題点	各職種の役割
タイプA	拒食・偏食	・初期から多職種でかかわる ・通園施設や学校と連携
タイプB	離乳のステップアップ困難	・CN＊：育児支援 ・訓練士：機能向上 ・摂食外来：機能向上
タイプC	誤嚥・低栄養のハイリスク	・医師：医学的管理 ・管理栄養士：栄養指導 ・訓練士：機能維持 ・CN＊：リスク管理

＊　摂食・嚥下障害看護CN

表9-5　各職種の代表的な援助内容（のべ実施件数）

	OT （2名）	ST （2名）	摂食外来 （歯科衛生士1名， 外来看護師1名）＊	摂食・嚥下障害 看護CN （1名）
1位	食事姿勢の調整・指導（61）	食形態指導（10）	食形態指導（32）	育児困難感の傾聴（51）
2位	食形態指導（42）	母子のやりとり促進（9）	バンゲード法（30）	食形態指導（38）
3位	一口量・ペーシング（37）	下顎・口唇閉鎖介助（9）	水分摂取（コップ飲み）訓練（20）	バンゲード法（35）
4位	咀嚼・かじりとり訓練（28）	脱感作（7）	下顎・口唇閉鎖介助（17）	社会的サービスの紹介（33）

＊　調査対象は歯科衛生士と外来看護師

この結果をもとに，各職種が分担して指導パンフレットを作成した。また，質問紙調査から抽出された代表的な6つの主訴からスタートして各職種の役割を明示し，患者，家族がどこにアクセスすればよいのかを示したフローチャートも作成した（図9-4）。

　フローチャートの作成を通し，問題に応じて適切な職種へトリアージするシステムが整った。指導パンフレットやフローチャートは，ケースのニーズに応じ，ファイルに綴じて患者，家族へ渡し，ファイルは院内外の受診の際に活用するよう案内している。その結果，指導内容の明確化，職種間での指導内容・方針のズレ防止，効果的な多職種連携に役立っている。

図9-4　主訴解決のためのフローチャート

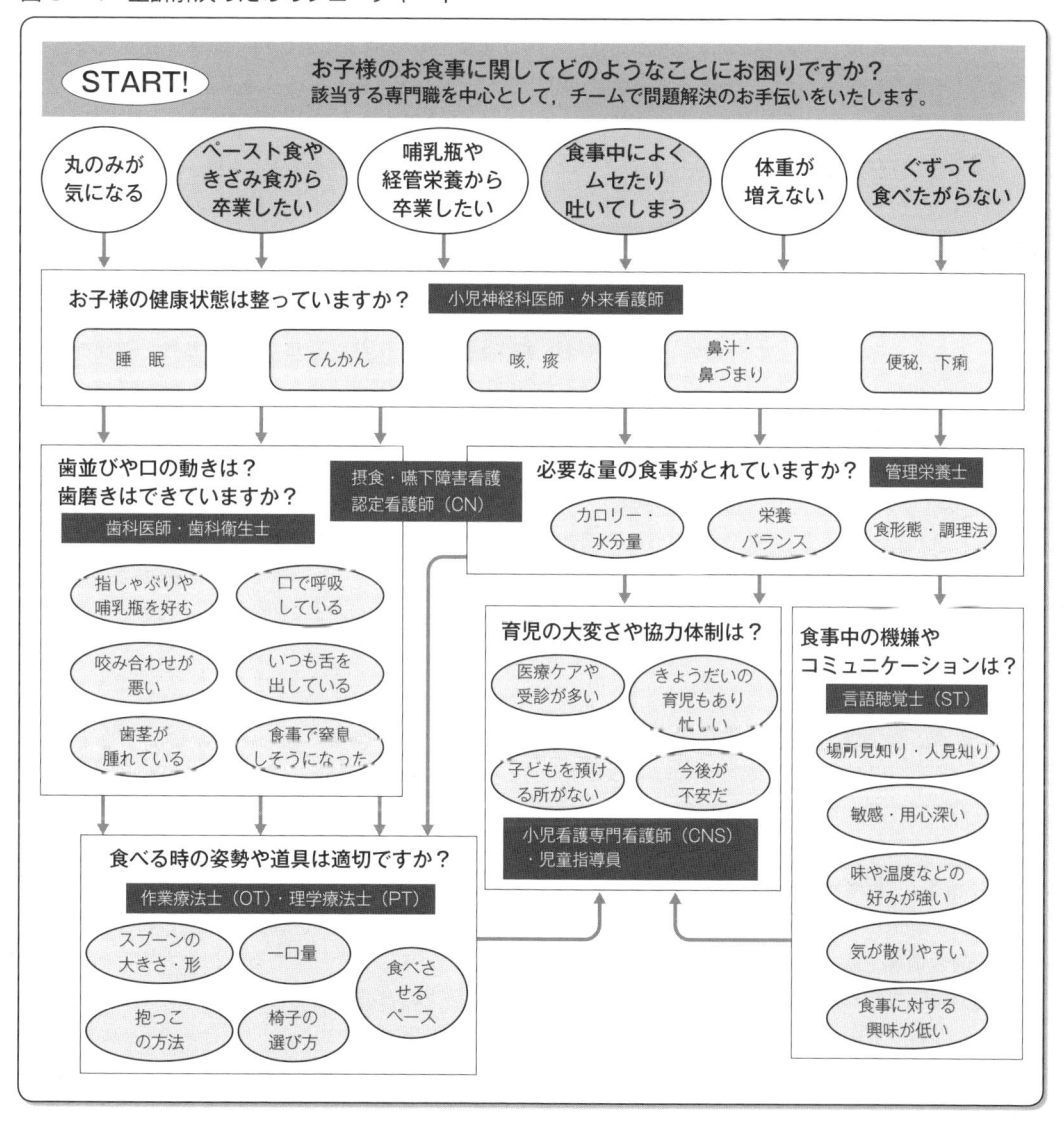

（2）摂食・嚥下障害のあるこどもの在宅生活を支援する事例

　タイプAと分類された1歳児と家族について，多職種で連携して支援する事例を紹介する。

第9章　障害のあるこどもの「食べる」を支えるケア

> **事例**　Aくん：1歳，男児，早産超低出生体重児（出生時体重約600g）
>
> 　慢性肺疾患にて24時間在宅酸素療法中。地域の訪問診療・訪問看護を利用しながら，在宅生活を開始したところである。離乳食を開始したが，スプーンを見ただけで嫌がり，哺乳瓶からのミルク摂取のみであることを主訴に来院した。家族は両親と9歳の姉。
>
> ### ●6つの評価視点のスコア
> 　「栄養摂取の問題」31%，「摂食・嚥下のリスク」17%，「摂食・嚥下機能障害」53%，「感覚異常，認知の偏り」64%，「母子相互作用の低さ」30%，「母親の育児ストレス」20%であった。
> 　「感覚異常，認知の偏り」では，「他者からの感覚刺激（何かされること）への拒否」「食感（温度・形態・味等）の変化に対する強い拒否」「慣れた食器や食環境以外に対する強い拒否」などがハイスコアを示した。「摂食・嚥下機能障害」では，「口唇閉鎖しての捕食」「口唇閉鎖しての処理～嚥下」「舌の上下運動による押しつぶし」「舌の左右運動と口周囲筋の協調による咀嚼」「適切な一口量のかじりとり」「スプーンやコップからの水分摂取」などが不可能であり，スコアが上昇した。「摂食・嚥下のリスク」では，「食事に関連した嘔気・嘔吐やムセ」があり，慢性肺疾患で常時酸素吸入を必要とし，風邪をひくと重症化しやすく「呼吸の問題」が大きいことからスコアが上昇した。
>
> ### ●タイプの分類
> 　スコアに基づきタイプ分類すると，「摂食・嚥下機能障害」もあるが，「感覚異常，認知の偏り」の問題のほうが大きいため「タイプA」であり，また「摂食・嚥下のリスク」が高いため，「ハイリスク群」に分類できた。早期から多職種連携を強化して長期的にサポートする必要のあるケースと判断できた。
> 　「タイプA」は「拒食・偏食」が強く，一方で摂食・嚥下機能はほぼ年齢相応の発達をしていると思われるケースも多いが，Aくんの場合は，ミルク以外を強く拒否する上，摂食・嚥下機能も未熟で，離乳初期～中期レベルの機能獲得を支援する必要もあった。また，呼吸器系のリスクを抱えているため，在宅で「食べる」ことを積み重ねていくためには，家族に対する多くのサポートも必要であった。
>
> ### ●具体的な支援
> 　摂食・嚥下障害看護CNは，家族の不安の表出に応じて，今できること（口腔ケア，親の指に味のするものをつけて舐めさせる，おもちゃしゃぶりなどの遊びの拡大，など）を具体的に伝え，拒食に対するかかわり方のコツ（無理強いは絶対にしない，家族と一緒に食事場面を共有し楽しむ，など）を繰り返し伝えた。外来看護師と摂食・嚥下障害看護CNは地域の訪問看護師とすぐに連携を図り，健康状態，自宅での取り組みの様子，母親の精神状態などの情報を共有し，支援の方向性を調整していった。歯磨き経験がなかったため，歯科受診を勧め，歯科医師・歯科衛生士は歯磨き指導や歯並びのチェック，「食べる」ためには口腔内の環境を整えることが大切であることの説明を行った。訪問看護師は母親の精神的支援や日々の育児支援を行い，家族の不安を軽減しながら，児の発達を促進するための細かなアドバイスを行った。
> 　約1年半の経過のなかで，ファストフードのハンバーガーなどをきっかけにAくんが食事への興味を示すようになり，摂食・嚥下機能も徐々に発達し食事を摂れるようになっていった。同時に，社会・情緒面での発達もめざましく，自宅と病院受診の生活だけでなく通園施設の利用を開始するなど，Aくんの活動範囲も広がっていった。

4 障害児の「食べる」ことにかかわるIPWのコミュニケーションのポイント

IPWを推進するにあたり，心がけてきたことや工夫したことから，コミュニケーションのポイントを整理する。

(1) パワーバランスへの対応

多職種が集まる場では，少数職種や専門性の偏りによって声を上げられない職種がある。その半面，チームリーダーや委員長などの立場にある者が事象の全容がみえず，解決すべき問題を認識していないと，せっかくの問題意識のある職種が発言できないこともある。特に，医学用語などの専門用語を用いることが当たり前でない職種が参加する場においては，それらを平易で理解しやすい言葉で説明することによって，受け入れられている雰囲気をつくることが必要である。また，性差や年齢の差への配慮は慎重に行う必要がある。

問題解決の必要性を感じているが発言できない職種や人物に対しては，あらかじめインフォーマルな場で思いや考えを聞き，どのような支援があれば発言や活動ができるかを一緒に考えていくようにする。

リーダーや長が問題を認識していない場合は，どのような問題があるかを客観的データで示し，それに対して資源と解決策をいくつか提示して相談すると，リーダーや長の意思決定やリーダーシップを助けることにつながる。

協働的パートナーシップにおいては，看護師が舞台づくりの形でかかわることが多いが[7]，今回の事例の経過のなかでは，摂食・嚥下障害看護CNが発言できない職種の代弁をしたり，看護管理者がチーム内のパワーバランスをみてパワーのある職種や人物へ実態を伝えたりしたことが有効であったと考える。

(2) 問題意識の引き出し

連携・協働するとき，それぞれの問題意識のレベルや感じている問題が異なることが多々ある。この場合，事例ベース，課題ベースで話すことが有効であることが多い。業務ベースで話を進めると，利害関係に巻き込まれることを恐れ，発言を控えてしまうこともある。相手の不足を責めたり，自分たちの成果を誇示することにならないか，慎重に進めることが重要である。

また，ある問題や課題を前にして，「これに対して，何かよいアイディアをおもちの方はいらっしゃいますか」という声かけのように，一人ひとりが専門的知識・スキルのある専門職としてこの場で重要な存在であり，平等であることを感じられる配慮が必要である。一例を示す。

> [例] 摂食・嚥下機能の問題があるケースは多く，摂食外来や摂食看護相談の待機期間が4か月を超えていた。歯科医師から，「摂食へのアプローチを始める前に，少なくとも呼吸や姿勢のことだけでも診てもらえるところがあるとよい」という意見があった。このとき，PTから「早期であれば，PTがかかわることが多いので，食事を前提とした姿勢や呼吸を診ることは可能かもしれない」と発言があった。

食べることに問題を抱えるこどもの家族は，毎日の食事の負担も大きく，一刻も早く対応する必要があり，上記の例はチームがあってよかったと実感したでき事であった。

(3) 強みと専門性の相互確認

摂食・嚥下に対しては，多職種がさまざまにかかわってきた経過が長かったため，このプロジェクトの開始当初，互いの得意とする分野や領域が不明瞭であったことに気づき愕然とした。これに対しては，質問紙調査により，各職種の援助内容を客観的に示したことで，改めてそれぞれの強みや専門性を確認することにつながり，それはまた，患者，家族にも見える形になったといえる。

このIPWが本当に機能するためには，今後の評価・修正が必要である。

【引用文献】

1) 厚生労働省：「食を通じた子どもの健全育成（いわゆる「食育」の視点から）のあり方に関する検討会」報告書．楽しく食べる子どもに：食からはじまる健やかガイド，2004.
http://www.mhlw.go.jp/shingi/2007/03/dl/s0314-10_31.pdf
2) Steinberg C：Feeding disorders of infants, toddlers, and preschoolers. *BC Medical Journal*, **49**(4), 2007, 183-186.
3) 才藤栄一，向井美恵監修／鎌倉やよい，ほか編：摂食・嚥下リハビリテーション（第2版），医歯薬出版，2007, p.18.
4) 片山ゆかり，荒木暁子：当センターにおける小児の摂食・嚥下の支援のフロー作り―乳幼児期の障害児に対する各職種の支援内容の明確化―．日本小児看護学会第20回学術集会講演集，2010, p.141.
5) 荒木暁子，兼松百合子，横沢せい子，ほか：育児ストレスショートフォームの開発に関する研究．小児保健研究，**64**, 2005, 408-416.
6) 石井光子：食べる意欲が乏しい子どもへの援助．はげみ，**313**, 2007, 10-14.
7) ローリィ・N・ゴットリーブ，ナンシー・フィーリー，シンディー・ダルトン：協働的パートナーシップに必要な看護上の方略／吉本照子監修：協働的パートナーシップによるケア―援助関係におけるバランス，エルゼビア・ジャパン，2007, pp.101-110.

第10章 慢性疾患患者の「食べる」を支えるケア

1 慢性疾患をもつ人の「食べる」ことにかかわるケア

(1) 病状コントロールと「食べる」こと

　慢性疾患とは，完全に治ることが望めない病気か，または治るにしてもきわめて長期を要する病気と定義される[1]。「食べる」ことは，慢性疾患の病状コントロールに関係することが多いため，医療者は，病状のコントロールに「食べる」ことがどのように関係しているかを，治療（キュア）の観点から理解しておくことが必要である。

　例えば，肥満や2型糖尿病は，合併症予防のために「食べる量」を制限し，バランスよく食べることが必要とされる。慢性呼吸不全等の消耗性疾患は，「食べる量」を十分に維持できるようにすることが必要である。透析療法や高血圧，アレルギー疾患では，ナトリウム，カリウム，リンといった電解質やアレルゲンを含む食品を制限して，合併症や症状の発現を予防することが必要とされる。脳梗塞などにより嚥下障害がある人では，誤嚥をしない食べ方を獲得できるように支援することが，誤嚥性肺炎などの合併症を予防するために必要である（図10-1）。

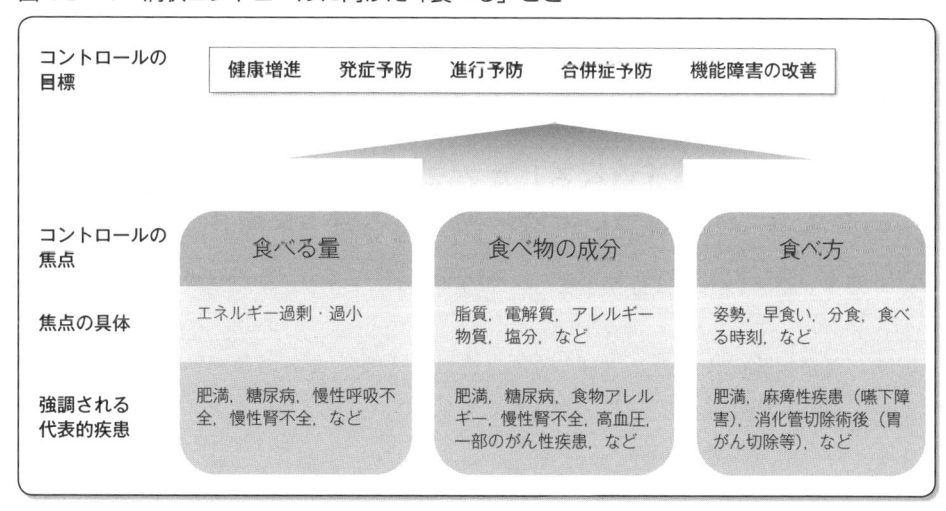

図10-1　病状コントロールに向けた「食べる」こと

コントロールの目標	健康増進　発症予防　進行予防　合併症予防　機能障害の改善		
コントロールの焦点	食べる量	食べ物の成分	食べ方
焦点の具体	エネルギー過剰・過小	脂質，電解質，アレルギー物質，塩分，など	姿勢，早食い，分食，食べる時刻，など
強調される代表的疾患	肥満，糖尿病，慢性呼吸不全，慢性腎不全，など	肥満，糖尿病，食物アレルギー，慢性腎不全，高血圧，一部のがん性疾患，など	肥満，麻痺性疾患（嚥下障害），消化管切除術後（胃がん切除等），など

(2) 病をもって生活する"人"としての「食べる」こと

　一方，慢性疾患をもつ人とは，疾患の治療のためにだけ「食べる」ことを行うのではなく，疾患をもちつつ自分自身の人生を生きるということにおいて「食べる」ことを行う存在である。図10-2は，人間が，「食べる」ことに何を求めているかを示したものである[2]。図10-3は，食改善が疾患のコントロールにおいて重要とされる糖尿病患者が，食生活の営みにおいて，どのよ

図 10-2 人間が食事に求めること

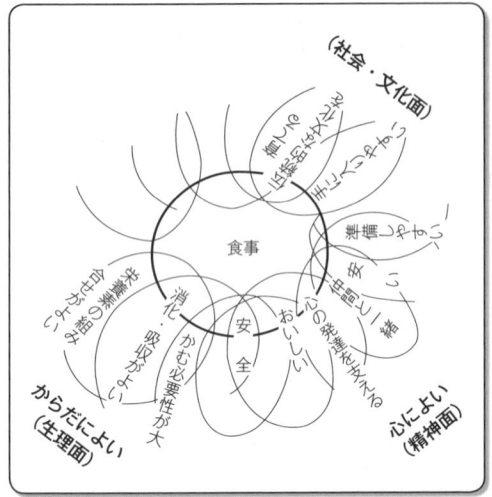

（秋山房雄，足立己幸：食生活論．医歯薬出版，1987 を改変）

図 10-3 食改善を試みる糖尿病患者の拠り所

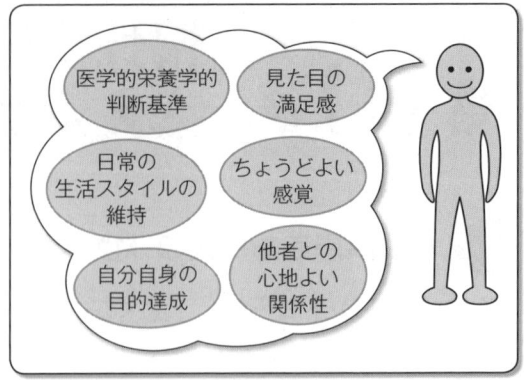

（谷本真理子，ほか：弁当箱法を活用した糖尿病患者への食支援（第1報）―弁当箱法を実施した患者の食生活の目安．日本糖尿病教育・看護学会誌，15, 2001, 137-144 を改変）

うな拠り所をもって食改善に取り組んでいたか[3]，を示したものである。

これらの図から，慢性疾患をもつ人にとっての「食べる」こととは，生活を営む人間としての側面と，医学的な面，すなわち疾患コントロールの側面があることがみえてくる。慢性疾患は，うまくコントロールしていかないと，患者の人生に大きく影響していくし，患者自身の人生や生活がうまくいっていないと，慢性疾患のコントロールに影響が及ぼされる。

ケアとは，「最も深い意味で，その人が成長すること，自己実現することを助けること」[4] である。慢性疾患患者の「食べる」ことにかかわる医療者は，病状をコントロールするという観点と，全人的存在としてとらえる観点を融合させて，その人自身の発展に貢献するかかわりを行うことが必要である。

2 慢性疾患患者の「食べる」を支えるケア関係の構築と多職種連携による支援：一人暮らしの外来糖尿病患者を支援する事例

「ケアする」とはどのように行うかについてのメイヤロフ[5]の示唆に富むフレーズを紹介する。

> 実際，何が相手の成長のたすけとなり，たすけとならないのかということに照らして，自分の行動をぜひとも修正しようと望むことなく，その能力もないのであれば，私はケアをしていることにはならない。

メイヤロフの言葉から，ケアするという行いは相互作用のプロセスであり，患者を中心において，よりよいかかわりを工夫し改善していくことを試み続けるプロセスであるといえる。このようなプロセスでは，患者といかによい関係性を構築するか，どのようなコミュニケーションを行うかが特に重要である。

慢性疾患患者の「食べる」ことへのかかわりにおいて，特に重要となる関係構築のあり方について，事例を基に考えてみよう。

> **事例** Sさん:76歳,女性,2型糖尿病,一人暮らし
>
> これまでの経過:10年前に健診で血糖値が高いことを指摘され,2年前からZクリニックに通院している。初診時のヘモグロビンA1c(HbA1c)は7.6%(JDS値*)であり,主治医が栄養指導を勧めたが,「字が読めないから」と拒否し,その後栄養指導は受けていない。受診は欠かさないが,スタッフが声をかけてもうつむき加減で,表情はいつもかたく,ほとんど会話をしない。HbA1cは,7%台を推移していたが,半年前から8%台になることが多くなっている。
>
> *JDS(Japan Diabetes Society)値:日本で従来使用されているHbA1c値。国際的に使用されているNGSP(National Glycohemoglobin Standardization Program)値より約0.4%低値となっている。国際標準化の推進のため,2012(平成24)年4月よりNGSP値を用い,当面の間はJDS値も併記することになった。

(1) 安心してありのままを表現できる関係性の構築

> ●慢性疾患患者の語りを「聴く」
>
> 受診時,SさんのHbA1cは8.8%(JDS値)に上昇していた。検査値を見た医師は,Sさんに「インスリン注射が必要になるかもしれない」と伝えた。すると,Sさんは,何もいわず下を向いたままうつむいてしまった。その様子が気になった看護師は,Sさんを別室に呼んで,傍に座り,体調や普段の暮らしで悩んでいることはないかと尋ねた。Sさんは,はじめは黙っていたが,やがて,以前かかっていた病院で栄養指導を受けたこと,うまくできずに何度も怒られていたこと,慣れ親しんだ生まれ故郷の郷土料理の大皿料理が大好きで,ついつくり過ぎて食べ過ぎてしまうこと,甘い和菓子が好物なこと,運動して血糖値を下げようと思い,膝が悪いから水泳に通ったが,皮膚炎になり続けられなくなったことや,「あとは食事を何とかするしかないと自分では思っている」と,ゆっくりためらいながら語り出した。
>
> 次の受診時,Sさんから看護師に話かけてきた。「前回の受診時にたくさん話を聴いてもらいすっきりして,100円ショップで2人用の料理の本を買って,2回分を一度につくって1/2を食べるようにしてみた。このやり方は手間が省略できて楽チンだ」と語った。

「食べる」ことは,患者個々の生活状況や価値観によって日々選択されている行動であり,患者自身の生活や価値観のありのままを医療者が理解しようと受け入れる姿勢を示して初めて,患者は自分のことを表現する。

特に糖尿病のような,「食べる」ことの治療的意義が大きい慢性疾患では,医療者は患者に食改善することを期待し,患者が食行動を改善できるように働きかける。しかし,日々の生活において糖尿病食事療法を実施し続けることは難しい。特に血糖コントロールがうまくいかない患者の場合,医療者から行動を批判されたり,評価される経験を積み重ねていることが多い。そのような経験をもつ患者は,医療者の対応から自分を防衛するように振る舞うこともある。

Sさんのように医療者の批判的,評価的態度に敏感になっている患者が,再び食事療法の課題に向き合うとき,いかに医療者が批判的,評価的態度をもたずに患者の語りを「聴く」こと(傾聴)ができるかが鍵となる。

(2) 患者の経験が発展していく関係性の構築

成人教育における最高の資源は学習者の経験である[6]といわれる。Sさんは,今回食事で取り組んだ結果をふり返り,過去に教えられた卵の使い方について自分の考えを発展させていた。

第10章 慢性疾患患者の「食べる」を支えるケア

●**主体的な学習を「支える」**

　その次の受診時，Sさんは看護師を見つけると，カバンから白い紙片を差し出した。薬袋を開いたものに，1食分の食事の絵とエネルギー量（kcal）が記載されていた。Sさんは，「昔，栄養士さんに卵は1日1個といわれたけれど，料理本では，2人分の卵焼きで卵を3個使っている。半分にすると1.5個になるのだけれど，いいのかな。レシピにはカロリーも書いてあるから，半分にすれば全体量はすぐ計算できる。それで，この日の全体のカロリーをみたけれど，範囲内に収まっているからいいのでしょ？」と，卵の使い方を尋ねてきた。

　看護師は，Sさんが過去に学んだ栄養の知識を活用していることに感心し，「卵は摂りすぎるとコレステロールなどの問題が起こるといわれているから，わかりやすい目安量として1日1個とおっしゃったのではないかと思いますよ」と答えると，Sさんは「そうよね。私，本当にそう思っていたの。あまり縛られないで，でも全体の量や，摂りすぎてないかを考えていくわ。次も書いてくるから，そのときは，お願いね」と帰っていった。

　看護師は，Sさんが語ることを促し，Sさんの考えを吟味し保証をすることで，Sさん自らの筋道で納得することを支援した。このようなかかわり方を学習援助アプローチ[7]という。学習援助アプローチは，患者と対等の立場に立ち，患者が自らの問題を焦点化し，具体的に考えていくプロセスを一緒に考え，必要時には専門的な助言をしながら，患者がよりよい方法を見出していくことを支援する。医療者は，患者が自らの経験に基づき，主体的に考えていることを見出し，患者が自身の状況に応じた問題をとらえて解決していくことを，焦らずに支えることが必要である。

（3）健康に向けて全体が良循環する関係性の構築

●**患者は家族の一員，各専門職は患者・家族中心のチームケアの一員として「調整する」**

　Sさんの血糖コントロールは，改善と悪化を繰り返し，全体としてあまり変化がない傾向が続いていた。しかし，Sさんは，毎回の受診時に看護師と会話するようになってきた。Sさんは，娘の近くに転居したのに娘は仕事が忙しくほとんど交流できずに寂しいこと，日中は膝が悪いためほぼ家でテレビを見ながら過ごしていること，食事の量は気をつけるようになってきたが，膝の痛みが強いとなんとなく体調も悪く，食事づくりは面倒で，スーパーの惣菜で済ませてしまうが後ろめたいこと，そういうときは特に家で動かず，菓子の量も増えてしまう，と語っていた。

　そこで看護師は，管理栄養士に惣菜の選び方を聞いてみることと，日常生活での膝に負担をかけない動き方を健康運動指導士に教えてもらうと楽になるかもしれないことを提案した。するとSさんは，管理栄養士の話を聞くことに合意をし，さらに2週に1回の運動教室に通うようになった。その後，Sさんは，体調が悪いときは別に無理せず惣菜の種類を選んで買えばいいし，選び方を管理栄養士に教えてもらったら気が楽になったこと，運動教室に通っていたら膝の痛みが楽になって，おまけに友達ができたこと，娘にそれを話したら，孫をよこすようになって時々食事を運んでくれること，孫に菓子を分けると楽しいし，自分の菓子の量も減ってよいことを話した。

　SさんのHbA1cは，徐々に低下傾向となってきた。

何回かかかわりを続けることでSさんは,「食べる」ことに取り組める状況とそうでない状況があること, 気をつけたいという思いはありながら, 寂しさと体調の悪化が関係して不安定となる生活状況がみえてきた。このように, 関係性を構築していく過程では, 患者の生活状況が詳細に把握できるようになっていく。そして, 膝の痛みが原因と思われる体調不良の改善策と, 惣菜選択について学習するという看護師からの提案は, Sさんのニードに合っていたといえるだろう。Sさんは, 管理栄養士, 健康運動指導士それぞれの専門職から適切な対応を受けたことで問題の解決につなげ, 友人や家族関係の発展にもつなげていた。

　患者の「食べる」ことの背景にある個別的なニードは多様であるので, ニードの把握には患者の個別の生活状況がいかに理解できるかが鍵である。医療者が把握したニードがぴったりと患者に合っていて, 適切な支援がされたとき, 患者は自らの力で自分にとってよりよい方向に状況を発展させていく。

　「食べる」ことに関連する多様な個々人のニードには, さまざまな専門職が対応していくことが必要である。その際, 患者のニードを焦点化して, それぞれの専門職がどのような役割を担うことが必要かを見定めることが重要である。それが患者中心のチームケアの土台である。

　患者のニードを焦点化していくには, 一対一のかかわりを通して, 患者の全体像をよく把握することが必要である。さらに, 個と個の関係性だけではなく, 患者を家族の一員としてとらえ, 家族のダイナミズムを全体としてとらえること, さらに, 患者, 家族を中心とした多職種チームのメンバーの機能とダイナミズムを全体としてとらえることが必要である。

　このように患者理解を深めることで, 患者に合ったニード把握とニードに適した各専門職の役割機能が導かれる。そのためには, 多職種がそれぞれの専門性の立場からみた多面的な意見を交換し合い, 個々人が自分の見方にとらわれず, 患者, 家族の全体像の理解を深めること, そして, 全体の良循環を目指して, 調整的な観点をもって協働していくことが重要である。「食べる」ということは, 人間同士, あるいは人間と自然とのあらゆる相互作用から切り離せないもの[8]だからである。

【引用文献】

1) 日野原重明：慢性疾患の新しい理解とリハビリテーション看護. 医学書院, 1966, p.3.
2) 足立己幸編：食生活論. 医歯薬出版, 1987, p.12.
3) 谷本真理子, 太田美帆, 三浦美奈子, 尾岸恵三子：弁当箱法を活用した糖尿病患者への食支援(第1報)―弁当箱法を実施した患者の食生活の目安. 日本糖尿病教育・看護学会誌, 2011, **15**, 137-144.
4) ミルトン・メイヤロフ／田村　真・向野宣之訳：ケアの本質―生きることの意味―. ゆみる出版, 1989, p.13.
5) 前掲書4), p.89.
6) E. リンデマン／堀　薫夫訳：成人教育の意味. 学文社, 1996, p.31.
7) 正木治恵：慢性病患者の看護援助の構造化の試み―糖尿病専門外来看護の臨床経験を通して―. 看護研究, **27**, 1994, 335-349.
8) F. F. アルメスト／小田切勝子訳：食べる人類誌―火の発見からファーストフードの蔓延まで―. 早川書房, 2003, p.9.

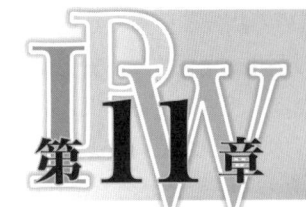

第Ⅳ章 嚥下困難者の「食べる」を支えるケア

　口から食べられない理由は，さまざまである。なかでも，脳血管障害による嚥下障害の場合は，命にかかわる重大なことである（第8章の8-2参照）。「むせずに安全に食べたい」「胃ろうにせず，できるだけ口から食べたい」「胃ろうでも，少しでいいから口から食べたい」と望む患者は多い。「食べる」ことは，生きること，生命を守ること，生活を守ること，生きがいを守ることであり，いつまでも豊かな人生を送るために「口からの栄養」が「心の栄養」につながり，人間らしい生活の基礎になるのである。

　最後まで口から食べ続けるためには，どのような支援が必要なのだろうか。本章では，口から「食べる」ことを支援するために，嚥下障害に対する支援の方法を提示したい。

1 嚥下困難者が安全に食べるためのポイント

　栄養状態が悪いと，嚥下状態も悪くなっていることが予想されるので，必要栄養量を確保して全身状態を良好に保つことが前提である（第5章の5-2参照）。また，精神的な安定を図ることや，家族に対するアプローチも大切である。安全に「食べる」ためのポイントを示す。

（1）心身状態のケア

　①全身状態の安定，バイタルサインのモニタリング，呼吸ケア：摂食訓練時，パルスオキシメーターを装着してもらい，摂食場面でのバイタルサインのモニターとして使用する。動脈血酸素飽和濃度が90%以下または初期値より1分間の平均で3%低下した場合には，摂食を中止する。

　②覚醒を促すためのケア：声かけなどを行う。

　③口腔ケア，口腔体操：口腔内がきれいかどうか確認する。痰が多い場合は吸引し，気道のクリアランスを良好にする。

（2）環境設定

　自助具を工夫して利用する（第3章参照）。また，椅子やベッドを調節して，食べるための体位・姿勢を整える。

（3）薬物の対応

　眠剤や食欲不振を招く薬剤があるかどうかチェックする。また，降圧剤の「ACE（angiotensin converting enzyme）阻害剤」は，咳反射を誘発するとして，高齢者など咳反射の低下している患者に対し有効であるとの報告がされている。嚥下障害がある場合の内服方法には，ゼリーに埋め込むなどの対処が必要である。

（4）食形態の調整

　食欲増進や，おいしく食べるために，食形態を調整することが重要である。その場合の鍵となるのは，「食塊形成をイメージできるか」である。どのような嚥下食の段階においても，口腔内でまとまりやすいかが基準となる（図11-1）。

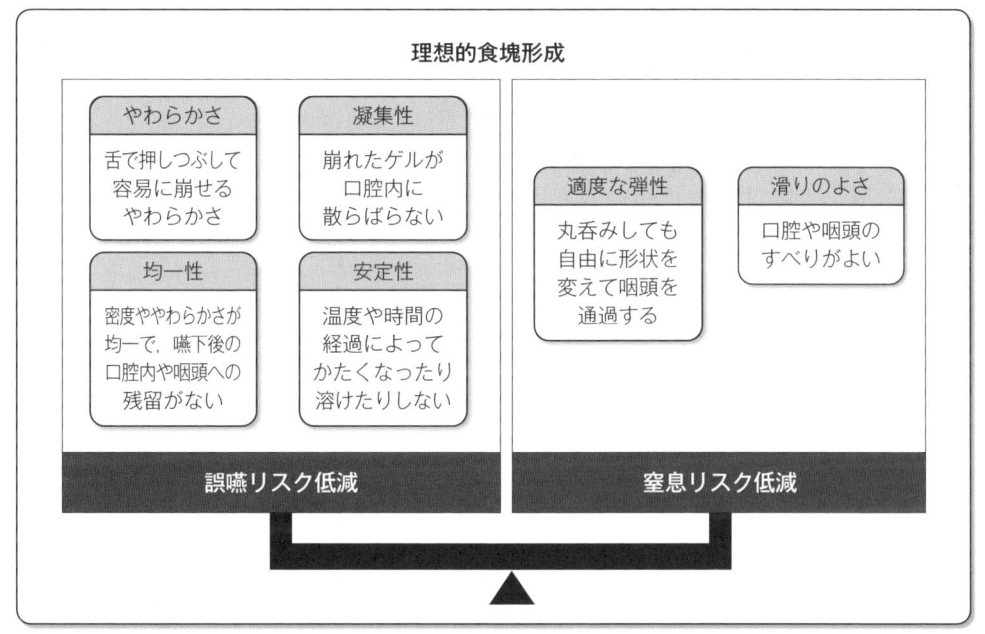

図11-1　咀嚼・嚥下機能低下時に求められる食べ物の物性

理想的食塊形成

- **やわらかさ**：舌で押しつぶして容易に崩せるやわらかさ
- **凝集性**：崩れたゲルが口腔内に散らばらない
- **均一性**：密度ややわらかさが均一で，嚥下後の口腔内や咽頭への残留がない
- **安定性**：温度や時間の経過によってかたくなったり溶けたりしない

→ 誤嚥リスク低減

- **適度な弾性**：丸呑みしても自由に形状を変えて咽頭を通過する
- **滑りのよさ**：口腔や咽頭のすべりがよい

→ 窒息リスク低減

（金谷節子／日本訪問看護振興財団，全国在宅訪問栄養食事指導研究会監修：訪問先で役立つ栄養管理の基礎知識，ネスレ日本）

①調理のポイント：咀嚼しやすく，やわらかで，なめらかに仕上げることである。そのためには，切り方を工夫する，圧力鍋を使用する，加熱時間を長くする，卵や山いものつなぎを入れる，水分・油脂類を加えるなどの工夫が必要である。

②食形態：嚥下機能に合わせて段階的にアップさせる（第5章の5-5参照）。

摂取量が少ない場合には，高栄養の栄養補助食品の利用を検討する。

2　障害に応じたケアの方法

適切に調整された嚥下食でも，摂食する方法によっては危険な食べ物になってしまうことがある。例えば，ゼラチンゼリーを室温においておくと溶解して物性が変化する。また，食べるペースが速い患者では飲み込む前に次の食物を口の中に入れてしまうなど，食形態の調整や栄養補給法だけでなく，障害に応じた摂食方法やアプローチ法を理解して実践しなければならない。

そのためには，摂食・嚥下のプロセス（5期モデル）を理解し，アセスメントを行って問題点を導くことが必要であり，それによって具体的なアプローチ法を見つけることが可能になる（表11-1）。

［例］持久力のないときのアプローチ法

摂食時間が長くなると，疲労により嚥下機能が低下する場合がある。その際は栄養補助食品を取り入れるなど，少量で高栄養の食事内容とする。

第11章 嚥下困難者の「食べる」を支えるケア

表11-1 摂食・嚥下のプロセスにおける問題点

プロセス		主な症状や状態	観察ポイント	主な訓練・ケア
先行（認知）期	食べ物が口に入る前の時期で，何をどのくらい，どのようにして食べるかを決定し，捕食行動する段階	①認知機能低下 ・食べ物を見ても反応なし ・食べる方法がわからない ・落ち着きがない ・食べ物や食器を見落とす ・食べ物の配置空間を見落とす ・異食行為 ・食べ物を飲み込んでいないのに次々に口へ運ぶ（ペーシング障害） ②上肢の麻痺・失調・筋力低下・可動域制限 ・皿，箸，スプーンなどの摂食用具使用が困難 ・食べ物をすくい，口に運ぶまでの一連の動作遂行が困難 ・失調 ・肩，体幹，骨盤，関節拘縮などによる動作制限 ③不安定姿勢 ・座位姿勢が不良 ・テーブルや椅子の不適合	・認知機能 ・摂食動作 ・姿勢 ・摂食用具	〔認知機能〕 ・リラックスし，集中できる環境をつくる ・半側空間無視がある場合，無視のある視空間は遮断し，正面と無視する側からのアプローチを行い，正面や無視する側への認知機能を高める ・注意喚起（見守り）する 〔ペーシング障害〕 ・一口量がティースプーンくらいの大きさのものを使用し，声かけをする 〔失調〕 ・身体状況に適応した食具を使い，手を添えた動作訓練を行う 〔姿勢〕 ・テーブルの高さ，椅子の高さを調節する。カットアウトテーブルの使用 ・自力摂取できる場合は，90度座位・頸部前屈にし，車椅子やベッドからずり落ちないように，クッションなどを用いて固定する
準備（咀嚼）期	食べ物を口に取り込み，咀嚼して食塊形成する段階	①顔面・口唇麻痺や感覚障害 ・開口困難，口唇閉鎖不良 ・よだれが多い ・麻痺側の口腔内に食べ物が残る ・口腔内保持が困難 ・マ行・ハ行・カ行・ガ行の発音が不良 ②舌の麻痺や感覚障害 ・舌の動きが低下している（前後，左右，上下・回旋） ・咀嚼運動が弱い ・唾液が少ない ・食塊が形成されない（長い咀嚼運動） ③歯・口腔疾患や口腔内環境不良 ・唾液分泌低下，口腔乾燥 ・味覚低下 ・虫歯 ・義歯装着不良 ・無歯顎 ・舌苔	・口腔閉鎖 ・舌運動 ・歯と歯茎 ・頬運動 ・顎運動	〔口唇閉鎖不良〕 ・口唇閉鎖のアシスト（口角を上に押し上げ閉鎖する） ・ブローイング 〔麻痺側の口腔内に食残あり〕 ・食残がある側の頬を内側に押して，食残を口腔中央にもどし，食塊形成をアシストする。健側の口腔内に食物が入るように促す，または介助する 〔食塊形成困難〕 ・食形態の調整，口腔運動，体操 〔歯科的問題〕 ・歯科治療 ・義歯調整

（小山珠美監修：早期経口摂取実現とQOLのための摂食・嚥下リハビリテーション，メディカルレビュー社，2010，pp.74-75より一部改変）

2 障害に応じたケアの方法

プロセス		主な症状や状態	観察ポイント	主な訓練・ケア
口腔期（食物移送）	食塊を口腔から咽頭へ移送する段階（鼻へ通じる通路である鼻咽腔が閉鎖し，口腔圧が高まる）	①食物の送り込みが不良 ・いつまでも咀嚼している ・麻痺側の頬に食物が残る ・舌の動きが悪い ②構音障害・呂律障害 ・ラ行・タ行などの舌先音や，カ行・ガ行などの奥舌音が不良 ・言葉が聞き取りにくい	・口唇閉鎖 ・舌運動（特に舌尖の側方上下運動） ・頬運動	〔食物の送り込み不良〕 ・食形態の調整 ・頸部前屈：咽頭と気管に角度をつけることにより，誤嚥を防止する ・嚥下体操により前頸筋群がリラックスして嚥下に有利に働く ・咳反射を高める練習 ・特殊義歯の調整 ・アイスマッサージ ・構音訓練 〔食べ方，介助のテクニック〕 ・介助の場合には飲み込んだことを確認してから，次のひとさじを介助する 〔リクライニング位〕 ・重力を利用して食物の取り込みや送り込みをしやすくする ・食道に対して気管を上にすることにより，誤嚥を起こりにくくし，咽頭残留を防止する ・嚥下訓練開始時の体位として，リクライニング30度仰臥位・頸部前屈で開始し，嚥下状態に合わせて，徐々に体位をアップして状態を起こしていく。むせがなく，呼吸状態に変化がなければ少しずつ角度を起こしていく 〔交互嚥下〕 ・食物→ゼリー→食物→ゼリーの順に食べる。ゼリーを食べることで，咽頭の残留物を排除し，空嚥下を促す 〔スライス法〕 ・ゼリーはスライス法（スライス型にしたゼリー）にすると飲み込みやすい 〔空嚥下〕 ・数口飲み込んだ後に「あ～」と声を出してもらい，湿った声（嗄声）が聞こえたら咳払いをして，咽頭の残留物を排除する 〔息こらえ嚥下〕 ・食物を飲み込む前に息を吸い込んで息を止め，食物を飲み込んだ後に息を吐き出す
咽頭期	反射運動により，食塊を咽頭から食道へ移送する段階	①むせ（食事・歯磨き時など） ・水分や固形物とむせとの違い ②咳き込む ・食形態による違いでの咳き込み ・食事の途中で喋る咳き込み ③嚥下反射の遅延，低下 ・液体の早期咽頭流入 ・嚥下反射の喪失（遅延） ④喉頭挙上・咽頭蠕動運動不良 ・飲み込むのに何回もかかる（分割嚥下） ・喘鳴，湿性嗄声 ・咽頭残留感，残留音（頸部聴診） ⑤鼻咽腔への流入 ・鼻汁 ・飲食物の逆流 ・鼻声 ・開鼻声（声が鼻からもれる） ⑥構音障害 ・カ行・ガ行の奥舌音が聞き取りにくい	・口唇閉鎖 ・舌運動 ・軟口蓋挙上 ・鼻咽腔閉鎖 ・嚥下反射 ・喉頭挙上 ・咳嗽反射（むせた時） ・声門閉鎖 ・咽頭蠕動運動 ・食道入口部の開大	
食道期	食道の蠕動運動により，食塊を食道から胃へ移送する段階	①飲食物の逆流 ・嚥下後に飲食物が咽頭，口腔に逆流 ・体位によって逆流・嘔吐・食道のつかえ感 ②頸部保持困難・筋緊張 ・気道の伸展位もしくは過度な頸部屈曲位	・食道入口部の開大力と時間 ・食道蠕動運動	・食事後，上半身を起こしておく ・嚥下の意識化

> [例] 誤嚥性肺炎を繰り返しているときのアプローチ法
> 　不顕性誤嚥はむせがないので見落としがちである。嚥下造影検査（video fluorography），嚥下内視鏡検査（video endoscopy）等を実施して，経口摂取が可能かどうか再評価を行い，安全に摂取できる食形態を決定する。また，口腔ケア，呼吸ケア，姿勢の調整などを行い，誤嚥のリスクを回避する。摂食後のバイタルチェックが重要である。

> [例] 経口摂取量が少ないときのアプローチ法
> 　十分に経口摂取ができない場合には，低栄養，脱水を引き起こすことが多い。低栄養は，食べる機能を含めた全身の活動性を低下させ，疾病の再発，感染症，褥瘡などの多くの身体機能低下や合併症を引き起こしやすい。
> 　廃用症候群を予防するため，早期の経腸栄養を開始する。ただし，低栄養状態が長期間続いた場合に急激に栄養補給をすると，リフィーディングシンドロームのリスクが高まるので，段階的に栄養量を上げていく。誤嚥がなく，経口摂取量が増えてきたら，経腸栄養または経静脈栄養の量を減らしていき，経口移行できるようにアプローチする。

3 嚥下困難者の「食べる」を支える多職種連携，地域連携（救急医療から施設・在宅へ）の重要性

（1）チームアプローチ

　「食べる」ことについては，食形態だけが適正であれば安全であるというわけではない。「食べる」行為は，脳の機能をはじめ，全身のあらゆる機能が連動して行われる。そのため，各職種の専門性との連携が重要であり，チームでアプローチを行っていくためには，総合的な知識・技術が必要である。例えば，管理栄養士は食形態の調整や栄養補給を行うだけでなく，直接食事の場面にかかわり，口から食べるための支援にタイムリーに対応していかなければならない。

（2）在宅支援

　嚥下困難者への支援は，入院中に完結することは難しく，次の施設または在宅においての継続を必要としている。地域で「口から食べる」ことを支援するためには，救急医療から在宅・施設そして地域生活支援に至るまでの継続的な多職種のかかわりが必要である。在宅において食の支援をする際は，患者の生活スタイルや介護力などに合わせて，全人的にサポートできるようなスキルを身につけなければならない。

4 経静脈栄養法からの経口移行：低栄養状態改善のための多職種によるアプローチの事例

　脳梗塞により，嚥下障害を伴った事例について，入院中の栄養摂取状況の変化と，低栄養状態，嚥下障害を改善して経口摂取へ移行するための各職種の役割を示す。

4 経静脈栄養法からの経口移行

事例　Tさん：74歳，男性，低栄養，嚥下障害

①現病歴：脳梗塞を発症して入院。顔面神経麻痺，舌下神経麻痺，嚥下障害が認められる。右頭頂葉から右側頭葉にかけて病巣を認める（左側空間無視あり）。本人・家族に，経口摂取をしたいという希望が強くある。

②栄養スクリーニング
　ⅰ)SGA（主観的包括的評価）：体重変化不明。栄養ルートは末梢静脈栄養法（PPN）。消化器症状なし，嚥下障害あり。
　ⅱ)ODA（客観的栄養評価）：身長158 cm，体重50.0 kg，BMI 20.0，標準体重（IBW）54.9 kg，%IBW 91%，血清アルブミン値（Alb）2.9 g/dL，血清総たんぱく値（TP）5.8 g/dL

③問題点：①低栄養，②嚥下障害（先行期，顔面神経麻痺・舌下神経麻痺による準備期・口腔期の障害が顕著で，それが咽頭期へ影響を及ぼしているため，栄養ルートの検討が必要）

④短期目標：①栄養ルートを検討し，必要栄養量を満たす。②安全に経口摂取ができる。

⑤長期目標：①低栄養状態を改善する。②経口摂取により，誤嚥性肺炎を起こさない。

⑥栄養管理計画（初期）
　ⅰ)栄養必要量：基礎代謝量（BEE）1,175 kcal，総エネルギー消費量（TEE）1,528 kcal（活動係数1.3，ストレス係数1.0），たんぱく質60 g，脂肪34 g，水分1,500 mL
　ⅱ)栄養補給法：ENと経口栄養法の併用

●入院中の経過

表11-2　入院中の栄養摂取状況と経口移行へのケア・対応

	栄養摂取状況	主な専門職の役割				
		医師	管理栄養士	看護師	言語聴覚士	理学療法士
第2病日	PPN管理	輸液治療	栄養スクリーニング 栄養評価	口腔ケア 食事介助	嚥下評価 嚥下訓練	ベッド上リハビリ
第5病日	EN 1,200 kcal		NGチューブ*1挿入			
第12病日		VF*2により誤嚥が認められたため，栄養ルートを検討				
第34病日	EN 1,200 kcal ＋経口150 kcal		嚥下に適した高栄養ゼリーの選択	口腔ケア 食事介助	食形態の決定：高栄養ゼリー1品開始	摂食動作訓練 介助歩行訓練
第54病日 (NST介入)	EN 630 kcal ＋経口620 kcal		段階的に食形態をアップ EN減量，経口摂取増加を提言		食形態をアップし，経口摂取量増量可能と評価	
第61病日	EN 210 kcal ＋経口1,500 kcal	EDチューブ抜去	経口摂取量増加により，経口移行			
第75病日 (NST介入終了)	完全経口移行					

*1 NGチューブ：経鼻胃管　　*2 VF：嚥下造影検査

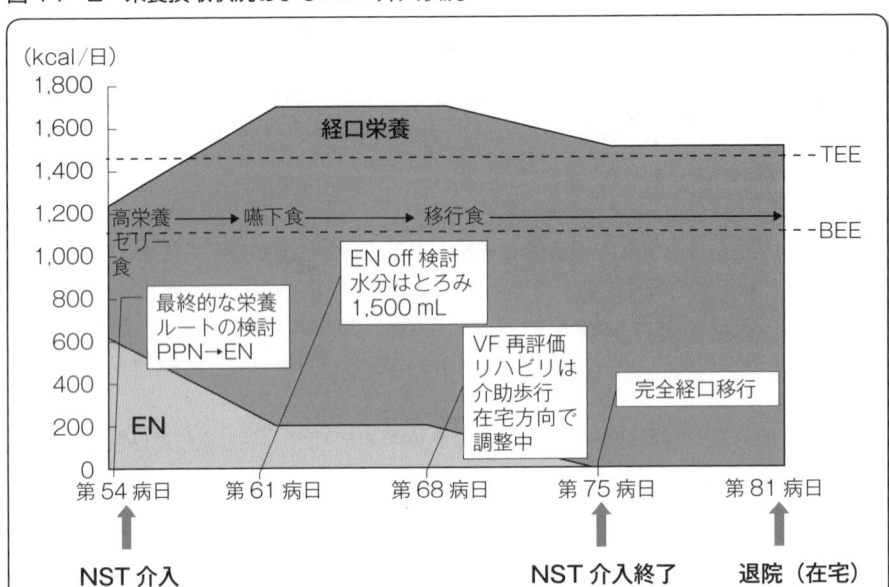

図11-2 栄養摂取状況およびNST介入状況

[図：第54病日から第81病日までの栄養摂取状況のグラフ。縦軸はkcal/日（0〜1,800）、横軸は病日。経口栄養とENの推移を示し、TEE（約1,450kcal）とBEE（約1,200kcal）の基準線がある。高栄養ゼリー食→嚥下食→移行食と移行。注釈：「最終的な栄養ルートの検討 PPN→EN」（第54病日付近）、「EN off検討 水分はとろみ 1,500 mL」（第61病日付近）、「VF再評価 リハビリは介助歩行 在宅方向で調整中」（第68病日付近）、「完全経口移行」（第75病日付近）。第54病日：NST介入、第75病日：NST介入終了、第81病日：退院（在宅）]

● 経口移行と退院
① 臨床検査値：第35病日（Alb 2.9 g/dL，TP 5.8 g/dL）から，第72病日（Alb 3.7 g/dL，TP 6.6 g/dL）へと改善した。
② 退院支援：退院前に病院スタッフ，家族，在宅サービス担当者のカンファレンスを実施し，在宅サービスを調整した。
③ 転帰：第81病日に在宅へ退院した。

　TさんはENと経口栄養法を併用し，栄養改善を目指していた。摂食・嚥下リハビリテーション，歩行訓練等を継続的に行うことにより経口移行ができ，口から食べることが栄養改善につながった。
　また，適切な退院支援を行い，在宅での栄養療法の継続ができるように，訪問栄養食事指導を導入した（第13章参照）。

【参考文献】
・小山珠美：摂食・嚥下障害① 予防．消化器外科NURSING，12（10），2007，76-87．
・小山珠美監修：早期経口摂取実現とQOLのための摂食・嚥下リハビリテーション．メディカルレビュー社，2010，pp.74-75．
・脳卒中合同ガイドライン委員会編：急性期リハビリテーション．脳卒中治療ガイドライン2009，協和企画，2009，pp.283-286．
・鈴木　博，中村丁次編：臨床栄養学Ⅰ．建帛社，2005，pp.75-91．
・江頭文江：在宅生活を支える！ これからの新しい嚥下食レシピ．三輪書店，2008，pp.42-51．
・日本訪問看護振興財団，全国在宅訪問栄養食事指導研究会監修：訪問先で役立つ栄養管理の基礎知識．ネスレ日本．

第12章 手術を受ける患者の「食べる」を支えるケア

本章ではまず、手術を受けることと栄養状態との関連を理解するための基礎となる知識を述べる。その後、事例を基に、手術を受ける患者の「食べる」ことを支えるケアのあり方と、多職種の協働の必要性について述べる。

1 手術を受けることと栄養状態との関連

(1) 手術を受ける患者の栄養状態を整えることの意義

手術療法は、人間の健康を回復するために行われる治療ではあるが、その反面、皮膚を切開し、組織や臓器に対して操作を加えることから、人体に損傷を与える治療方法でもある。近年では、手術手技や手術後の管理などの医療技術が向上し、安全に手術が行えるようになったため、高齢者や併発疾患をもつ、いわゆるハイリスク患者への手術が増加している。

しかし高齢者は、加齢に伴ってたんぱく質・エネルギー低栄養状態（protein-energy malnutrition；PEM）になりやすく、もともと栄養障害を有する可能性が高い[1]。また例えば、呼吸器疾患の1つである慢性閉塞性肺疾患（COPD）を併発している患者は、呼吸困難に伴う食欲不振や肺の過膨張などにより、食事摂取量が減少する。さらに、換気効率の低下による呼吸筋仕事量の増加などにより、代謝が亢進してエネルギー消費量が増大する[2]。この結果、患者の多くが低栄養状態にある。さらに、例えば食道がんのように、消化器官に腫瘍があるために高度に狭窄している場合は、つかえ感や通過障害から食事摂取量が低下し、容易に低栄養状態となる。

低栄養状態にある患者が手術を受けると、免疫力の低下や創傷治癒の遷延から周手術期の合併症発症率や死亡率が高くなり、入院期間が長期化してしまう[3]。そのため、周手術期にある患者の栄養状態を改善し、よりよい状態に保つことは、合併症の発症を減少させ患者のQOL向上に大きく貢献するので、非常に重要である。

(2) 手術侵襲による身体内部の変化

ⅰ. 手術侵襲と生体反応 生体の内部環境を乱す可能性のある外部からの刺激を「侵襲」と呼び、これには手術、外傷、熱傷、感染などさまざまなものがある。手術により生体に加わる侵襲には、手術操作そのもの、麻酔、出血、疼痛、感染などの身体的ストレスに加え、不安や恐怖などの精神的ストレスなどが含まれる。

そもそも生体には、外界の状況がさまざまに変化しても内部の機能や状態を一定に保とうとする働きがあり、これを恒常性（ホメオスタシス）という。生体に侵襲が加わると、恒常性を維持するための反応が起きる。これには、「サイトカイン誘発反応」と、「神経内分泌反応（古典的反応）」の2つがあり、これらが関連し合って侵襲に対する生体内の恒常性を維持している。これらの反応により、各臓器や代謝に変化が及ぶ（図12-1）。

ⅱ. 手術侵襲と代謝機能の変化 ムーアは、手術侵襲後の時期を第Ⅰ相：傷害期、第Ⅱ相：転換期、第Ⅲ相：筋力回復期、第Ⅳ相：脂肪蓄積期の4つに分け、それぞれの病期における

生体反応のしくみや特徴を解説した。このうち第Ⅰ相，第Ⅱ相は，激しい内分泌性変動と代謝性変動がみられる異化期であり，第Ⅲ相，第Ⅳ相は，組織の修復と体力の回復がみられる同化期である[4]）（図12-2）。

身体が受けた損傷の修復には，多くのエネルギーやたんぱく質を必要とするため，手術後はエネルギー消費量やたんぱく質需要が増大する。生体は，体内の糖やたんぱく質，脂質をエネルギーとして利用するが，糖は最も重要で効率のよいエネルギー源である。しかし，手術侵襲後は血糖上昇をきたすホルモンが多く分泌されるため，一時的にインスリン感受性が低下して高血糖となり，組織が糖を取り込みにくい状況になる。そのため，体脂肪や筋たんぱくを壊して，不足しているエネルギーを補おうとし，異化の亢進をもたらす。このような状況から，手術侵襲の直後（第Ⅰ相）には，たとえ高カロリーの輸液を行っても，それを効率的に利用することができない。

異化期が過ぎると同化期に入り，これまでに失った筋たんぱくや体脂肪の合成が進む。

図12-1 侵襲に対する生命反応の発動機序

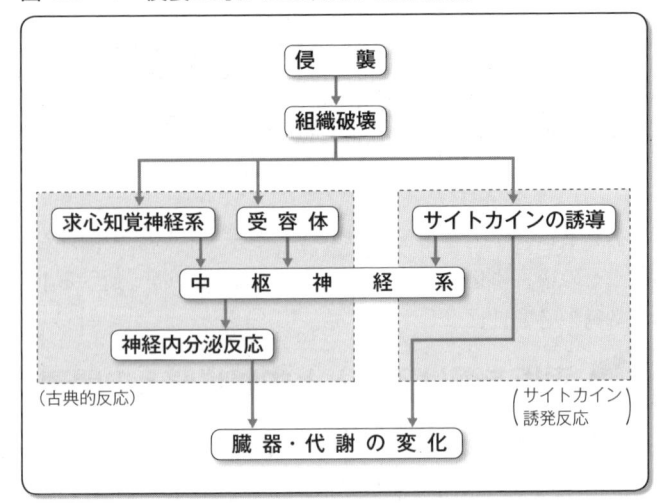

（小川道雄，酒本喜与志，ほか：侵襲に対する生体反応とサイトカイン．外科治療，**67**，1992）

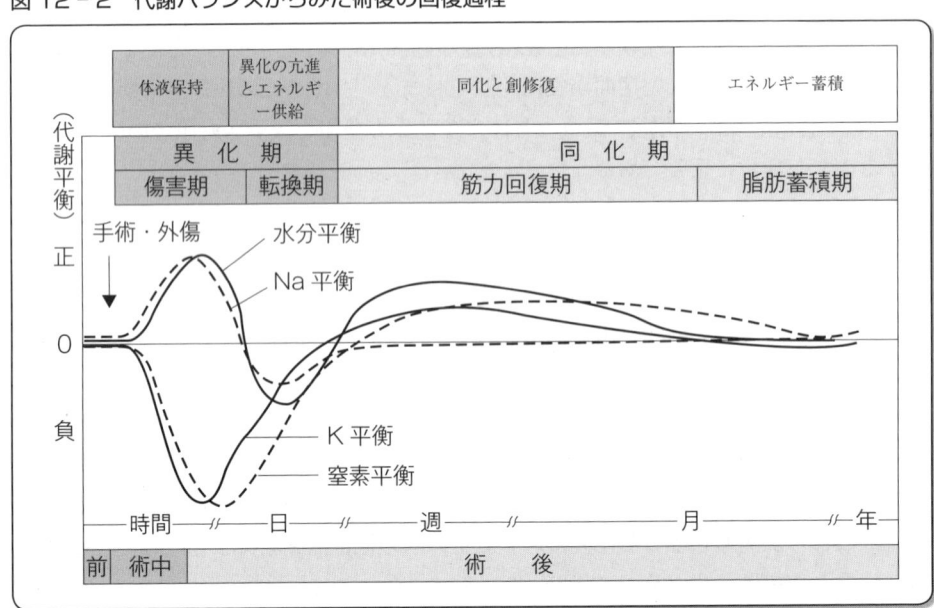

図12-2 代謝バランスからみた術後の回復過程

（長町幸雄：外科的侵襲の病態生理，図121／武藤輝一，田邊達三監修：標準外科学（第7版），医学書院，1996，p.84を一部改変）

iii．手術侵襲と循環機能の変化
手術で受けた損傷を修復するためには，体内の各組織に酸素がいきわたる必要があり，酸素を十分に取り込んだ血液が全身を循環しなければならない。そのため生体では，心拍数を増加させて心収縮力を増強させることにより，循環血液量を維持しようとする。それと同時に，水分やナトリウムの再吸収が促進され，尿中への排出が低下して，これらを保持しようとする。

一方，侵襲が加わることによって血管透過性が増し，血管内の水分やナトリウムはともに細胞内でも細胞外でもない第三腔（サードスペース）に移動する。その結果，循環血液量が減少するため，不足した細胞外液を輸液で補充する必要が生じる。しかし，輸液をしてもその一部は第三腔に移動してしまうため，全てが循環血液量に反映されない。この時期を乏尿期ともいう。

この時期が過ぎると，第三腔に貯留していた水分が血管内に戻るため，一時的に循環血液量が増加し，尿量も増加する。この時期は第Ⅱ相の転換期にあたり，侵襲から生体が回復しつつあると判断できる。

2 周手術各期の患者へのケア：患者の「食べる」を支える多職種連携による支援の事例

（1）手術前のケア

> **事例** Uさん：70歳，男性，胸部食道がん，無職，妻と二人暮らし
>
> ①**受診までの経過**：3か月前頃から摂食時のつかえ感と胸やけが出現して食欲が低下し，3か月間で体重が4kg減少した。徐々に水分も飲み込みにくさを感じるようになった。自宅で様子をみていたが，症状が改善しないため外来を受診し，上部消化管内視鏡検査の結果，食道に全周性狭窄があり，胸部食道がんと診断された。
>
> ②**外来受診時の状況**：身長162cm，体重47kg，BMI17.9kg/m^2。血液生化学検査所見は白血球数5,700/μL，ヘモグロビン10.1g/dL，血中アルブミン2.8g/dL，プレアルブミン20mg/dL，コリンエステラーゼ180IU/L
>
> ●**栄養アセスメント**
>
> 　外来医師は管理栄養士に依頼して栄養状態の評価を行った。BMI17.9で痩せ，3か月間の体重減少率7.8%で高度な体重減少，アルブミン，プレアルブミン，コリンエステラーゼなどの検査結果から，たんぱく質合成能が低下した状態にあり，食事摂取量の減少による栄養障害であると評価された。Uさんは固形物の摂取はできず，ときには水分さえも飲み込みにくいため，経口摂取では十分な栄養補給が困難であると判断された。そのため，手術までの10日間，入院して栄養管理を行うことになった。
>
> ●**術　前**
>
> 　入院後，中心静脈カテーテルを挿入し，経静脈栄養による栄養補給を行った。また，栄養状態を改善し，免疫能を高める目的で経腸栄養剤を経口摂取した。

ⅰ．術前のアセスメント
手術を受けることが決定した段階で，まず，患者の栄養状態を評価し，栄養療法を行う必要があるかどうかを判断する。術前は，疾患そのものが摂食・嚥下・消化・吸収の各機能に影響を及ぼしている可能性，さらに，術前化学療法，術前放射線療法など

の治療により栄養障害が生じている可能性がある。

栄養状態の評価は，入院時に全患者に対して行われることが一般的である[5]。しかし，近年は入院期間の短縮化に伴い，病名告知や，手術をするかどうかの決定を含めた治療の選択，術前検査などは外来で行い，手術直前に入院する患者がほとんどである。このことから，外来で手術患者の栄養状態を評価し，必要な患者にはその病態に応じて外来，あるいは入院して適切な栄養補給を行い，栄養状態を改善してから手術を行う。この実践においては，外来で診察を行う医師，管理栄養士，外来看護師の連携が必要となる。

  ii．**栄養状態の改善** 栄養補給法を選択する際の優先度は，経口栄養法，経管・経腸栄養法，経静脈栄養法の順であり（第5章の5-4参照），周手術期であっても原則は変わらない。

経口摂取が可能な状況であれば，これまでの食事回数や食事量，食事内容などを具体的に聴取し，不足している栄養素を明確にして，各栄養素をバランスよく摂取できるよう支援する。粥や水分しか摂取していない，摂取できないという状況では，たんぱく質栄養障害やビタミン欠乏などの可能性もあるため，食事内容の栄養成分の詳細を検討してアドバイスできる管理栄養士の知識が必要となる[6]。

例えば，食道がんによって食道が狭窄している患者は，固形物の摂取が困難で流動食しか受けつけないこともある。その場合には，少量で栄養価に優れた経腸栄養剤の飲用を勧め，効率的に栄養摂取ができるようにする。さらに，流動食の摂取も困難な場合は，中心静脈カテーテルを挿入し，経静脈栄養を行う。また，胃がんが噴門部や幽門前庭部にある患者は，噴門狭窄や幽門狭窄により食事摂取量の低下や嘔吐をきたしやすく，脱水や電解質異常が起きている可能性もある。この場合にも経口摂取が困難なため，入院して経静脈栄養を行う必要がある[6]。大腸がんによる狭窄や腸閉塞がある患者には，やはり経静脈栄養が必要となる[7]。

ただ，患者はこの時期，病名を告知されて手術の必要性を説明されるという，いってみれば非常事態に直面して緊張状態にあり，不安や恐怖など精神的ストレスを抱えている可能性が大きい。そして，それが原因となり一時的に食欲が低下することも考えられる。そのような状況下で，摂食状況のみに目を向け，それを改善しようとしても患者には受け入れがたい。そのため，患者が疾患や手術についてどのようにとらえているのか，今の状況をいかに乗り越えようとしているのか，などの心理的側面にも関心を向けることが大切である。その上で，手術前に栄養状態を良好に保つことが患者にもたらす利益について説明し，患者が目的を理解した上で意欲的に取り組めるよう配慮する。また，食事の準備を家族が担っている場合は，家族の理解や協力が得られるよう，働きかけることも必要である。

  iii．**術前の血糖コントロール** 糖尿病を併発している患者では，免疫能低下による易感染性や創傷治癒遅延の可能性が増加する。また，手術侵襲による耐糖能異常により，術後に糖尿病性昏睡などの重大な合併症を引き起こす可能性もある。そのため，術前の血糖値を良好な状態にコントロールしておく。空腹時血糖140 mg/dL未満で，1日尿糖10 g未満，尿ケトン体陰性を目標とする[8]。

  iv．**術前絶飲食期間の適切な設定** これまで，全身麻酔下で手術を受ける患者は，嘔吐や誤嚥を防ぐ目的で，手術前の長期間にわたり絶飲食を行うように指導されていた。諸外国での麻酔科学会による術前飲食ガイドラインでは，緊急症例や胃からの排出遅延が予測される症例を除き，飲水は手術2～3時間前まで，食事（トーストや脂肪分のない軽食など）は術前6時間前まで摂

取可能である、としているものが多い。しかし、日本ではいまだ術前飲食のガイドラインが制定されておらず、諸外国よりも絶飲食期間が長い傾向にある[9]。術前の絶飲食は口渇感や空腹感を生じさせ、これらが手術前の緊張感と相まって患者の不安を助長させる。また、術前絶飲食期間が長くなれば、当然栄養摂取量も減少してしまう。これらのことから、術前の絶飲食期間は、手術中の安全性を確保した上で最短となるよう、適切に設定する必要がある。

（2）術後の栄養管理

> ●術　後
>
> 　Uさんは入院後10日目に手術（右開胸開腹食道切除術、3領域リンパ節郭清、胃管による食道再建術）が行われた。手術翌日に気管挿管チューブを抜管、このとき反回神経の不全麻痺が認められた。手術後、循環状態が安定する2日目までは経静脈栄養を行い、術後3日目に空腸ろうからの経腸栄養が開始された。段階的に離床が開始され、徐々に行動範囲が拡大していった。この間は飲食することができなかったが、看護師が継続的に口腔内の清潔保持を行った。Uさんは、「早く食べたい気もするけど、心配だね。どんな感じなのだろうね。食べられないことは別に嫌じゃないよ。来週検査するのでしょ」などと話していた。
>
> 　術後7日目に食道透視を行い、縫合不全がないことを確認し、経口摂取を開始した。経口摂取量の増加に合わせて経腸栄養を減量した。退院後は自宅で経腸栄養を継続することになった。

　以前は、胃全摘や膵頭十二指腸切除などの消化管吻合を行う手術の術後栄養管理は、中心静脈栄養が主体であり、経口摂取は縫合不全の可能性が完全に否定できる術後1週間以上を経過してから開始されていた。また、消化管縫合操作のない手術でも全身麻酔の影響を考慮し、聴診器で腹鳴を確認してから経口摂取を開始すべきという考え方から、絶食期間が長期にわたっていた。

　しかし最近では、手術侵襲の縮小化や器械吻合の普及に伴う縫合不全の危険性の低下[10]、さらに、クリニカルパス導入により、それまで経験的に行われてきたケアが見直されるきっかけともなり、術後の絶飲食期間が短縮され、術後の食事内容も変化してきている[11]。

ⅰ. 手術直後の栄養管理の概要　「手術侵襲と代謝機能の変化」の項（p.117）で述べたとおり、異化期には、栄養を補給しても身体が有効に利用できない可能性がある。異化期の長さは手術侵襲の程度によってさまざまであるが、術後合併症が起こらない場合では、胃がんや大腸がんは手術当日、食道がんなどの過大侵襲手術でも1～3日ほどで異化期から離脱する。そのため、この期間は過剰な栄養投与は避け、異化期が過ぎてから徐々に目標とする栄養量に増加していく[12]。

　2～3日中に経口摂取が十分可能となることが予測される場合や、絶食期間が1週間以内で、かつ術前からの栄養不良がない場合は、末梢静脈から水分や電解質を補給する程度でよく、状況により末梢静脈栄養法を付加する程度でよい[13]。

　しかし、食道がんの手術や、頭頸部や口腔領域の手術など、経口摂取が不十分な期間が長くなることが予測される場合や、術前から栄養不良状態にある患者では、積極的に栄養管理をする必要がある。食道がんや、術前栄養不良状態にある胃全摘患者には、術中に胃ろうや空腸ろうを造設し、術後早期から経腸栄養管理を行えるようにする。中心静脈栄養は、経腸栄養が何らかの理由で不可能な場合に限り行う。

　術直後は経静脈栄養を行うが、経口摂取が可能な場合は経口摂取に、経口摂取では不十分な場

合は経管栄養にと，次第に経腸栄養へと移行していく。

　　ⅱ．**必要栄養量の算出**　　エネルギー必要量を求めるには，ハリス・ベネディクトの式から算出する方法や，間接熱量計を用いて測定する方法があるが，病態が変化しやすい周手術期には，簡易式が利用しやすい。低侵襲では 20〜25 kcal/kg，高度侵襲では 30〜35 kcal/kg と大まかに設定する[12]。たんぱく質は 1.2〜2.0 g/kg（全エネルギーの約 20％程度），脂質は全エネルギーの 15〜20％（経静脈投与では最大 1〜1.5 g/kg/日）を目安とする[12]。

　術後の異化期では体たんぱく質が失われて筋肉量が減少するが，たんぱく質摂取量が不足すると体たんぱく質をさらに消失させることになる。また，エネルギー摂取量が不十分な場合，たんぱく質の消失に拍車をかけることになる。そのため，術後の回復の促進には十分な栄養が必要となる。

（3）手術後経口摂取開始までのケア

　　ⅰ．**口腔内の清潔保持**　　食道がんの手術は縫合不全のリスクが高いため，術後 1 週間程度は禁飲食となる。しかし，絶食により唾液の分泌量が低下するため口腔内が不潔になりやすく，食事開始時に悪影響を及ぼすばかりでなく，術後肺炎の原因ともなる。そのため看護師は，継続的に口腔内の観察と，歯や歯肉，舌のブラッシングを行い，清潔を保つ必要がある。

　　ⅱ．**経腸栄養の実施**　　循環動態が安定し，消化管運動が回復してくる術後 3〜4 日頃から経腸栄養が開始される。経腸栄養剤の選択に際しては，呼吸器合併症の有無や血糖値の推移，経静脈栄養とのバランスなどを考慮するため，管理栄養士の知識が必要となる。経腸栄養剤はゆっくり少量から開始し，下痢などの症状をみながら 1 日ごとに注入速度や注入量を上げていく。

　　ⅲ．**絶食状態によるストレスの理解**　　絶食中の患者は，痛みや症状による苦痛が強いときには食べたいと思うだけの余裕はないが，症状が改善してくると満たされない食欲や空腹感によってストレスを感じるようになる。さらに，周囲の食事の雰囲気や音，においに対して敏感に反応し，つらい思いを抱く[14]。また，縫合不全などの合併症が出現して絶食期間が長期にわたる場合には，特に，いつから食事が開始されるのかわからないといった先行きの不透明さも加わり，不安や焦りが増強することもある[15]。医療者は，治療上必要なこととはいえ，絶食を強いられているという状況を当然のこととしてとらえるのではなく，患者がどのような思いで過ごしているのか関心を寄せることが必要である。

（4）経口摂取開始時のケア

　手術直後は倦怠感が強く，身体を動かそうという気力もわいてこない。また，周囲の物事に対して無関心であり，何かをしたいという欲求が起きない状況にある。しかし，順調に回復が進み，身体機能が正常化するに従い，自然と周辺に関心をもつようになり，意欲が出てくる。こうしたなかで口渇や空腹感を覚えるようになり，食欲がわいてくる。そのとき，必要栄養量が満たされ，かつ，離床を進めて身体を動かすことにより，徐々に筋たんぱく質が合成され，倦怠感が薄れ，活動量が増加し，日常生活が正常化していく。

　しかし，消化器など食の機能をもつ臓器の手術を受けた場合には，手術を境にして「食べる」という身体機能が急激に変化するため，患者がその変化に適応できず戸惑うことも多く，医療職の専門的な介入が必要となる。

　　ⅰ．**食に関連する機能のアセスメント**　　まず，患者の摂食・嚥下・消化・吸収の一連の機能が手術によりどのように変化したかをとらえ，アセスメントする必要がある。たとえ同じ疾

患，術式であっても，手術の細かな操作の違いが手術後の機能に影響を及ぼすため，手術後に生じる変化は同一ではない。そのため，次の情報を得て個々の状況を把握することが必要である。

① 術式（切除範囲，リンパ節郭清の範囲，再建経路，再建臓器）から，「食べる」ことへの影響を予測する。

② 上部消化管内視鏡検査やX線所見などの検査結果から，吻合部狭窄，反回神経麻痺，術後腸閉塞などの術後合併症の出現の有無を把握する。

③ 嚥下時の違和感やつかえ感，悪心，もたれ感，腹痛などの主観的情報とともに，食事摂取量，食事内容，食事摂取速度，嘔吐，下痢などの客観的情報を把握する。

手術後の患者は，今まで何十年もの間慣れ親しんできた自分の身体の急激な変化に直面し，自分の身体でありながら何が起きているのかわからずにいる。そのため，術後初めて食事が開始されるときや，食事の形態が変化するときなど，ポイントを押さえて看護師が食事に同席し，どのような症状が起きているのかを確かめ，言葉にし，患者とともにとらえようとする丁寧なかかわりが必要である。

その上で，看護師は前述した情報を統合して，それらの症状が現れている原因を医師や管理栄養士も交えて検討し，より不快感が少なく安全に食事が摂取できるような方法を選択する。

ⅱ．摂食機能の変化に応じた食形態の工夫 手術により，嚥下・消化・吸収機能が一時的あるいは永久に，低下あるいは喪失する。食道がんの手術後では，頸部リンパ節郭清操作の影響を受け，咽頭が十分に挙上されなくなるため食道入口部の開大が不十分となり，気管への誤嚥が生じる。その上，手術操作により反回神経麻痺が生じると，誤嚥のリスクはさらに高くなる。この場合，液体や，口の中で水分が分離しやすい食材は気管に入り込みやすいため，ある程度粘度の高い食材（バナナや里芋など）から食事を始め，次第に軟菜食，通常食へと変更していく。

このように，手術による摂食機能の変化を把握し，それを踏まえて形態を工夫した食事を提供し，患者の摂取状況を確認する。そして患者の反応を確かめ，より適切な食事のあり方を追求する姿勢をもちたい。その際には，食事の栄養素や形態（口腔内で溶解する温度やほぐれやすいかたさなど）に関する専門知識をもつ管理栄養士を中心に，看護師や医師が協働することが望ましい（第5章-5参照）。また，嚥下障害がある場合には，言語聴覚士の評価や指導も必要となる。

ⅲ．食事摂取方法の指導 誤嚥の危険性を回避するためには，食事摂取方法を習得することが重要である。足を地面につけ，しっかりと背中を伸ばした姿勢をとり，あごを引いた状態で嚥下するように伝える。また，摘出した食道を胃管で再建している場合には，胃の貯留機能や粥状にする機能が喪失するため，よく噛み，一口ずつ意識して嚥下し，ゆっくりとした速さで食事を摂る必要がある。さらに，下部食道括約筋の喪失により逆流防止機構が破綻し，食物や消化液の逆流が生じやすくなる。そのため，食後すぐに横にならず，座位を保つかベッドの頭部を挙上して臥床することが必要である。

手術後の合併症や不快症状を予防するためには，患者はさまざまな面で行動を変化させる必要がある。しかしこの行動の変化により，食事に時間がかかり疲労感が増強したり，睡眠時間が短くなることも考えられ，結果的に患者の生活に悪影響を及ぼすことにもなりかねない。そのため，医療者は食事摂取のみに着目するのではなく，生活全般に関心を向ける必要がある。

（5）退院後の継続ケア

以前は，経口摂取のみで十分な量が摂取できるようになるまで入院していることもあった。し

かし最近では，術後の入院期間短縮に伴い，退院時に経口摂取のみでは十分な栄養が得られていないことも多い。そのため，経腸栄養を継続したまま退院し，外来で経口摂取量の増加が確認された段階で，経腸栄養チューブを抜去することも多い。

したがって，退院後は，外来受診時に継続して栄養状態評価を行う必要がある。そして，経口摂取量が順調に増加せず体重減少が続く場合は，看護師や管理栄養士が介入し，その背景にあるものを明らかにする。嚥下障害など食事摂取に影響を及ぼす症状の継続もしくは新たな出現（消化管吻合部の狭窄は数か月経過してから起きることが多い）や，手術以前の食習慣（例えば，食道がん患者には，もともと飲酒量が非常に多く，食事をほとんど摂取していない患者もいる）などを確認する。

なかには，手術によって自分の身体が変化し，食べるたびに不快な症状が出現することや，今まで無意識に行っていた食事を毎回意識的に摂らなければならなくなったことへの負担感などから，食べる意欲そのものを失っている患者もいる。そのため，個別の状況を把握した上で，どの専門職が対応することが効果的かを判断し，互いに助言をし合い協働できる体制を整えることが重要である。

【引用文献】

1) 梶井文子：低栄養状態の予防と看護／小玉敏江，亀井智子編：改訂 高齢者看護学．中央法規出版，2007，pp.231-240．
2) 長戸和子：慢性の呼吸機能障害をもつ患者の看護／鈴木志津枝，藤田佐和編：慢性期看護論 第2版．ヌーヴェルヒロカワ，2009，pp.170-195．
3) 福島亮治：外科医に必要な栄養アセスメントの知識．外科治療，**100**，2009，8-14．
4) 鎌倉やよい，深田順子：周術期の臨床判断を磨く─手術侵襲と生体反応から導く看護．医学書院，2008，p.2．
5) 山内 健：栄養スクリーニング／東口髙志編：JJNスペシャル 「治る力」を引き出す 実践！臨床栄養．医学書院，2010，pp.82-86．
6) 山中英治：上部消化管外科の栄養管理とNST．外科治療，**100**，2009，15-21．
7) 西口幸雄：下部消化管手術の栄養管理とNST．外科治療，**100**，2009，22-27．
8) 近藤 哲：術前術後管理と術後合併症／北島政樹監修：標準外科学 第12版．医学書院，2010，pp.238-250．
9) 谷口英喜，佐々木俊郎，ほか：全身麻酔前の絶飲食．臨床麻酔，**34**，2010，1397-1406．
10) 伊藤彰博：こんなに変わった！術前後の経口摂取．消化器外科NURSING，**12**，2007，376-382．
11) 岡田晋吾：消化器外科術後食に関する新しい考え方─2.クリニカルパス導入の効果．日本外科学会雑誌，**111**，2010，3-7．
12) 池田健一郎：周術期・集中治療／東口髙志編：JJNスペシャル 「治る力」を引き出す 実践！臨床栄養．医学書院，2010，pp.153-161．
13) 福島亮治：周術期の栄養管理／大熊利忠，金谷節子編：キーワードでわかる臨床栄養．羊土社，2007，pp.202-206．
14) 小川智恵子，ほか：絶食中の患者の不安─ストレスの緩和法実施による患者心理の評価．京都市立病院紀要，**24**，2004，25-29．
15) 三浦美奈子：消化器の手術を受ける患者の食への援助／尾岸恵三子，正木治恵編：食看護学．医歯薬出版，2007，pp.102-111．

第13章 在宅ケア・在宅療養を必要とする患者の「食べる」を支えるケア

13-1. 退院支援における「食べる」を支えるケア

1 退院支援とは

退院支援は，退院計画をスムーズに遂行できるよう，病院全体で責任をもって多職種で行うチームアプローチである。退院計画については，1984年にアメリカ病院協会（American Hospital Association；AHA）がガイドラインを策定し，「退院計画は，患者とその家族が退院後の適切なケアプランを作るのを助けるために利用可能でなくてはならない部門を超えた病院全体としてのプロセスである」としている。

わが国においても2006（平成18）年の医療制度改革大綱において，医療機能の分化・連携の推進による切れ目のない医療の提供，在宅医療の充実による患者のQOLの向上が謳われ，ますます退院支援の重要性が叫ばれている[1]。近年では，退院支援は，病院単独で完結するプロセスではなく，医療者は，患者が生活していく地域の在宅ケアシステムを包含した範囲で支援体制を構築していく視点が必要である。

2 「食べる」をつなぐ重要性

退院を控えた患者にとって，退院後の「食べる」は大きな問題である。ある患者にとって「食べる」ことは，生きるため，病気を克服するために必要な生活の一部であり，またある患者にとっては楽しみの1つであるからである。

（1）「食べる」ことの意味を理解する

その人にとっての「食べる」意味を理解するためには，患者の全体像を把握する必要がある。退院支援では，退院時だけではなく，過去と未来を合わせて把握することで，その後の患者の豊かな人生をともに考えることができる（図13-1）。

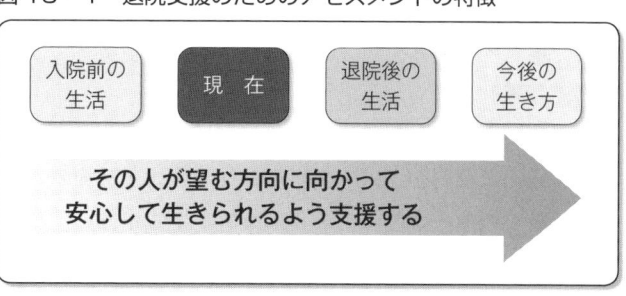

例えば，料理教室の先生をしていた高齢者であれば，長い人生のなかで「食べる」ことは自身の職業生活そのものを指すかもしれない。ゆえに，「食べる」こと全体へのこだわりや旬の食材を利用して人をもてなすなど，「食べる」に関連したその人の思いや考えが付随するであろう。そして，退院

図13-1 退院支援のためのアセスメントの特徴

入院前の生活 → 現在 → 退院後の生活 → 今後の生き方

その人が望む方向に向かって安心して生きられるよう支援する

後の人生においても「食べる」ことを通して人とかかわりながら生きていきたいと思うかもしれない。

一方，糖尿病など食事療法が必要な人にとっては，「食べる」は身体を整え管理することを意味する。そのため，「食べる」楽しみよりも，自己管理のために何を選んでどのように「食べる」のかという視点を重視していると思われる。つまり退院後も，引き続き自己管理を強化・継続して，自分なりの健康状態を維持することがその人にとっての一番の希望になるかもしれない。

このように，その人の過去の生活における「食べる」ことの位置づけが，退院支援の方向性や方法を決めるヒントになることがある。過去のその人の「食べる」ことに関する価値観や思い，考えがどのようなものであったかを，本人や家族との会話を通してアセスメントすることができるであろう。

(2)「食べる」ことの自立の程度を理解する

退院支援には，その人にとっての「食べる」意味を理解するのと同様に，「食べる」ことについてどの程度自立しているかを把握することも重要である。「食べる」ことが自立できない原因として，嚥下機能の低下や喪失，上肢の麻痺や巧緻性の低下による食事動作困難状態，食事を摂ること自体を忘れてしまう認知機能の低下，栄養面の不十分な自己管理，調理ができないなどが挙げられる。

これらの状態を引き起こす疾患や病態について多職種で話し合い，検討することによって，「食べる」ことにかかわる問題点をより多面的に理解することが可能となる。その際，「食べる」ことが困難である患者やその家族が，現在および今後の状態についてどのように受け止め，対処しようとしているのかを把握することが，退院後の「食べる」ことの再構築の原点となるであろう。

3 退院支援のプロセスにおける「食べる」を支える職種とその連携

連携とは，『広辞苑』によれば，同じ目的をもつ者が互いに連絡をとり，協力し合って物事を行うことである。退院支援のプロセスにおいては，医師や看護師，ソーシャルワーカー，薬剤師，理学療法士（PT），作業療法士（OT），言語聴覚士（ST），管理栄養士など病院内の専門職に加え，患者自身の特性や退院後に暮らす場の地域特性に応じて，地域の在宅医や訪問看護師，歯科医師，薬剤師，PT・OT・ST，訪問栄養士，ケアマネジャー，地域包括支援センターのスタッフ，保健師，児童相談所の職員など院外の専門職との連携・協働が必要となる。

図13-2に，急性期病院における退院支援のプロセスを示した。病院における退院支援体制（専門部署の有無や人員配置状況等）は，その病院の特性や理念等に影響を受けるためそれぞれの病院で異なるが，急性期病院では，おおむねこのような過程をたどるであろう。退院支援のプロセスは，患者や家族との相談といった意思決定支援と，院内・院外の多職種・多機関同士の調整活動の繰り返しで構成される。

また退院支援は，療養の場の移行支援でもあり，病院という「医療」の場から居宅という「生活」の場への移行がスムーズに行われるよう支援することでもある。このため，入院中は病院において多くの医療専門職により一時的かつ集中的に治療を受けていた患者は，退院後は自分自身や家族の力を活用して生活者として自律することが求められる。

3 退院支援のプロセスにおける「食べる」を支える職種とその連携

図 13-2 急性期病院における退院支援のプロセス

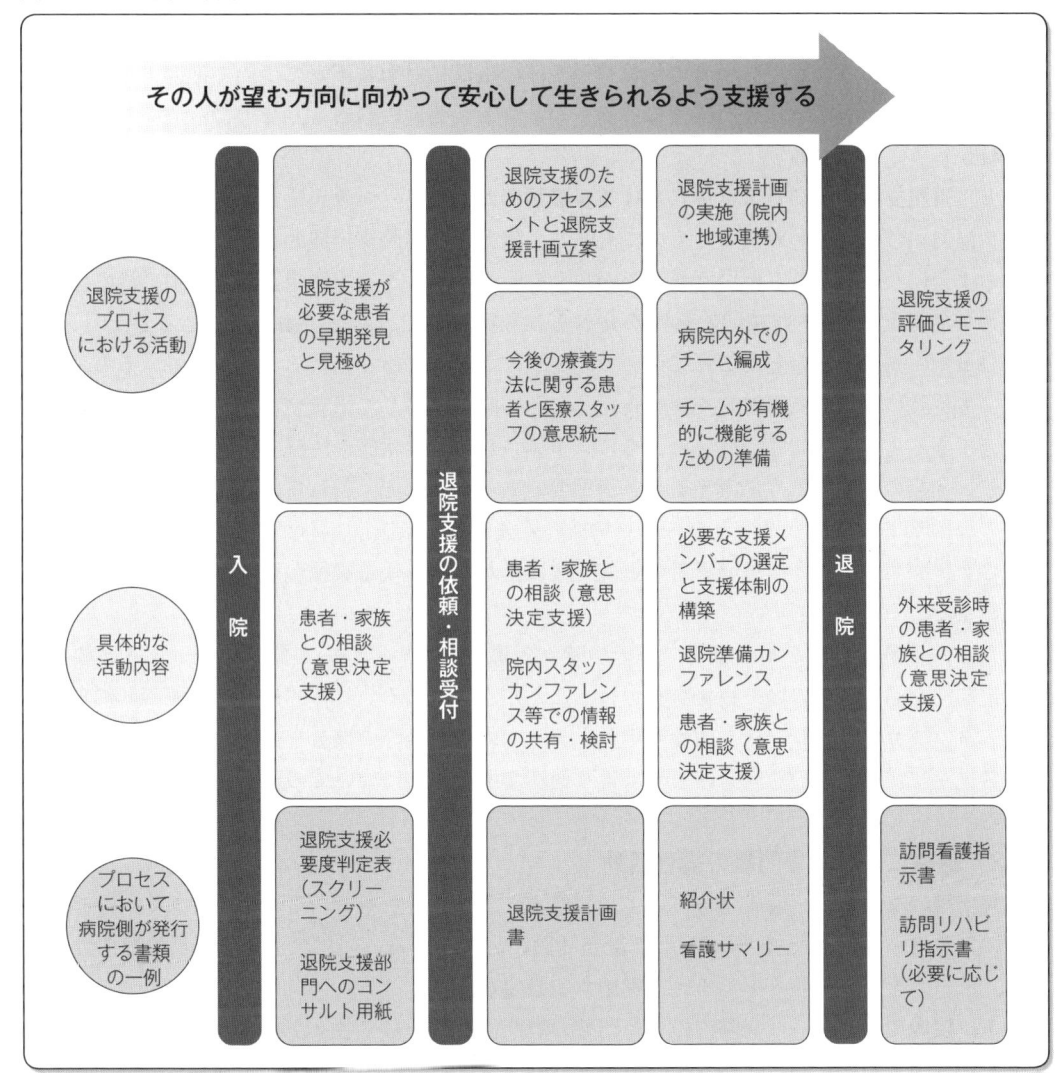

その人が望む方向に向かって安心して生きられるよう支援する

退院支援のプロセスにおける活動	入院	退院支援が必要な患者の早期発見と見極め		退院支援の依頼・相談受付	退院支援のためのアセスメントと退院支援計画立案 今後の療養方法に関する患者と医療スタッフの意思統一 患者・家族との相談(意思決定支援) 院内スタッフカンファレンス等での情報の共有・検討	退院支援計画の実施(院内・地域連携) 病院内外でのチーム編成 チームが有機的に機能するための準備 必要な支援メンバーの選定と支援体制の構築 退院準備カンファレンス 患者・家族との相談(意思決定支援)	退院	退院支援の評価とモニタリング 外来受診時の患者・家族との相談(意思決定支援)
具体的な活動内容		患者・家族との相談(意思決定支援)						
プロセスにおいて病院側が発行する書類の一例		退院支援必要度判定表(スクリーニング) 退院支援部門へのコンサルト用紙			退院支援計画書	紹介状 看護サマリー		訪問看護指示書 訪問リハビリ指示書(必要に応じて)

(1) 退院に向けた意思決定支援

退院支援において，患者と家族の意思決定支援は，退院後の療養方針を決定し，退院支援計画を立案する上で最も重要である。もちろん，患者本人の病状理解や今後の見通しも重要であるが，その後の人生をどのように生きるかという点で，特に退院支援プロセスの初期において，患者の意向やそれに関する家族の考えや思いを把握することは欠かせない。患者と家族の真のニーズを引き出し，退院後の生き方を主体的に決めるように促す意思決定支援は，退院支援計画の根幹をなす部分である。

　　i．**退院支援開始間もない段階における多職種のかかわり**　　入院中に食事摂取の状態を観察できる立場にある看護師が重要な役割を担うであろう。また，頭頸部や口腔の手術等で嚥下機能の一時的低下が予測される疾患であれば，看護師に加えて治療やそれに伴う説明を行う医師，嚥下のリハビリテーションにかかわるST等も，本人と家族が意思決定できるようかかわる職種

である。いずれの職種も，退院後の患者の回復の見込みを予測しながら情報提供や訓練を実施したり，ケアの方法を指導する立場にある。治療の経過を十分に理解し，予測される結果を想定しつつ日々ケアを行うなかで，患者の治療や退院後の生活に対する不安について把握することができるからである。退院支援専門部署に連絡・相談する必要性の判断も，身近に治療やケアにあたる職種が行うこととなる。

　　ⅱ．退院支援のプロセス全体における多職種のかかわり　　意思決定支援は，退院支援のプロセスにおいて随時行われていくものでもある。例えば，退院支援開始初期に「口から物が食べられるようになるだろう」という見込みから，自宅退院することを決定した患者が，治療の結果を改めて認識し，「いまだに口から物が食べられない状態で，本当に家で過ごせるのだろうか」と，いったん退院を決定したことについて考え直すなど，意思が揺れることがある。そのようなときにも退院に向けた意思決定支援を継続し，その時々に応じて患者が自身のことを見つめて自ら決定できるように，傾聴や共感とともに，予測される身体状態や治療の影響など適切な情報を提供し，今後の生活をともに考えることが重要である。そして，これらの意思決定支援は，退院支援の専門部署のスタッフのみならず，病棟の看護師や主治医，リハビリテーションスタッフ，地域のケアマネジャー等，その患者の退院支援に携わるあらゆる職種が適切な場面で必要に応じて実施することが望ましい。

　ただし，多職種がかかわるほどに，その時々の患者の思いについて認識を統一する必要があり，定期的な話し合いの場や連絡調整を行うことが求められる。具体的には，病棟ごとに実施されるスタッフカンファレンスや栄養サポートチームの検討会等の機会を活用し，患者にかかわる院内スタッフが，患者の意向を踏まえてより適切な療養方法についての検討を重ねることが重要となる。

(2) 退院に向けた専門職の調整活動

　退院支援のプロセスを構成するもう1つの要素に調整活動がある。これは，大きく分けて，院内での調整と，病院と院外（地域）との調整活動に分けられる。いずれも，多職種の専門性を踏まえ，チーム全員で足並みをそろえて実施する必要がある。

　　ⅰ．院内での調整　　病院内の各専門職の専門性を活かして各々が共通の退院目標に向けて実施するものである。例えば，今後の療養方針の決定に向けた病状説明の設定や，退院後の医療処置や医療材料を在宅主治医や地域薬局の準備状況に合わせて変更する，自宅で継続可能な機能訓練や自己管理の方法を本人や家族が理解・実施できるように指導するなどがあろう。

　　ⅱ．病院と院外（地域）での調整　　一方，退院後に支援を依頼する地域関係機関に連絡し，地域ケアスタッフの準備を整えるために，病院と地域との連絡調整活動が必要となる。例えば，退院準備のためのカンファレンスの設定や，訪問看護師やケアマネジャーが退院前に病棟を訪問する際の連絡調整など，地域関係機関のケアスタッフが患者の様子を確認するとともに，病院ケアスタッフとの情報交換や，療養に関してともに検討することを支援する活動などがこれにあたる。

　嚥下機能が低下した高齢者が自宅に退院する場合を例にとると，患者が退院後も嚥下訓練を継続したり，食事形態の工夫を行う必要がある。退院に向けて，病院では，管理栄養士やST，看護師によって嚥下訓練を中心とした退院指導が集中的に行われる。場合によっては，栄養サポートチーム等院内全体の職種がかかわり，退院に向けた課題解決に取り組むかもしれない。しか

し，退院後も継続してこれらの「食べる」ための課題に対応するためには，地域の社会資源をつなぎ合わせ，患者にとって必要なサービスが，適切な人によって適切な時期に提供される必要がある。そのためには，退院に向けた話し合いを，病院内だけではなく，ケアマネジャーや訪問看護師，在宅のST等を交えて行う必要がある。これがいわゆる退院準備カンファレンスである。

しかし，これら地域の「食べる」を支える専門職の配置状況は，その地域によってまだまだ差があるのが現状である。このため，患者が退院する地域において，「食べる」ことを支援できる社会資源がどこにどのように配置されているのか，また，それらの社会資源にアクセスするためには誰がどのように手続きを行うのかといったことについても，入院中にあらかじめ明確にし，共有しておき，患者と家族が安心して退院できることにつなげる必要がある。在宅療養で利用できる一般的な保健・医療・福祉サービスを図13-3に示す。

図13-3 在宅療養で利用できる保健・医療・福祉サービス

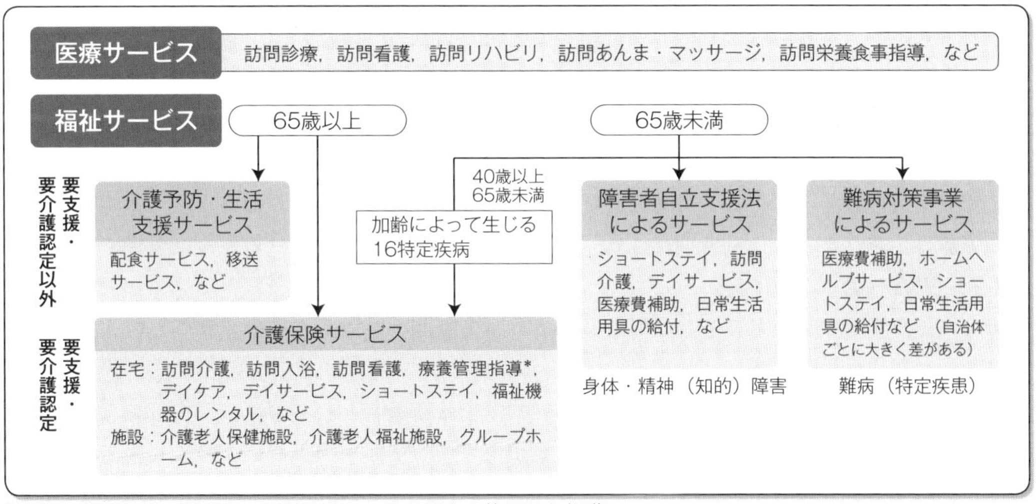

*医師・歯科医師，薬剤師，管理栄養士，歯科衛生士等が行う指導。

高齢者の場合，介護保険を活用して「食べる」ことを支える場合が多い。訪問看護師による嚥下訓練の継続，嚥下状態の観察をはじめ，一人暮らしであれば訪問介護で調理を依頼することも可能である。また数は少ないが，STが所属する訪問看護ステーションもあり，そこではSTと看護師が連携して嚥下機能の評価を継続し，患者の状態に合わせたケアが可能となる。そのほか，介護保険以外の高齢者向けサービスとして配食サービスを利用することもできよう。

介護保険が使えない若年者は，医療保険を活用し訪問看護を利用することができる。難病や小児慢性特定疾患等の認定を受けていて栄養管理を必要とする場合などに有効なサービスであり，積極的に利用を勧めたい。なお，公費負担の難病と小児慢性特定疾患では，訪問看護利用料は原則無料となる。その他，市町村によっては，希望により栄養士の指導を受けられる場合もある。

これら社会資源の把握については，退院支援部門に所属するソーシャルワーカーや退院調整看護師を活用することが第一であろう。また，そのような職種がいない場合は，地域の訪問看護ステーションや地域包括支援センター，市町村の保健福祉センターに問い合わせることも有効である。スムーズな退院支援遂行のためには，自分の勤める医療機関周辺の市町村が提供するサービスとその利用方法について，普段から把握するように努めたい。

4 「食べる」を支える家族へのケア

(1) 家族へのケアの重要性

退院支援における家族へのケアは，患者本人へのケアと同様に重要である。なぜなら，退院後の生活のなかで「食べる」を支えるのはたいてい家族であり，患者と医療スタッフの意向が一致して退院支援を進めていても，家族の意向や状況によって大きく方向転換することが多いからである。例えば，本人が在宅療養を望んでいても，「食べる」ことの自立が難しいと家族が判断した場合，家族は不安を感じて「口から物が食べられない状態では自宅で世話をするのは難しい」「日中は食事の世話もできないので，どこか施設に預けたい」といった発言をすることがある。このように，家族の不安を解消しないままでいると，在宅療養がかなわなくなるおそれがある。つまり，退院支援では，専門職が本人の意向と予測される「食べる」ことの困難を照合しつつ，家族がそのことについてどのように考えているのかを重ねて把握しておかなければならない。

これは，家族という存在のもつ二面性によると考えられる。すなわち，家族が患者を支援する立場であり，一方では患者と同じく支援を必要とする立場でもあるということで，この理解が退院支援では肝要である[2]。治療や療養を必要とする患者にとって，特に本人が意思決定できない状態では，家族の決定は患者の意思を代弁するものとして扱われることも多い。そして，家族は在宅療養を可能にする主たる介護者として期待される存在でもある。このように，退院支援における家族は，さまざまな役割を期待され，退院支援の方向性を決定づける大きな要素である。

(2) 家族へのケアの内容

では，退院支援において，家族に対しどのような配慮が必要であろうか。家族という存在のもつ二面性の観点から述べる。

ⅰ．介護者である家族への支援 第一に，主たる介護者としての役割が遂行できるかどうかを見極める必要がある。主介護者となる家族が何らかの疾病を抱えていないか，抱えているとしたらその疾病が介護負担によって増強・悪化するものかどうかも考慮する。これらは，看護師やリハビリテーションにかかわるスタッフが，退院のための家族への介護指導のなかで把握したり，退院支援部門のスタッフなどが継続して相談するなかで把握が可能であろう。

介護する家族が健康問題を抱えている場合には，その問題を解決する方法を提案することも退院支援の一環として必要となる。例えば，家族についても介護保険を使えるように準備していく，通院先や通院できる手段を確保するなどである。健康問題を解決する方法がなかなか見つからない，介護負担感が増強して介護を前向きにとらえられない場合は，別な介護者を探す，在宅療養から施設への入所等に方向転換するといった対応も必要となる。

入院中は家族があまり来院しないこともある。そのため家族の情報を，かかわる職種があらゆる場面でとらえて，その情報を突き合わせ，退院後の家族のかかわりを検討しながら退院計画の修正を適宜行い，家族が可能な範囲で協力できるように退院後の支援体制を整えていくことが重要なポイントであろう。

ⅱ．家族の不安の軽減 主たる介護者となることを受け入れ，退院指導を受けている段階の家族には，心理的支援も重要である。退院に向けて具体的な課題が明らかになる段階でもあり，それだけに「食べる」ことを支えるための不安の内容も，より具体化していることが多い。例えば，嚥下機能がどれくらいの期間で回復するのか，回復するまでの食事内容はどのようにす

ればよいのか，そのことについて相談できるのは誰なのか，外来受診時に医師に相談してよいのかなどである。このように不安の内容を具体化することで，家族，介護者個々の抱える問題が明らかとなり，より適切な在宅療養サービスを準備することができる。

　不安の内容を具体化するためには，介護に関する不安を受け止める，介護に対する気持ちの表出を促す，介護に向かう気持ちを傾聴することを，かかわる専門職全てが同じ目標をもって行うことが重要である。全てのスタッフが同じ姿勢で家族にもかかわり，相談を重ねるなかで，家族は自分自身で介護の意味や患者に対する思いを整理することができるであろう。特に初めて在宅介護を経験する家族は，自分に在宅介護ができるのだろうかと不安を抱えながらも，患者が入院中には，自宅や仕事場と病院の往復となることも多いため，身近に相談できる者が限られていることがある。このようなときに，入院している病院のスタッフや退院後に利用する地域の関係機関に気軽に相談できれば，不安も軽減されるであろう。そのためにも，入院中から家族の相談窓口を院内や院外に設け，家族にもわかるよう示しておくことが重要である。

　　ⅲ．**介護の意味づけ**　　最後に，家族にとっての介護の意味づけを支援することもまた退院支援の一環であるといえよう。介護者が，大切な家族を住み慣れた自宅で世話をしていくことを前向きにとらえていくことができれば，在宅療養の継続の大きな力となり，退院を後押しする要素になる。したがって，かかわる職種が，家族にとっての介護の意味について統一した見解をもって支援することも大切である。

IPW 13-2. 訪問による「食べる」を支えるケア

5 在宅患者の「食べる」を支えるケアの重要性

　在宅ケア・在宅療養を必要とする患者は，さまざまな健康障害を抱えながらも，最期へ向けて，輝ける毎日となるよう日々の生活を営んでいる。Lunneyら[3]は，死に至るまでの経過を4つのパターンで示した。そのうち，突然死を除いた3つのパターンを図13-4に示す。

図13-4　死に至る経過

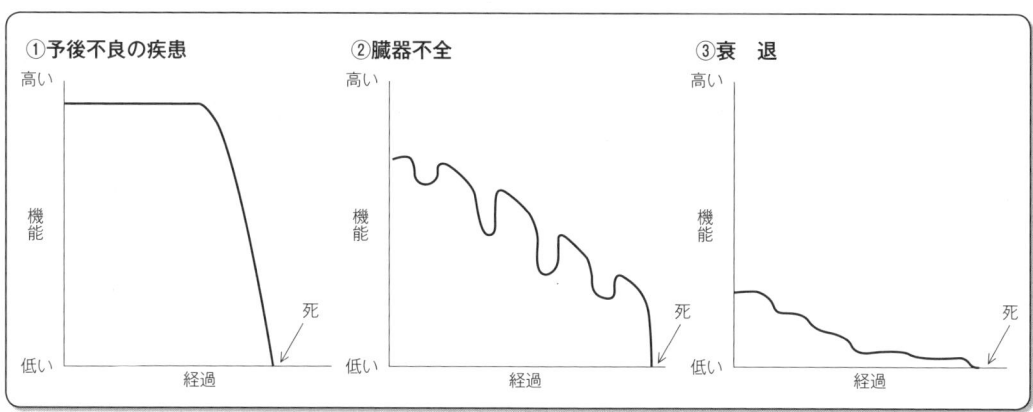

①予後不良の疾患　　②臓器不全　　③衰　退

(Lunney JR, Lynn J, Foley DJ, *et al.*: Patterns of functional decline at the end of life. *JAMA*, **289**, 2003, 2388, を一部改変)

第13章 在宅ケア・在宅療養を必要とする患者の「食べる」を支えるケア

①はがん疾患のように死亡の数週間から数日前までは生活機能がほぼ保持されていて，死亡の比較的間近い時期になって急速に機能低下を示すパターンである。②は脳血管疾患や呼吸器疾患など，慢性疾患の増悪と回復を繰り返しながら徐々に臓器がその機能を衰退させ，臓器の機能不全により亡くなる経過である。これらに対して③は，不定期で小さな悪化と回復を繰り返しながら，長い時間をかけて衰退をたどり死に至るパターンであり，その代表的なものとして老衰や認知症が挙げられる[4]。この経過のうち，どの時点になるかはさまざまであるが，いずれの患者も自分の家で生活を営むことができる。

患者が生活を営む家には，医師や看護師，管理栄養士，言語聴覚士（ST），理学療法士（PT）など病院や施設にいる専門職は常には存在しない。病院や施設で働く職員が決めた規則や時間の流れも存在しない。そこは，患者と家族が生活を営む場であり，患者と家族の歴史や長年培われてきた生活習慣，時間の流れ，家族と患者がつくり出す雰囲気などが存在している。

特に「食べる」ことは，誕生日会や結婚記念日の食事会，精進落としなど，患者と家族の歴史，おふくろの味や懐かしい味などの思い出や，長年の生活習慣，時間の流れと関連が深く，患者と家族の「食べる」ことに対する価値観が存在する。そのため，最期へ向けて，輝ける日々とするためにも，「食べる」を支えるケアは重要な位置を占める。

6 自宅で誤嚥性肺炎のリスクを抱えながらも経口摂取を継続している事例

生活の場にいる患者の，訪問によって「食べる」を支えるケアについて，事例をみていく。まずは，退院後に起こった口腔ケアのトラブルを克服し，口腔ケアが軌道にのるまでの経過をみてみよう。

事例　Wさん：80歳代，男性，誤嚥のリスク，在宅療養

①疾患名：多発性脳梗塞，高血圧症
②介護度：要介護5
③障害高齢者の日常生活自立度：B2
④家族構成（図13-5）：妻（主介護者，70歳代），息子夫婦・孫2人（同居）
⑤サービス利用状況（最終）：介護保険サービス（訪問診療，訪問歯科，訪問看護，訪問リハビリテーション，訪問入浴）

図13-5　事例概要

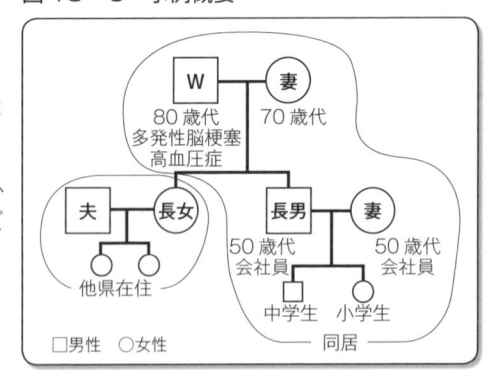

●発症から退院まで

元来健康であったWさんは，家業の農作業中に意識が消失し，救急車で病院へ搬送され，多発性脳梗塞の診断にて入院。両上下肢の麻痺，嚥下障害，失語症が出現し，経鼻経管栄養を開始。排泄は，オムツ使用。主治医からは，胃ろう造設，施設への転院を勧められた。妻は「夫は，自分でつくった米や野菜を食べることを楽しみにしてきた。だから，口から食べさせたい。自宅に連れて帰りたい」と強く希望。院内で，PTによる呼吸リハビリテーション（以下，リハ

ビリ），ROM（range of motion；関節可動域）訓練，姿勢保持訓練，ST・OTによる嚥下訓練などのリハビリを開始。とろみのついた食形態のものであれば経口摂取可能，介助にて車椅子へ乗車し，座位保持可能となる。病棟看護師は，退院に向けて，妻へ食事前後の口腔ケア，食事時の姿勢，食事介助方法などの食事指導，オムツ交換などの介護指導を開始。管理栄養士は，安全な形態の食事のつくり方などを指導。

さらに，自宅近くにあるクリニックの医師が在宅医となり，在宅療養を開始。在宅療養開始にあたり，要介護認定を受け，ケアマネジャーを決定し，訪問看護，訪問リハビリ，訪問入浴などの導入が決まる。

●退院直後からサービス開始まで

退院直後，Wさん，妻，ケアマネジャー，訪問看護師，訪問リハビリスタッフ（OT，PT），訪問入浴介護サービス担当者による会議が開催された。この会議においてWさん，妻ともに「入院はしないで，自宅で生活したい。なるべく口から食べたい」という希望があることが確認された。そして，できる限り，自宅の生活が継続できるよう，経口摂取に伴う誤嚥のリスクを観察しながら，経口摂取の継続を支援するケアの方針が決まった。

妻は，息子夫婦の協力を得ながら，3度の食事準備・介助，口腔ケアを行うこと，専門職は，月2回の訪問診療による全身管理，栄養評価，週2回の訪問看護による病状観察，嚥下状態の確認，清潔ケア，排便管理，週1回の訪問リハビリによる入院中からのリハビリの継続（ROM訓練，姿勢保持訓練，嚥下訓練，呼吸リハビリ），週1回の訪問入浴介護を行うことが決まった。

当初妻は，見知らぬ人たちの出入りについて，「いろいろな人たちが来て疲れる」との発言もあったが，次第に，最も訪問頻度の高い訪問看護師に介護上の相談をもちかけるようになっていった。

●妻による口腔ケアが軌道にのるまで

妻は，これまで受けた指導を基に，口腔ケアと食事の準備，食事介助を，妻なりのペースで継続。在宅医，訪問看護師は，嚥下状態を確認しながら，病院で指導された安全なとろみをつけた食事とは異なる，ステーキ，から揚げ，ビールなどが含まれていても，Wさんの呼吸状態やバイタルサインに変化がなければ，見守る姿勢でいた。また，ケアスタッフは，日々のケアに，Wさんが楽しく，主体的に参加でき，呼吸機能強化，嚥下訓練につながるケアを積極的に取り入れた。具体的には，言語訓練につながるようにWさんの発語を促す，口腔ケア・顔面清拭を行いながら顔面・口腔マッサージも行う，清潔ケア時には排痰ケアも含めて休位交換を多く行う，車椅子に乗車し散歩することで座位保持機能を高めるなどである。これらは，順調に進んでいった。

ところがある日，妻より「口を開けてくれないから，口腔ケアができない」と訪問看護師に相談があった。訪問看護師は，肩・頸部・顔へとマッサージをしながら，徐々に口元へ近づき，なんとか口腔ケアを実施した。口腔内には，多量の食物残渣があった。十分な口腔ケアができないことは，誤嚥性肺炎の危険を高める。また，Wさんは筋緊張が強く，このままでは，妻にとってWさんの口腔ケアは負担となり，難しいと判断。妻へ，Wさんは脳梗塞により運動が円滑に行われないために，筋の緊張が強くなり，Wさんの意志に反して口が開けられなくなる状況があることを説明するとともに，妻が継続して，なるべく簡単にできる口腔ケアの方法を考えた。

訪問看護師は，在宅医とケアマネジャーに対して，それぞれ電話にて訪問歯科の導入を提案する。その上で，妻へ訪問歯科があることを紹介する。妻は，「歯の専門の人も来てくれるの？教えてもらいたい」と，訪問歯科の導入を希望する。訪問歯科の導入により，口腔内・歯牙・嚥下評価が行われ，妻も口腔内の専門家から，開口困難時のケア方法，口腔内にある食物残渣の効果的な除去方法など，より具体的な口腔ケア指導を受け，実施できるようになる。

続いて，誤嚥性肺炎の疑いというトラブルが発生しても，経口摂取を継続していく様子をみてみよう。

●はじめての発熱を経験して

　妻より，「38.0℃の発熱をしている」と訪問看護ステーションの緊急携帯に電話連絡がある。訪問看護師は，在宅医に電話連絡の上，緊急でWさん宅を訪問する。Wさんの肺野からは喘鳴が聴取でき，痰の増加も認め，誤嚥性肺炎が疑われた。

　在宅医のいるクリニックへ訪問看護師が出向いて，報告したところ，採血の指示が出る。検査の結果，炎症所見が認められたため，入院も検討された。しかし，妻の自宅で看るとの決意は固く，抗生剤の内服により経過観察となる。訪問看護師は，状況をケアマネジャーに電話連絡し，この間の訪問入浴は全身清拭へ変更，訪問リハビリでは排痰ケアに重点を置き，リハビリを継続することなどを確認する。在宅医は，発熱の連絡があった日のみ，点滴を施行，禁飲食とした。翌日には，37.0℃台となり，痰の量も低下，Wさんの意識もはっきりしているので，在宅医は，とろみをつけた水分，ゼリーなどの食事から，経口摂取を開始することを説明する。訪問看護師は，電話でWさんの全身状態を把握しながら，いつでも妻の相談にのれる体制であること，入院も可能であることを説明し，妻からの連絡に備えていた。また訪問時には，今回の発熱を機会ととらえ，これまでは見守っていた食形態について，妻へ，経口摂取を今後継続していくためにも，より安全なとろみのついた形態へと変更することを提案する。

　抗生剤の効果があり，入院することなく経過する。発熱というトラブルを乗り越えた後，庭の広いWさんの自宅では，Wさんが車椅子に乗り，自宅で採れた野菜を使って息子夫婦とバーベキューをしたり，少しだけビールも飲んでいるとの話も聞かれるようになった。

7　事例からみた訪問による「食べる」を支えるケアの特徴

（1）それぞれの専門的視点から「食べる」を支える

　「食べる」ことは，嚥下や栄養の問題だけではなく，全身の機能にかかわることである。また，在宅ケア・在宅療養が必要となる患者は，もともと疾患を抱えているために「食べる」ことが障害された場合，脱水，低栄養，褥瘡，肺炎，生きる気力の低下など，さまざまな健康障害を引き起こしやすい。これらの健康障害を回避し，「食べる」ことを可能とする要素は，摂食・嚥下機能に加えて，口腔，呼吸，全身状態，栄養，姿勢・動作，高次脳機能，セルフケアを整えていくことがポイントとなる[5]。そして，これらを整えていくためには，それぞれの専門職がもつ，専門的視点が必要となる。

　患者の家には，専門職は常駐しない。地域に点在している専門職の力を集結させる必要がある。Wさんの「食べる」を支えた専門職は，医師，看護師，PT，OT，ST，ケアマネジャーなどであるが，この他にも，管理栄養士が医師の指示のもとに患者の自宅を訪問する在宅訪問栄養食事指導，訪問介護サービスによる食材や食事の買い物，調理，食事介助，民間会社や市町村が行っている配食サービスなど，在宅ケア・在宅療養を必要とする患者の「食べる」を支えるケアは数多く存在する。配食サービスでは，安否確認を含めていることも多い。「食べる」ことを支えるケアの形態，ケア提供者，設置主体などさまざまであるが，地域に点在している利用可能な

ケアサービスを患者や家族が知る機会をつくること，そして，患者と家族が生活スタイルに合わせてケアサービスを選択し，多くの専門的視点から「食べる」ことを支える体制を築くことが，患者と家族の安定した生活につながる。

（2）患者と家族が望む「食べる」生活，家族のケアを見守る

前述のように患者と家族が生活を営む家には，患者と家族の歴史や長年培われてきた生活習慣，時間の流れ，「食べる」ことに対する価値観が存在し，これらに基づいた生活がある。患者と家族の生活のなかには，誤嚥性肺炎を引き起こす危険性が高いこと，教科書的なケア方法とは異なることなど，専門職のもつ基準に照らしてみると，ケア方法の変更を働きかける必要性を感じる場合がある。しかし，安易に患者や家族のケア方法の変更を提案することは避けるべきである。なぜなら，家族のケアが否定されたととらえられる危険性があるからである。

事例では，「夫は，自分でつくった米や野菜を食べることを楽しみにしてきた。だから，口から食べさせたい。自宅に連れて帰りたい」と強く希望する妻の願いがかなえられている。そこには，入院中の現在を，入院前の生活と退院後の生活，今後の生き方に考慮した病院スタッフのアセスメントがみられる。また，在宅医，訪問看護師は，病院で指導された安全な食形態とは異なっていても，Wさんの呼吸状態やバイタルサインの変化から，肺炎の徴候や妻の介護状態を観察しながら，妻のケアを見守っている。また，発熱時も専門職は，抗生剤の内服，入院という選択肢を提示しつつ，家族が決めたケア方法を尊重している。そして医師，看護師は全身管理，リハビリスタッフは排痰ケアなど，それぞれの専門職ができるケアを通して，患者と家族を支えている。

患者と家族が望む「食べる」生活や家族のケアは，専門職からみると危険が潜んでいる可能性は高い。しかし，専門職の考える危険を取り除いたケア方法が，患者と家族が望む安全で安心，希望や願いのある生活を実現し継続できる方法ではない可能性があることを念頭におく必要がある。そして，専門的視点から「食べる」ことに伴うリスクをモニタリングすることが，患者と家族が望む「食べる」生活を実現させる。

（3）患者の身体状況や家族の気持ち・介護力の変化をとらえて働きかける

図13－4の死に至るまでの経過のうち，本事例は②のパターンに当てはまる。この曲線が示すように，家でのケアを継続していく間には，患者の身体状況や家族の気持ちにも変化が生じる。事例からは，患者の身体状況や家族の気持ちが変化したポイントを2つ挙げることができる。

①妻より「口を開けてくれないから，口腔ケアができない」と訪問看護師に相談をもちかけられた時点：これまで妻は，妻なりの方法で口腔ケアを行っていた。しかし，妻は自分のケア方法に限界を感じ，助けを求めたのである。訪問看護師は，「訪問歯科」という新たなケアサービスの導入を提案した。これは，その後の妻の口腔ケアの安定・定着につながっている。介護者である妻からの助けを求めるサインを見逃さず，働きかけること，そして，いつでも大変なことやつらいことを相談できる関係を築くことの必要性がうかがえる。

②Wさんの発熱により身体状況が変化した時点：妻がWさんの身体状況の変化に気づき，訪問看護師に連絡することから，治療が始まっている。また，病院で管理栄養士に指導された安全な食形態とは異なる食事を摂取していた点について，今後も経口摂取を継続して

いくために，今は安全な食形態へと変更することを提案している。「食べる」ことは，QOLを高める，栄養状態が改善するなどのよい面と，誤嚥を起こし，肺炎へとつながる危険な面を併せもつ。患者と家族が望む「食べる」生活を継続するためには，ケア内容・方法を変更することもときには必要である。

事例では，介護者がケアを困難と思う気持ちや家族が気づいた患者の身体状況の変化が契機となり，ケア内容・方法の変更や自宅での治療がスムーズに進んでいる。家での療養生活では，図13－4の曲線が示すように患者の状態は常に変化し，家族の気持ちも変化している。家族が患者の「いつもと少し違う」変化に敏感になり，対処していくことは，家族の介護力を高めることにつながる。そして，ケアスタッフが，家族が気づいた患者の身体状況の変化や家族の気持ちの変化に敏感になること，さらに気づいた変化を適切な専門職へとつないでいくことが，患者と家族の生活の安定へとつながる。

（4）限られた時間にできる，継続可能で患者も楽しい「食べる」を支えるケアにする

平成19年国民生活基礎調査によると，患者に対する介護内容のうち，患者の身体を清潔にするケア以外の，食事介助，買い物，内服の手助け，話相手などは，家族により行われる割合が高い。特に，「食べる」を支えるケアは，毎日，しかも1日3回必要となる。毎日，毎食，専門職が訪問し，ケアを提供することは困難である。また，在宅ケア・在宅療養を必要とする患者の訪問ケアは，「食べる」を支えるケアの提供だけが目的ではない。その他にもそれぞれの専門職が果たすべき役割がある。それゆえ，訪問によるケアでは，限られた訪問時間と訪問頻度のなかで，「食べる」ことを効果的に支えるケアの工夫が必要となる。

事例では，言語訓練につながるようにWさんの発語を促しながらケアを行う，口腔ケア・顔面清拭を行いながら顔面・口腔マッサージも行う，清潔ケア時には排痰ケアも含めて体位交換を多く行う，車椅子に乗車し散歩することで座位保持機能を高めるなどのケア方法を選択している。それぞれの専門職が行う本来のケアの目的に，呼吸機能強化，嚥下訓練，姿勢保持機能強化の要素を付加していることがわかる。訪問時，それぞれの専門職が行うべきケアに，これらの要素を付加することは，限られた訪問時間内での効果的で，継続可能な「食べる」を支えるケアへとつながる。

また，継続可能であることは，家族が行うケア方法においても大切な視点である。長期にわたるケア，無理があるケアは，家族に負担を与える。事例でも，Wさんの筋緊張が強く，口が開かない状況は，妻が行う口腔ケアを継続困難なものにしている。専門職が継続可能であるケアを模索すると同時に，家族によるケアも継続可能な方法であるかを検討することが重要である。

以上，家族，専門職などケアを提供する側から，限られた訪問時間，継続可能なケアの必要性を述べたが，限られた訪問時間で，効果的で継続可能なケアとするために最も重要なことは，患者が，楽しい，気持ちいいと感じ，ケアを受け入れて協力することである。そして，専門職が訪問することを楽しみにしてもらうことである。患者がつらい，苦しいと感じるケアを提供することは，継続どころか訪問を断られることにもつながりかねない。

（5）変化をとらえた職種から情報を発信し，「食べる」を支える連携の輪を広げる

訪問先の患者や家族は，人が訪問してくることを喜ぶ人もいれば，迷惑に思う人もいる。事例でも，当初妻は，見知らぬ人たちの出入りに疲れがみられていたが，訪問頻度の一番多い訪問看護師に相談をもちかけるようになった。一職種でも患者や家族と良好な関係を築くことは，他職

種の訪問や，他のサービスの利用拡大につながる。これは，妻が口腔ケアに困ったとき，訪問歯科をスムーズに導入できたことからもうかがえ，Wさんに必要な「食べる」を支える専門職の連携の輪を広げたといえる。

　また，訪問する職種によっても，患者や家族の見せる表情が変わることがある。そして，多くの専門職が患者の「食べる」を支えているがゆえに，専門職が把握しやすい情報には特徴がある。例えば，医師は栄養評価のための採血データをもっているが，訪問看護師，訪問リハビリスタッフは，採血データは医師から聞かなければわからない，歯科医師，歯科衛生士は訪問のたびに口腔内を観察しているが，在宅医，訪問看護師などは，Wさんのように筋緊張が強いと口腔内を毎回観察することはできない，経済状態や家族内の関係は医師にはいえないが，訪問看護師には話しているなどが考えられる。大切なことは，患者の「食べる」を支えるために必要な情報について，それぞれの専門職がもっている情報の特徴を理解することである。

　それぞれの専門職がもつ情報を理解した後，その情報を発信する方法を考えてみる。事例では，妻からの口腔ケアの相談や発熱時の最初の連絡は，訪問看護師に電話や訪問時の相談にて行われている。その情報を得た訪問看護師は，電話で連絡する，直接会いに出向く，ケアマネジャーを通して伝える，などの方法により情報を発信している。その他にも情報の発信には，FAX，電子メール，デジタルカメラを用いた写真，サービス担当者会議の開催などさまざまな方法が考えられる。専門職同士が一堂に会して話し合いをもつことだけが，有効な情報の共有方法とは限らない。得た情報の内容により，最善の発信方法とタイミングを検討すべきである。患者や家族の「食べる」を支えるために必要な情報を，必要な職種へ発信していくことが，連携の輪を広げる最初の一歩となる。

（6）胃ろうが造設されていたとしても，経口摂取を考える

　事例では，入院中に医師から胃ろう造設を勧められたが，Wさんと妻の「口から食べる」希望がかなえられ，経口摂取へ向けたケアが開始されていた。しかし，仮に胃ろうが造設されていたとしても，経口摂取をあきらめるのではなく，「口から食べることができるのではないか」と考えてほしい。その指標となる，経口摂取を検討できるよい徴候[6]を表13-1に示す。患者を観察し，表13-1のうちの1つでもよい徴候が認められた場合には，経口摂取に向けたより詳細なアセスメントへつなげることが必要である。経口摂取開始の判断基準[7]を表13-2に示した。これらも活用しながら，経口摂取へ向けたケアを多職種協働で進めていってほしい。

　胃ろうが造設されていたとしても，医師や管理栄養士等の専門職が協働して「口から食べる」可能性を探る姿勢をもつことが重要である。

表13-1　経口摂取を検討できるよい徴候

・食べる意欲がある（覚醒・脳機能・体力・食思の改善）
・表情がしっかりしてきた（覚醒・顔面の運動・感覚機能が良好）
・唾液が飲める（舌運動・嚥下機能が良好）
・座位保持可能な耐久性がある（活動耐性の向上）
・会話が可能（口唇閉鎖・舌運動・鼻咽喉閉鎖・声門閉鎖が良好）

（中島紀惠子，石垣和子監修／酒井郁子，北川公子，佐藤和佳子，伴真由美編：高齢者の生活機能再獲得のためのケアプロトコル—連携と協働のために．日本看護協会出版会，2010，p.83）

表13-2 経口摂取開始の判断基準

経口摂取の開始を決定するための基準として，下記の項目全てを必要とする。
（＊は医師の判断，＊＊は専門職の判断が必要である）

	判断基準	説　　明
意識	①意識障害がJCS（Japan Coma Scale）で1桁である	・覚醒がよく，集中力，反応が欠落していない。 ・食べ物の認識ができて（失語があっても言葉をかけると追視するなど），コミュニケーションが著しく悪い状況でない。
全身状態	②重篤な心肺合併症や消化器合併症がなく，全身状態が安定している＊〈医師の判断が必要〉	・動作や行為によるバイタルサインの変動はなく安定し，疲労度は少ない状態であり，切迫性呼吸もみられない。 ・肺炎罹患・誤嚥性肺炎などの呼吸器疾患や発熱といった症状，易疲労状態や疲労感が明らかになく，活気があり，病状が数日にかけて安定している状態である。 ・治療経過にある場合，全身的な状態の安定を確認する必要がある（見た目によいと思われる場合でも，摂食動作，嚥下が困難なこともある）。
	③脳血管病変や障害の著しい悪化・進行がない＊〈医師の判断が必要〉	・疾患による急性症状の時期を脱し（症状が安定し，重度の嚥下障害を認めない状態である，など診断が求められる），あるいは，治療や投薬により急性増悪から回復した状態である。
	④廃用による状態や症状が著しくない	・長期加療，経管栄養法により，経口摂取が長期間行われていない場合，摂食・嚥下機能の状態を把握する。 ・"長期"の定義は明確でないが，高齢者であれば，下肢などの運動機能低下と同様に2〜3日の安静臥床であっても，機能低下はすでに開始していると考えるのが賢明である。 ・臨床的には，特に一口目がむせることが多く，姿勢，体位，食物形態，一口量の注意が必要である。 ・長期になるほど，機能低下が進んでいる可能性があり，期間に関係なく基礎訓練などの実施は必須である（重症度分類との整合性も取れている）。
嚥下機能	⑤唾液がスムーズに飲めている，あるいは，水飲みテストやフードテストで嚥下反射を認める＊＊〈専門職の判断が必要〉	・著しい舌運動，喉頭運動の低下がなく，取り込みから嚥下反射，惹起までの時間，惹起の仕方，喉頭挙上距離，スピード，力強さなどが良好である。 ・努力様嚥下（努力した様子で飲み込んでいる）ではないことを十分に確認する。
	⑥十分な咳（随意性あるいは反射性）ができる	・強い咳反射（むせを含む）があることを確認することが必要である。 ・随意的にしっかり行える場合は，むせなどがないか確認する。随意的に行えない場合には，咳反射そのものがしっかりと出ているかを判断することが重要である。
	⑦さ声がない，あるいは軽度である	・著しい気息性さ声（息が漏れるような声，かすれ声），湿性さ声（痰がからむような声やぜろぜろした発声）は，"声門のとじ"が悪いことを意味する。 ・発声そのもの，あるいは発声時などの息漏れの程度が著しく悪くない状態にあることを確認する。
	⑧唾液の貯留が著しくない	・口腔内に唾液がたまっていないこと，吸引をしている場合には，回数や吸引量が減ってきていることなどを確認する。
口腔ケア	⑨十分な口腔ケアが実施されている	・誤嚥による肺炎リスクを最小限にするためには，経口開始時にも口腔内環境が清潔に保たれていることが前提条件となる。 ・特に口臭が強い乾燥型の痰貯留などは，咽頭部も同様の状況であることが多く，咽頭クリアランス状態が悪いこともある。

注）この判断基準は，経口摂取をしている対象者の，経口摂取の継続を検討する際の指標としても活用できる。

（中島紀惠子，石垣和子監修／酒井郁子，北川公子，佐藤和佳子，伴真由美編：高齢者の生活機能再獲得のためのケアプロトコル―連携と協働のために．日本看護協会出版会，2010，p.78）

【引用文献】

1）厚生労働省：平成18年度医療制度改革関連資料.
　　http://www.mhlw.go.jp/bunya/shakaihosho/iryouseido01/index.html
2）石橋みゆき：介護家族という新しい家族，訪問看護における介護家族—在宅療養者の主体性維持の観点から．現代のエスプリ，**437**，2003，173-183．
3）Lunney JR, Lynn J, Foley DJ, Lipson S, Guralnik JM：Patterns of functional decline at the end of life. *JAMA*, **289**, 2003, 2387-2392.
4）北川公子：認知症の人に対する終末期ケアのさらなる充実をめざして．認知症ケア事例ジャーナル，**3**，2011，376-377．
5）米山武義，小山珠美，田中靖代，黒岩恭子：誤嚥性肺炎を予防する口腔ケア〔下巻〕—摂取機能向上により患者のQOLを高める—．オーラルケア，2008，p.72．
6）中島紀惠子，石垣和子監修／酒井郁子，北川公子，佐藤和佳子，伴真由美編：高齢者の生活機能再獲得のためのケアプロトコール—連携と協働のために．日本看護協会出版会，2010，p.83．
7）前掲書6）p.78．

【参考文献】

・American Hospital Association：Introduction to Discharge Planning for Hospitals. American Hospital Publishing, 1984.
・藤田淳子，山本則子，石垣和子：誤嚥性肺炎の予防が必要な要介護者に対する訪問看護師の支援．老年看護学，**12**，2007，13-20．
・米山武義，小山珠美，田中靖代，黒岩恭子：誤嚥性肺炎を予防する口腔ケア〔下巻〕—摂取機能向上により患者のQOLを高める—．オーラルケア，2008．
・牛山京子：第2版増補 在宅訪問における口腔ケアの実際．医歯薬出版，2007．
・柳澤淳子：〈事例1 川崎幸クリニック訪問看護室〉歯科専門職と連携して経口摂取を実現．コミュニティケア，**11**(13)，2009，22-25．
・厚生労働省：平成19年国民生活基礎調査，6 介護者の組合せの状況．

第14章 認知症の人の「食べる」を支えるケア

1 認知症の人の「食べる」を支えるケアとは

　認知症とは，正常な老化ではなく，脳の病的な老化過程で，脳のある部分に生じた病変によって自分の当たり前の暮らしが困難になるほど認知機能が低下した状態をいう。認知症には，必ずみられる「中核症状」（表14-1）と，健康状態や薬の副作用，周りの環境，かかわる人の対応，生来の性格傾向などによって起こる「認知症の行動・心理症状」（behavioral and psychological symptoms of dementia；BPSD，「周辺症状」ともいう）がある（図14-1）。

　認知症が進行すると，さまざまな中核症状により生活機能が低下して「食べる」ことが困難になり，食事量が低下してくることがある。諏訪は，「食べる」ことは2つのプロセスに分けることができると述べている[1]。1つは「食べ物を体内に取り込むプロセス」，もう1つは「食べ物を準備するプロセス」である。

　施設の入所・通所利用者では，2つ目の「食べ物を準備するプロセス」は，施設の職員が担っているのが現状と思われる。在宅での利用者では，家族やヘルパーが中心になりながら利用者とともに食べ物を準備している。配食サービスを利用するということもある。つまり，利用者の「食べるケア」についていえば，主に「食べ物を体内に取り込むプロセス」をいかに支援していくか，認知症があっても自立して食事ができるために，個人のニーズに沿った食事ケアをいかに提供するのかが課題となる。

　認知症の人の「食べる」を支えるためには，「その人の生活機能を正しく

表14-1　認知症の中核症状

記憶障害	最近のことが覚えられない，または思い出せない
見当識障害	時間，場所，人がわからない
理解・判断力低下	今，起こっていることや，それが何かわからない
失行	動作の手順や物の扱い方がわからない
失認	普通と違ったようにものが見える
失語	言葉の理解ができない，話せない
実行機能障害	目的に沿った行動ができない，次にどうしていいのかわからない

図14-1　認知症のBPSD（周辺症状）

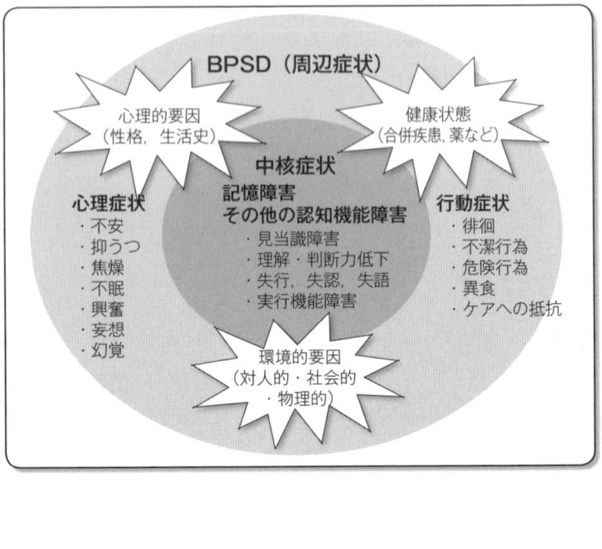

アセスメントし，どのようにケアするとよいのか」「おいしく，楽しく食事をするために，どのような工夫やアプローチをしていくとよいのか」といったあらゆる視点からのアセスメントとアプローチを行い，ケアの手がかりを探していく必要がある。そのためには，家族や担当者，ケアマネジャーだけが検討するのではなく，看護，介護のフロア職員をはじめ，各専門職や家族が連携してチームアプローチをしていくことが重要である。

2 アルツハイマー型認知症の人の介護老人保健施設における事例

(1) 事例概要

ここでは，介護老人保健施設での事例を通して，筆者らが実際に行っている認知症の人の「食べる」を支えるケアの例を紹介する。

事 例　Yさん：97歳，女性，認知症

①疾患名：アルツハイマー型認知症，洞不全症候群，下肢静脈血栓

②介護度：要介護5

③障害高齢者の日常生活自立度：A2

④認知症高齢者の日常生活自立度：Ⅳ，長谷川式簡易スケール：0点

⑤内服：ワルファリンカリウム（ワーファリン®：抗凝固剤），シロスタゾール（シロステート®：抗血小板剤），ニセルゴリン（サワチオン®：脳循環・代謝改善剤）

⑥家族構成：夫を亡くしてから一人暮らし。近所に娘が住んでいる。

⑦生活歴：女学校卒業後は，学校の先生に踊りを教えたり慰問をしたりしていた。結婚後は専業主婦。夫が亡くなった頃から，物忘れがみられるようになる。在宅サービスと，娘の支援を受けながら生活していたが，現在は，老人保健施設の入退所を繰り返しながら生活している。

⑧日常生活の様子：移動は，ふらつきがあるが，手引き歩行。認知症による記憶障害，見当識障害に加え，失認，失行があるため，生活全般に声かけや誘導，促し，ジェスチャーでの説明，手を添えての介助が必要である。さらに，感覚性の失語もあり，ほとんどの会話はつじつまが合わず，コミュニケーションは難しい。楽しいときや気分が高揚したときは，手振りをつけながら歌ったり，つじつまの合わないことを興奮して話す。自分から歌や話を止めることは難しく，職員が落ち着くよう声かけをしても，なかなか止まらないときもある。

⑨食事の概要

ⅰ)食形態：常飯・常食（内服薬との関連で納豆，青汁，グレープフルーツは禁止），箸使用

ⅱ)1日必要水分量：1,500 cc

ⅲ)食事時間，食事，食べ方等がわからないため，その都度声かけや誘導，ジェスチャーによる説明，手を添えての介助を行っている。仮に職員が何も介助をしなければ，食事とわからずに黙って座っている。職員の介助で食べ始めても，途中で箸が止まったり，口に含んだまま飲み込まないこともある。

---

(2) 食事ケアの実際

パーソンセンタードケアの提唱者である，英国のトム・キッドウッド教授は，認知症の人の中核症状やBPSDは「脳の障害（脳神経障害・脳機能障害・脳構造障害を含む）」「身体的健康・感覚機能」「生活歴」「性格傾向」「その人を取り囲む社会心理（環境）」の5つの要因が大きく影響して

いるといっている[2,3]）。そこで，Ｙさんの食事ケアについて，この５つの視点から，実際にどのようなケアを提供しているのかを紹介する。

ⅰ．「脳の障害」の視点からのアプローチ

記憶障害やその他の認知機能障害の視点から検討する。

> 　Ｙさんは，理解力や判断力が低下しているため，昼前になってお腹が空いても，自分が感じている空腹感が何なのかわからない。失語があるため，それを伝えることもできない。記憶障害のため，食事をいつしたのかも忘れていたり，昼の12時になったから昼食の時間だということも見当識障害のためわからない。職員が「ごはんですよ」と，Ｙさんに声をかけても，失語のため職員が発している言葉の意味がわからず，目の前に食事が置かれても，それが食べ物であるのか何なのかが，失認のためにわからない。そして「食事」ということを何とか理解できたとしても，失行のため食べ方がわからないのである。

　Ｙさんの状態をみていくと，職員が適切なケアを提供しなければ，食事が来ても，黙って座っているという状態にならざるを得ない。しかし，Ｙさんを「自分で食事ができない人」と決めつけるのではなく，Ｙさんの状況を詳しくアセスメントして理解し，自分で食事をしてもらうためには，どのようなケアを提供すればよいのかを検討することが重要である。

> 　まず，Ｙさんに「食事」ということを理解してもらうために，職員は，食事の前に時計を指して「12時前ですから，もうすぐ昼ごはんですよ」と食べるジェスチャーをしながら声をかけ，食事の意識をもってもらうよう働きかける。次に，職員と他の利用者で，ごはんを茶碗によそったり，食事の配膳を行ったりする。Ｙさんの前に食事を配膳して「今から昼ごはんですよ」と声をかけ，献立を１つひとつ見てもらいながら説明し，「さあ食べましょう」とジェスチャーで伝える。ここまでで，Ｙさんは何となく「食事である」ということを雰囲気で感じとっている様子である。
> 　失認や失行のため，Ｙさんは目の前にあるものが食べ物であるということや，食べ方自体がわからないが，右手に箸，左手に器を持ってもらい，職員が手を添えて数口食べる動作を一緒に行うことで，自分で食べ始めることができる。しかし，途中で箸や器を置くと次の動作がわからなくなり，途中で食べることをやめてしまうので，職員が器の入れ替えを行いながら，何度も手を添えて一緒に食事動作を行う介助を行っている。また，Ｙさんは失認のため，器に模様があると，模様と食べ物の区別がつかず何度も模様を箸でつかもうとしてしまうので，模様のない器を使用し，迷いなく自分で食べられるよう配慮している。
> 　Ｙさんは，失語のため満腹であることをうまく言葉で表現できず，時々口のなかの食べ物を吐き出したり，口を開けようとしないことがある。また，食事のときにはあまりみられないが，飲み物では，もういらないと思うとお腹をたたいたり，手を横に振って職員に合図をすることもある。そのようなときは無理せず，後から別のおやつや飲み物を勧めるようにしている。

　このような状態は，食事や水分摂取の拒否ととらえられがちであるので，適切に利用者を理解することが重要である。

> Yさんの1日の必要水分量は1,500ccであるが，水分は入りづらく，一口量が多いと口に含んだまま飲み込まないことがある。特にお茶は飲み込まないことが多く，好まない様子である。好みの飲み物を準備し，こまめに声をかけ，Yさんに合った一口量にするようにしている。

ⅱ．「身体的健康・感覚機能」の視点からのアプローチ　認知症の人の「食べる」ことを考える場合，体調や身体機能の異常についてアセスメントすることはとても大切である。一般に，具合が悪かったり，どこか痛かったり，身体に不具合があるときは，食欲がわかずあまり食べることができない。認知症の人であればなおさらであろう。認知症の人は自分で体調不良や身体の異常を訴えることが難しいため，職員が観察して異常に気づくことが重要である。

> Yさんは，自分の歯が保たれていて義歯はなく，咀嚼・嚥下も良好である。口腔機能には食事に影響するような問題はみられない。上肢も特に問題はない。心疾患はあるが落ち着いており，心臓に負担をかけないよう現体重の維持に取り組み，適度な運動（リハビリテーションやユニットでの体操，散歩など）と，飲み物への低カロリー甘味料使用を行っている。また，便秘予防のため娘さんが持参する乳飲料を毎日飲んでおり，2，3日おきに排便がみられている。時々，腰痛があるため，ホットパックをしたり，痛み止めの軟膏を塗ることもあるが，現状では，食事に影響は及ぼしていない。視力・聴力は特に問題はない。
> 　熱い物を口元にもっていくと，すぐには口に入れず「フーフー」と冷ますしぐさをみせる。冷たい物には「冷たい」ということもあり，食事や飲み物の温度を感じることで，「食事」という認識が促されているようである。温度に変化をつけることで残された感覚が呼び覚まされ，Yさん自身の「食べる」意欲につながっていると考えられる。
> 　また，娘さんの香水に対して「いいね」といっていることから，Yさんは匂いも感じることができるとわかる。

後で詳しく述べるが，ごはんやおかずの匂いなど，嗅覚を活かすことによっても食欲が増し，自分で「食べる」ことにつながる。

ⅲ．「生活歴」の視点からのアプローチ　なじみのある物を提供するなど，生活歴に応じた対応を検討する。

> Yさんは，お菓子や果物など甘い物が好きで，わさびや香辛料のきいた物は苦手であった。おやつを食べたときや，ごはんの次におかずを口に入れたときには，「おいしい」と表現することもあり，好きな物を食べたり，好みの順番で食べることによって，おいしく食事ができていることがわかる。
> 　飲み物については，お茶は好まず，少量ずつしか自分で飲めないが，甘めのコーヒーや紅茶などは自分で飲むことができている。水分補給用の甘いゼリーを好んで食べている。また，自宅にいるときから飲んでいた乳飲料は，ストローを使い自分で上手に飲むことができる。

甘めの味ということもよく飲む理由であると思われるが，昔から飲んでいてよく知っている味であるということも関係していると考えられる。認知症の人で食事量が減少している場合，好きな食べ物や昔よく食べていた物を提供することで，食事が入ったということも珍しくない。

第14章 認知症の人の「食べる」を支えるケア

このように生活歴に応じた好みの食べ物を準備して提供する場合には，管理栄養士や家族との連携・協力が欠かせない。甘い物を好きな人も多いが，疾病によっては好きな物を好きなだけ食べてもよいというわけではない。Yさんのように，状況によっては低カロリー甘味料を使用したり，1日量を決めなければならない場合もある。本人や家族から，疾病と食事についての意向を十分に聞き取り，医師や看護師，管理栄養士と連携を図りながら，食事のケアを進めていく必要がある。

iv．「性格傾向」の視点からのアプローチ　その人の性格によっては，一人で静かに食事をしたい，あるいは人と楽しく食事をしたいという希望があると思われる。

> 家族の話によれば，Yさんは元来，明るく，社交的で，誰にでも優しく接していたという。一人でいると寂しそうな表情をし，誰かがそばにいると落ち着いた表情で安心して過ごしていることからも，ユニットでなじみの利用者や職員と腰かけてゆっくりと食事をすることは，Yさんの性格には合っていると思われる。職員も腰かけることで，認知症の人の嚥下状態やそのスピードなどを観察することができる。

なお，後述する「環境」の点では，少し工夫が必要になる。

v．「その人を取り囲む社会心理（環境）」の視点からのアプローチ　「食事」の理解を促して意識をもってもらうためには，食事の支度の風景や匂い，音も重要な役割を果たしている。ごはんが炊ける湯気や匂い，テーブルを拭く風景，食器を並べる音など，見たり，聞いたり，感じたりすることで，Yさんの「食事」への理解を助けていると考えられる。

> Yさんは，気になることがあると食事に集中できず，「食べる」ことができなくなってしまう。例えば，テレビの音が大きいなど周りが騒がしいときや，Yさんに話しかける人がいるとき，視界に人や動くものが入るとき，見かけない人がいるときなどは，視界に入っている人に話しかけてしまい，「食べる」ことができなくなる。
> そのため，まずはテレビを消して静かな環境をつくり，集中して食事ができるように，必要以上にYさんに話しかけたり，Yさんの前をウロウロしたりしないようにしている。また，同じテーブルの人が食事をしていないと，自分の食事を勧めたり，自分が食べることを遠慮してしまうため，Yさんが安心して食べられるように職員が一緒に食事をするようにしている。

3　施設における「食べる」を支えるケアの考え方

（1）身体機能と体調を整える

施設において，「食べる」ことを支えるために重要なのは，まず，「食べ物を口から食べる」ということである。食事は人の楽しみの1つであり，おいしく，1日3食，口から食事を摂ってこそ，健康で充実した毎日を送ることができるであろう。そのためには，口腔機能を良好に保つことが大切である。

高齢や認知症になると，咀嚼・嚥下機能が低下することが多い。そのため当施設では，毎食前に必ず口腔体操や口腔マッサージを行っている。口腔体操や口腔マッサージにより，"食べるた

めの口"の準備を行えるのと同時に，咀嚼・嚥下機能の低下が予防できる。認知症の人には，これから食事であるということを理解してもらうためにも有効であると考える。また，歯や義歯を良好に保ち，風邪や肺炎などを予防するために，毎食後に必ず口腔ケアを行って口腔内の清潔を保つようにしている。口腔内を清潔で良好に保つことは体調を整え，おいしく食事ができることにつながる。

（2）食事の環境を整える

次に，「おいしく，楽しく食べる環境を整える」ことが重要である。当施設では，ユニットケアに取り組んでいるが，家庭的な雰囲気で食事を摂ることができるように工夫している。まず，米とぎや炊飯はユニット内で行い，利用者と職員が炊き上がったごはんをおひつに移して茶碗によそっている。また，汁物を鍋からお椀につぎ分けたり，家からもってきたなじみの湯のみにお茶を入れたりしながら，職員もユニットの利用者と一緒に食事をしている。このように，今まで生活してきた家庭の食卓と同じ雰囲気で食事をすることで，認知症の人も食事ということを理解しやすい環境になると考えている。

職員や他の利用者と一緒に食事をすることによって，食欲がなくても，他の人が食べている様子を見て食欲をそそられ，「食べる」ことできるかもしれない。食べ物や食べ方がわからなくても，周りの人の食べる様子を見ることで，食べ物であると理解できたり，周りの人を真似ることで，自分で食べ始めることができるかもしれない。誰かと一緒に「食べる」ことは，食欲増進や食の自律と自立を図ることができる可能性がある。皆でおしゃべりをしながら和やかに食事をすることは，食事の時間を楽しいものにし，食が進む環境をつくると考えられる。

当施設では，食事内容についても，彩りよく盛り付けたり，季節感のある食材を取り入れたり，陶器の器を使ったりすることで，利用者にとっておいしそうに見える工夫をしている。また，ときには，施設内の庭園での食事や外食など，いつもと違う環境で食事を行っているが，普段はあまり食の進まない人が，いつもより多く食べることができる様子もみられている。

（3）職員教育

職員教育もたいへん重要である。筆者のいる施設では，職員のアセスメント能力を高める教育ツールとして，全職種参加のケアプランやアセスメントのカンファレンスを行っている。全てのケアに共通することであるが，その利用者が，なぜ食べないのか，あるいは食べられないのか，きちんとアセスメントできなければ適切なケアにはつながらない。

認知症の人が食べられない理由をアセスメントすることなく，図14-2に示すようなかかわり方をしてしまうことが多い[4]。食べない理由や食べられない理由を，まずは本人に確認することが重要である。その上で，本人の意思で食べたくないのか，理由を上手に伝えられないのか，食べ物とわからないのか，食べ方がわからないのか等を判断する。そのとき目にしている認知症の人の状態が，本人の意思でない可能性があることを，全職種全職員が十分に理解し，アセスメントできる力をつけることが大切である。

また，月に1回，法人全体で行っている職員研修会では，毎回，認知症やパーソンセンタードケアについてのミニ講座を行っている。「認知症の人はどうせわからない」「いつもこうだから」といった職員の意識や職場風土をつくらないため，あるいは職員が認知症の人を「こども扱い」したり，「無視する」ことを起こさないためにも，認知症やパーソンセンタードケアを十分に理解し，実際のケアに活かせるような研修や教育が必要であろう。

第14章 認知症の人の「食べる」を支えるケア

図14-2 自分から食べない認知症の人とケアの現状

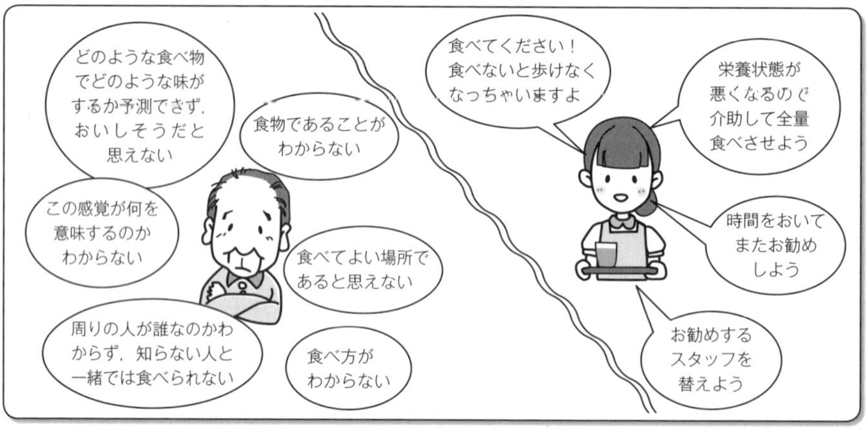

（諏訪さゆり：自立支援と自律尊重の認知症ケアをはぐくむ倫理的気付き．認知症ケア事例ジャーナル，3，2010，78-83）

4 おわりに：おいしく，楽しく，自立して食べるために

　認知症の人の「食べる」を支えるケアというと，「食べてもらう」ことに集中しすぎてしまう傾向があり，おいしく，楽しく，できるだけ自分で食べるという視点を忘れがちである．自分では全く「食べる」ことができない場合は，職員が全部介助したほうが早いかもしれないが，本人の意思で，おいしく，自立して食事をすることを支えるためには，本人・家族を含めて多職種でさまざまな視点からのアセスメントとアプローチが重要である．

　認知症の人は，例えば「今日は，めん類を食べたい」と思っても，それを上手に表現することが困難な場合が多い．一方，職員は，認知症の人がめん類ではないために食事を摂らないでいると，拒否や機嫌が悪いと受け取るかもしれない．また，職員が認知症の人のめん類を食べたいという気持ちや意思を感じとれたとしても，時間や体制によっては，個別的な対応が許容されない場合も生じてくるであろう．

　あらゆる人にとって，食事は，毎日の生活のなかの楽しみや喜びであり，人生の大切な営みである．施設を利用しているからといって，一律に同じ物を同じように食べさせられるのでは，認知症の人の意思や自己決定は尊重されているとはいえない．

　認知症の人の意思を尊重し，おいしく，楽しく，規則正しく「食べる」を支えるケアを行っていくためには，「食べる」という1つの行動だけをとらえるのではなく，認知症の状態や身体の状態を正しく理解し，その人全体，その人を取り巻く環境や体制を整えることが重要である．

【引用文献】
1）諏訪さゆり：ICFの視点を活かしたケアプラン実践ガイド．日総研出版，2007，pp.28-37.
2）認知症介護研究・研修東京センター，ほか：図表で学ぶ認知症の基礎知識．中央法規出版，2008.
3）認知症介護研究・研修大府センター：パーソン・センタード・ケアの理解 裏面(補足的解説)．「大府センター式」コミュニケーションパック，認知症介護研究・研修大府センター，2010，p.2.
4）諏訪さゆり：自立支援と自律尊重の認知症ケアをはぐくむ倫理的気付き．認知症ケア事例ジャーナル，3，2010，78-83.

第15章 エンドオブライフにおける「食べる」を支えるケア

15-1. 胃ろう栄養法の現状と課題
―終末期医療における意識改革へ

1 胃ろう栄養法に関する誤解のおそれ

　近年，胃ろう栄養法は日本社会においても急速に一般化したが，それに伴って，胃ろう栄養法に関する誤解も拡散しているのではないかと思われる。胃ろうへの拒絶反応を示す人たちが少なくなく，病状にかかわりなく胃ろうを受け付けようとしない人たちがいるが，その背景には胃ろうに関する理解の不足や誤解があるのではないかと思われる。

　本人の意思決定が可能な場合，医的介入には本人の同意が必要であるのはいうまでもないが，その同意は当該医的介入に関する適切な理解に基づいたものであるべきで，誤解に基づいた同意や拒否は，本人の不利益に帰する。また，本人の意思決定が困難な場合に，本人に代わって意思決定する人が誤解に基づいてその判断をすることも，本人の不利益に帰する。

　胃ろう栄養法の適応や利点・欠点などの適切な情報を得て理解し，それが本人にとってどのような意味があるのかを考えて意思決定することが大切である。換言すれば，まず事実を理解し，その事実が本人にとってどのような価値を有しているのかを判断することが必要であるということである。

2 胃ろう栄養法の汎用の背景

　胃ろう栄養法について理解する場合に，なぜこれが汎用されるようになったのか，その要因と背景を知ることは重要であろう。

（1）PEGの開発と利点

　胃ろうはかつて，開腹術によって造設されていたが，その頃は胃ろう栄養法はそれほど行われていなかった。開腹術という術式による合併症などの問題があったため，あくまでも限定的に施行されていたのである。

　しかし，1979年に，経皮内視鏡的胃ろう造設術（percutaneous endoscopic gastrostomy；PEG）が米国で開発されてから，世界各地でPEGによって胃ろうを造設して行う胃ろう栄養法が急速に一般化した。この術式は，小児外科医のマイケル・ガウダラーらが開発した。ガウダラーらは，神経疾患などのために摂食・嚥下の困難な患児が，開腹術による胃ろう造設で合併症に苦しんでいるのを見て何らかの改善が必要と考え[1]，胃カメラを応用する方法を思いつき，腹部の切開サイズを最小にし，縫合不要な手技によって胃ろうを造設する方法を考案した。1例目の患児は生後4か月半であった[2]。

PEGで胃ろうを造設する方法は、開腹術で造設する場合に比べて、患者の身体的負担が大幅に小さいのはいうまでもない。高額な医療機器も不要であり、入院期間も短縮できるので、医療費削減にも役立った。また、人工的水分・栄養補給法（artificial hydration and nutrition；AHN）として最も一般的であった経鼻経管栄養法と比べて患者への負担が少なく、患者の日常的な不快感を大幅に低減した。また、近年の免疫に関する研究によって、腸管機能が免疫機能に果たす役割の大きさが知られるようになったことで、経静脈栄養法に対する胃ろう栄養法の優位性は揺るぎないものとなった。こうした多くの利点を背景に、PEGによる胃ろう栄養法は、1980年代から、まず開発元の米国で汎用されるようになった。

（2）わが国における汎用の状況

日本では1990年代から徐々に施行されるようになり、2000年代に入って急速に普及した[3]。矢野経済研究所によると、2005（平成17）年度には造設キットの販売数は10万本を突破し、その後、年間10万本程度で推移している[4]。交換用キットの販売数は、2010（平成22）年度は70万本に達したとみられている。このように、日本では2000年代の最初の10年間で、目覚ましく市場が拡大した。

2010年に、日本老年医学会の医師会員を対象として筆者らが実施した悉皆調査（n＝4,506）のなかで、胃ろう栄養法と経鼻経管栄養法の比較を質問したところ、回答した医師1,554名（有効回答率 34.7%）のうち、胃ろう栄養法の優位点について、81%が「患者の不快感が小さいこと」、65%が「患者の苦痛が小さいこと」、60%が「経口食と併用可能であること」、55%が「看護師の労力が少ないこと」、51%が「誤嚥・胃食道逆流が少ないこと」などを挙げた（複数回答）。

3 胃ろう栄養法の適応：利点の多さによる弊害も

医療者と市民を対象にPEGの普及啓発活動を行っているNPO法人PEGドクターズネットワーク（PDN）は、胃ろう栄養法の適応について、脳血管障害や認知症などによる自発的な摂食不能・困難、神経・筋疾患などによる嚥下不能・困難、頭部・顔面外傷による摂食不能・困難、咽喉頭狭窄、食道狭窄、胃噴門狭窄、食道穿孔、成分栄養療法を必要とするクローン病、摂食するがしばしば誤嚥する症例、経鼻経管留置に伴い誤嚥する症例などを挙げている。また、PEGの適応に関するガイドラインとして、生命予後が不良でないことなどとしている[5]。

このほかにも、患者の状態によっては、PEGを施行し胃ろう栄養法を導入することが患者の益になる場合もある。前述のように、胃ろう栄養法の利点として臨床医は「経口食と併用可能であること」を挙げている。経口のみでは十分な栄養摂取が困難な場合に、口からは好きな物を食べ、食べる楽しみを味わいつつ、必要な栄養分は胃ろうから入れることができるのは、患者のQOLからみて重要な点である。

しかし、PEGを施行して胃ろう栄養法を導入する方法の利便性の高さは、一方において、PEGの過剰施行の誘因ともなってきたことが筆者らの調査で示されている[6]。患者が経口摂取困難とみると、すぐにPEGを施行して胃ろう栄養法を導入しようとする医師が増えたのである。筆者が、日本でPEGを施行されている患者について、その施行目的で分類したところ、「施行目的が存在しないとはいえないが、その達成可能性が非常に低い患者群」がおり、高度に進行した認知症患者がその多くを占めることが示された[7]。

4 終末期の胃ろう栄養法の効果

（1）認知症患者への施行に対する効果の疑問

　日本では，認知症が高度に進行して摂食・嚥下困難となっている患者に対してもPEGが施行されることが多いが，実は海外の先行研究は，この患者群における胃ろう栄養法の効果を疑問視あるいは否定している。PEGが先行して流行した米国では，この患者群に対しても過去に多数の施行例があるが，その転帰を観察し，反省を込めて，多くの論文が「この患者群にはPEGを施行すべきではない。胃ろう栄養法は相対的に患者の利益にならない」と結論し，「この患者群では適切に配慮された食事介助を行い，それが限界に達したらAHNを行わずに看取りへ向かうべき」と述べている[8-10]。こうした論文の多くは世界のトップジャーナルに掲載されている。

　上記の論文のなかで最も頻繁に引用されているのは，米国の老年医学者トマス・フィヌーケインらが米国医師会雑誌で1999年に報告した論文である[8]。フィヌーケインらによれば，摂食困難な認知症患者に対する胃ろうや経鼻経管栄養法の導入目的は，①誤嚥を防ぎそれにより誤嚥性肺炎を予防すること，②栄養状態を改善して生存期間を延長すること，また，③栄養状態を改善することによって褥瘡や感染症を予防すること，④患者の苦痛を軽減することなどである。さらに，1966～1999年に世界で発表された胃ろうあるいは経鼻経管栄養法に関する医学論文を多角的に分析し，論文77篇を引用して，上記目的のいずれについても「有意な効果が認められなかった」と結論した。

　また星野は，フィヌーケインらの分析対象後の1999～2005年に，世界で報告された認知症患者に対する経管栄養法の論文について分析し，36篇を引用して，誤嚥性肺炎の予防については「限定的」，延命効果については「経管栄養を施行された高齢者は6か月から1年以内に半数が死亡しているという傾向がある。したがって，経管栄養に利点があるとしても，この限られた予後を前提として語られなければならない」としている[11]。

（2）認知症終末期のケア：可能な限りの食事介助と口腔ケアを

　認知症の終末期について，国内の権威ある組織によって示された定義が存在しないため，筆者と東京大学の清水哲郎は，調査研究上，国内文献等を参考に，操作的に脳血管障害型認知症の場合は，「認知症が進行し，意思疎通困難，寝たきり，摂食嚥下困難であり，可能な最善の治療によっても病状の好転や進行の阻止が期待できなくなり，死にいたるプロセスを考慮に入れて臨床上の意思決定を行う状態」と定義している[7]。

　アルツハイマー型認知症の場合には，その重症度分類であるFAST（functional assessment staging）を使い，終末期はFASTの7（d：着座能力の喪失）の段階以降と考えるのが国際的に一般的である[12]。この段階では，通常は寝たきりであっても，最初のうちは介助があれば椅子に座り座位を保持することが可能だが，次第に座位を保持することも困難になってくる。しかし，この段階でも噛む力は残存している場合があり，7（e：表情喪失）でも嚥下可能な場合もあるので，7（d）の段階においても望ましいのは可能な限りの食事介助であると考えられる。

　口腔ケアによって摂食状態の改善が認められる場合も少なくないので，より早い段階から，歯科医師や歯科衛生士が医療ケアチームに参画していることが望ましい。誤嚥しがちであっても，好きな食べ物ならば誤嚥しないということもしばしば報告されており，摂食可能な食べ物を探し，摂食可能な形にして食べてもらう工夫をすると患者のQOLの改善にもつながる。

5 意識改革へ：AHNの差し控えは餓死ではなく緩和ケア

そのようにしながらも，やがて食事介助が限界に達するときがくる。その後の摂食困難状態に対しては，胃ろう栄養法などのAHNは行わず看取るというのが，欧米の医学会やアルツハイマー協会のガイドラインが示すところである。

- 米国老年医学会：「人工的な栄養投与はほとんどの症例において患者のためにならない。適切な口腔ケアを行い，小さな氷のかけらを与えて水分補給する程度が望ましい。氷に味をつけるのもよい。死を間近にした患者は空腹やのどの渇きを覚えない」としている。
- 米国アルツハイマー協会：「アルツハイマー末期で嚥下困難になった患者に対する最も適切なアプローチは，死へのプロセスを苦痛のないものにすることである。経管栄養法がこの患者群に利益をもたらすという医学的証拠はない。輸液も実施しないほうが最期の段階の苦痛が少なくて済む」と述べている。
- アルツハイマーズ・オーストラリア（豪アルツハイマー協会）：「質の高い緩和ケアを実践するためには，患者に何らかの措置や治療を行ったときの利益が不利益を上回らなければならない。生理学的にいえば，患者にとって苦痛のない最期を実現するためには，輸液を行わないほうがよい。皮下注射による輸液を選択する家族もいるかもしれないが，その効果の医学的証拠は得られていない」と述べている。
- 欧州静脈経腸栄養学会（ESPEN）：「胃ろう栄養法は誤嚥性肺炎や褥瘡の発生を減少させ，患者のQOLを改善するという医学的証拠はない」と述べつつも，PEG施行について完全には否定せず，「PEGを施行するか否かの決定は個別症例によるが，実施する場合でも，批判的かつ制限的なアプローチが必要である」としている。
- オーストラリア政府発行の『高齢者介護施設における緩和ケアガイドライン』：「緩和医療の専門家は（胃ろうや経鼻経管による）経管栄養法や輸液は有害」，「脱水と口渇を混同してはならない。口渇は少量の水や氷を口に含ませることによって改善する」としている[13]。

筆者の研究で，AHNを差し控えて自然に委ねる死に方に「餓死」を連想し，直感的に非倫理的とみなす医師が非常に多いことが示された[6]が，終末期のAHNの生理学的意味などを検討した欧米の研究[14,15]は，苦痛のない最期を実現する場合にAHNは不要であり，AHNを控えた最期は苦痛を伴わないとしており，それは主に，脳内モルヒネと呼ばれるβエンドルフィンの増加とケトン体の増加によるという。国内にも，「老衰の過程で生じる摂食不能を放置した死は脱水死であり，苦しみは少なく死亡までの期間も短く，治療による苦痛もない，ある意味で理想的な死に方である」[16]とする老年病専門医もいる。

6 コミュニケーションの重要性

胃ろう栄養法などAHNの差し控えと中止は，あらゆる医療行為の差し控えと中止のなかで最も判断が困難であることは，欧米の先行研究でも数十年前から指摘されている。それが困難なのは，AHNは食事の代替であり，ケアを象徴するものであり，それを差し控え，中止するということに対する人間の直感的倫理感や情緒的な判断は，医学的証拠に反するからである。事実と直感や価値の区別は，倫理的に判断する際に最も重要なことである。

その意味で，患者側と医療者側のコミュニケーションの重要性はますます高まっている。患者

側は，自分たちの考え方や価値判断を医療者側に伝え，医療者側は，診断結果と治療法の選択肢に関する情報を適切に伝える。そうしたやりとりを繰り返すことによって，バランスのとれた望ましい意思決定に到達することができると考える。終末期医療を担当する医療者に望みたいのは，コミュニケーション・スキルの向上である。

医療者と患者家族側のコミュニケーションが改善すれば，医療者側の価値の押しつけになることもないと思われる。患者思いの医師の熱意と誠意が，患者にとっては一方的な気持ちと選択の押しつけになってしまう場合もある。

また，筆者の研究で，日本の医師のなかには，患者が胃ろう栄養法の流動食を消化・代謝できない状態になったら末梢点滴を行い，点滴の針も入らなくなったら中心静脈栄養法を行い，その間に患者は複数の感染症を発症し苦痛のなかで最期を迎えても，「できることは全て行った」と医師としての職務を遂行したと認識し，安心する医師もみられた。しかし，こうしたことは医師の自己満足であることが少なくないのではないか。同時に，医療者と患者家族側のコミュニケーションが不足すると，家族が「できることは何でもしてください」といったときに，その言葉への対応が上記のような臨床実践になることも少なくないと思われる。

終末期医療の意思決定について話をするということは，多くの日本人にとって，依然としてハードルが高いことである。しかし，進展した医療技術が広く使用される現代日本において，超高齢社会に生きる高齢者の人生の最終章を幸せなものにするために，最期の医療をどうするかについて，患者側と医療者側が話を繰り返すこと，それが普通に行われる社会を実現することが重要である[17]。

15-2. 誤嚥性肺炎予防のケア

人間は，食べる量が減ってきた，むせるようになった，といったことを繰り返すなかで，食べられなくなっていく。口から食べるということは，身体のさまざまな機能を維持することにつながり，何よりも人間にとっては生きる力や喜びとなり，人々との絆を結んでいく。本節では，特に，いつからが終末期か，「今」が終末期なのかがわかりにくい高齢者の「食べる」ことを支えるケアについて，誤嚥性肺炎予防のケアを中心に述べる。

7 誤嚥性肺炎とは

誤嚥性肺炎とは，細菌が食物や唾液・胃液などとともに肺内に送り込まれ増殖することによって生じる肺炎で，高齢者に多く発症する。誤嚥する異物には，食物だけでなく，唾液などの分泌物がある。人間の身体は，食べ物の通り道と空気の通り道が咽頭まで同じであるのに，途中から，空気は気管支へ，食物は食道へ分かれていく構造となっている（第5章の5-3参照）。そのため，人間は誤嚥を起こす危険をもって生きているといえる。

では，なぜ健康な人，特に若者は誤嚥性肺炎にならないのであろうか。それは，食物が誤って気管に入りそうになると，十分にむせることができるからである。これを「咳嗽反射」という。咳嗽反射は，気管に異物が入らないように防御する機能であり，むせることによって誤嚥したものを喀出しようとすることができる。

第15章 エンドオブライフにおける「食べる」を支えるケア

　高齢者の場合，この咳嗽反射が低下してくるため，食物や唾液が気管に入りそうになってもむせないことがある。個人差はあるが，唾液の分泌量は1日に800〜1,500 mLとされている。健康な人は，これを自然に飲み込んでいるが，嚥下機能や咳嗽反射が低下していると，むせることなく気管に流入してしまい誤嚥性肺炎を引き起こすことがある。高齢者の肺炎は，約80%がむせない誤嚥からの誤嚥性肺炎であるといわれており，むせる場合より，むせない場合のほうが誤嚥性肺炎を起こす危険は高い。また，姿勢の保持が困難となった高齢者が，食事の後，臥床することにより食物や胃液が逆流し，それを誤嚥することによっても誤嚥性肺炎は起きる。

　発症するかどうかは，誤嚥したものと量，口腔や気道の衛生状態だけでなく，高齢者本人の体力の状態など，さまざまな要因が関係している。そのため，誤嚥性肺炎の予防には，食べる際の注意だけでなく，本人の体力を維持し，抵抗力や免疫力をよい状態に保つための生活全般におけるケアが大切になってくる。

8 誤嚥性肺炎の原因・誘因と誤嚥性肺炎予防のケア

(1) 原因・誘因となる主な疾患：脳血管障害，神経難病

　誤嚥性肺炎を起こす原因となる主な疾患に，脳血管障害や神経難病などがある。

　誤嚥性肺炎は，嚥下時に食べ物や唾液を咽頭から食道に移送する際に反射で起こる嚥下運動（嚥下反射）がうまくいかないこと，誤嚥しそうになったときに咳をして吐き出す咳嗽反射が低下していることにより生じる。嚥下反射や咳嗽反射を正常に保つ役割を果たす物質としてサブスタンスPの存在がわかっており，この物質の減少は，嚥下反射や咳嗽反射を低下させる。

　サブスタンスPの放出には，ドーパミンによる刺激や，咽頭や気管の粘膜への知覚刺激が必要であるが，脳血管障害（特に大脳基底核の梗塞）では，ドーパミン合成が低下したり，咽頭や気管の粘膜への知覚に関連する神経が障害されるため，サブスタンスPの低下を招くことになる。

　こうしたことから，誤嚥性肺炎の治療として，サブスタンスPを増やす目的で，ドーパミンの合成を促す，あるいは脳血管障害を治療する薬剤がある。例えば，パーキンソン病の治療薬であるアマンタジンや，脳血管障害の治療薬であるシロスタゾールがそれである。薬剤治療に際しては，医師との連携が重要となる。

　薬剤以外にも，例えば，食事の際，温かい物は温かいうちに，冷たい物は冷たいうちに食べること，また，口腔ケアなどにより口腔内を刺激することは，サブスタンスPを増やすのに有効といわれている。

(2) 原因・誘因となる主な機能低下

　i．摂食・嚥下障害　誤嚥性肺炎と関連の深い機能低下に，摂食・嚥下障害がある。前述のサブスタンスPと関連するのは嚥下障害，いわゆる飲み込みの障害であるが，摂食・嚥下障害は，必ずしも飲み込むことだけが障害されているのではなく，食べ物を認識することから胃に送り込むまでの一連のプロセスのなかに何らかの障害があることをいう。高齢者が食べられなくなると，「摂食・嚥下障害だから嚥下訓練が必要だ」と安易に決めつけられることも多いが，「食べる」というプロセスは非常に複雑である。これらのどこに問題があるかをきちんと見極め，適切な介入をしていく必要がある。

　例えば，むせてしまって食事が進まない，食べると声がかすれる，食べると疲れるようだ，という場合は，明らかに嚥下機能に問題があると考えられる。食べるとき以外でも，よだれが増

てきた，うがいが難しくなった，痰の量が増えた，というような症状は，摂食・嚥下機能が低下してきた徴候である。このような場合には，サブスタンスPを増やすようにするとともに，嚥下訓練が有効となる。嚥下訓練は，言語聴覚士（ST）などリハビリテーションの専門職と協力して進めていくことも大切である。摂食・嚥下訓練については，多くの専門書が出ているので，それらを参照していただきたい。

　　ⅱ．廃用症候群　　大きな手術の後など，長期間経口摂取をしていなかった場合も，嚥下機能が低下する。寝てばかりいると足の筋力が衰えていくのと同様に，嚥下機能も使わなければ低下する。できるだけ早く経口摂取を開始することが大切なのはもちろんであるが，経口摂取ができない間，口腔ケアを欠かさず行うことを忘れてはならない。

（3）覚醒状態（意識レベル）の影響

　誤嚥性肺炎を予防するためには，覚醒状態に気をつけることも重要である。高齢者の場合，全く問題なく全量食べられるときと，なかなか食事が進まず1時間たっても全量食べられないときが，日によって，あるいは時間によって異なってみられる場合もある。このような場合は嚥下機能の問題というよりは，覚醒の状態（意識レベル）が影響していると考えられるため，生活リズムを整える必要がある。

　また，高齢者では，疲れやすいため臥床がちであったり，薬物の影響が残っていたりして，傾眠傾向にあることも多い。声をかけないと眠ってしまうようなときの食事摂取は，むせる原因になるため，食べるときにはしっかりと目覚めていることが大事である。食事の20～30分前には椅子に座るなどして食べる姿勢をとる，あるいは口腔ケアにより覚醒を促すといったことが大切となる。

　このように，誤嚥性肺炎は，摂食・嚥下障害だけが原因で起こるのではなく，食事の際の姿勢や口腔ケアの状態も関連する。食べる姿勢と口腔ケアについて，具体的にみていく。

　　ⅰ．食べる姿勢　　嚥下に問題のない人は，机と椅子を本人に合った高さに調節した上で，座って食べるのがよい（図15-1）。

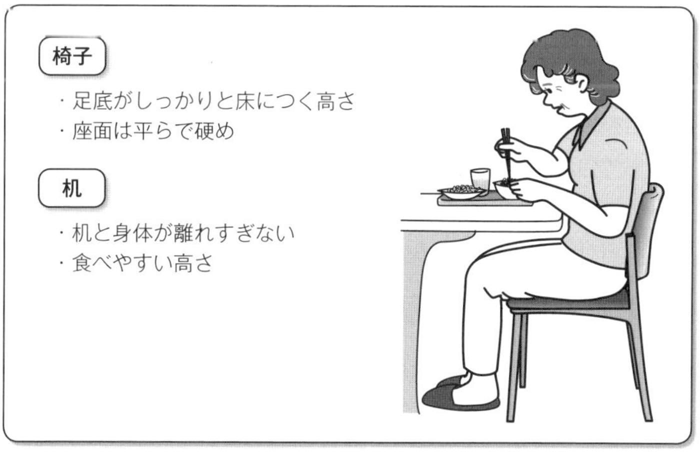

　一方，嚥下に問題がある場合は，姿勢の工夫が必要である。ベッドの頭側を30度上げて頸部を前に倒し，軽くうなずいたような状態にするのである。30度上げた仰臥位にすることにより，食べている最中に口からこぼれてしまうのを防ぐ。また，気管と食道は，解剖的な位置関係では，気管が胸側（身体の前側），食道が背中側（身体の後ろ側）に位置するため，重力も食物の送り込みの助けとなる。

図15-1　嚥下に問題のない場合の食べる姿勢

椅子
・足底がしっかりと床につく高さ
・座面は平らで硬め

机
・机と身体が離れすぎない
・食べやすい高さ

　ただし，ベッドを上げていることで，身体がずり落ちてくることも考えられるため，姿勢が崩

表 15-1 唾液分泌の低下を誘発する代表的な薬剤

薬効分類	一般名	商品例
末梢性抗コリン薬	アトロピン硫酸塩水和物 ブチルスコポラミン臭化物 オキシトロピウム臭化物 イプラトロピウム臭化物水和物	アトロピン硫酸塩 ブスコパン テルシガン アトロベント
中枢性抗コリン薬	トリヘキシフェニジル塩酸塩 ビペリデン塩酸塩	アーテン, トレミン アキネトン
三環系抗うつ薬	イミプラミン塩酸塩 アミトリプチリン塩酸塩	トフラニール, イミドール トリプタノール
定型抗精神病薬	ハロペリドール クロルプロマジン塩酸塩	セレネース コントミン, ウインタミン
第一世代抗ヒスタミン薬	a-クロルフェニラミンマレイン酸塩 ジフェンヒドラミン塩酸塩	ポララミン レスタミン, ベナ
利尿薬（降圧薬）	フロセミド	ラシックス, オイテンシン

注）「摂食・嚥下リハビリテーション第2版」（才藤栄一, 向井美恵監修, 医歯薬出版, 2007）および「薬と摂食・嚥下障害」（Carl LL, Johnson PR／金子芳洋, 土肥敏博訳, 医歯薬出版, 2007）を参考に作成.
（和田敬子：口腔ケアーう歯・誤嚥性肺炎予防／角田直枝編：在宅看護技術マスターQ&A　実践できる皮膚ケア・栄養ケアマネジメント・呼吸ケア, 学研メディカル秀潤社, 2010）

れないよう, 最初の段階で膝の下に枕を入れるなどして安定させる. また食べている間も, 位置がずれてきていないかどうか, 常に気を配る必要がある.

　ⅱ. 口腔ケア　近年, 口腔細菌が, う蝕や歯周病だけでなく全身疾患にも関連していることが指摘されており, 口腔ケアの重要性が周知されてきている.

高齢者は, 加齢や薬物の影響（表15-1）により唾液の分泌が低下する[18]. 唾液の役割には洗浄作用や抗菌作用などがあり, 唾液分泌の減少により, これらの作用が低下して口腔内の清潔が保たれないことになる. そのため, 口腔内を清潔に保つ目的で口腔ケアが行われる.

口腔ケアの重要性は, 口の周りの筋肉や舌への刺激を与えることにもある. これは, 嚥下訓練につながるとともに, サブスタンスPの合成を促すともいわれている.

経口摂取をしていない場合, 口腔ケアを行うタイミングを逃し, 怠りがちになる. しかし, 経口摂取できないときこそ, 口腔内の乾燥を防いだり, 気づかないうちに唾液などを誤嚥したとしても多量の細菌が入らないようにするために, 口腔ケアは非常に重要である. 可能な限り, 歯科医師や歯科衛生士の協力も得ながら進めるとより効果的である.

9 誤嚥性肺炎の早期発見のためのアセスメントとポイント

肺炎というと, 発熱, 咳嗽, 痰が典型的な症状であるが, 高齢者の場合, こうした症状がみられないかあるいは症状が軽くても, 肺炎が進行していることがある. 特に, 肺炎を疑って胸部レントゲン撮影をしても, 脱水があると画像に陰影が出にくいという特徴がある. 発症初期の肺炎では, 高齢者でも発熱していることが多い. よって, 体温, 血圧, 脈拍, 呼吸数, SpO_2（動脈血酸素飽和度）, 呼吸音, 意識状態などを必ず確認し, 普段の状態を把握しておくとよい. 例えば,

SpO_2値が普段より4以上低下していれば，肺炎を含めた呼吸器の疾患を発症していることが考えられる。また，誤嚥性肺炎では，背部の呼吸音を聴診すると，左右の下葉から異常音が聴診される。そのため，高齢者では，背部の呼吸音の聴診も早期発見のポイントとなる。

　上記のような典型的な肺炎の徴候以外でも，元気がない，食欲がない，反応が鈍く傾眠がちになるなど，いつもの状態からの変化に気を配る必要がある。こうした変化は，普段から接している人が一番気づきやすい。そのため，食事の際にかかわる介護者や家族だけでなく，その高齢者に接する人は皆，上記のような症状が誤嚥性肺炎の徴候と関連することを知っておくことが必要である。そして，少しでもいつもと違うと感じた場合には，周囲の人に伝え，その情報をかかわる人々で共有することが大切である。

10 誤嚥性肺炎の治療とケアの課題

　誤嚥性肺炎は，一度起こすと繰り返すことが多く，治療にも時間がかかる。また，高齢者の場合，入院によって体力が落ちたり，ADLが低下したりすることもある。

　在院日数の短縮化のため，経口摂取による誤嚥性肺炎の危険を回避し，まずは「安全に」栄養を補給できる状態にして早く退院してもらおうとして，経管栄養が導入されることは多い。しかし，嚥下機能は，使わなければ使わないほど低下する。すなわち，廃用症候群である。さらに，経管栄養にしたことで，医療者だけでなく家族も，口から食べなくても栄養分は摂取できると安心してしまい，よほどの決意と適切なアセスメントがなされないと，再び経口摂取を始めることが難しい。ただちに胃ろうが選択されることもある。

　このように，誤嚥性肺炎を起こしたときに，入院して治療するのか，在宅あるいは施設入所のままできる治療をするのか，点滴にするのか，経管栄養にするのか，選択肢はさまざまであり，それぞれメリットとデメリットがある。

　こうした治療方針に関する意思決定は，基本的に患者本人の意思が尊重されるべきであるが，誤嚥性肺炎を繰り返して経管栄養が検討される頃には，認知障害を伴っていることも多い。実際には，本人の意思確認ができない状態で，家族が決断しているのが現状である。家族としては，再び誤嚥性肺炎を起こすことを恐れたり，できる限り長生きしてほしいという思いから，経口摂取をあきらめるほうに傾きやすくなる。

　経管栄養を否定するということではなく，経管栄養になったとしても，もう食べることは無理だと決めつけないで，本当に口から食べるのは難しいのか，一度でなく，何度でも機会をとらえて評価することが大事である。誤嚥性肺炎を起こしたことのある人や，摂食・嚥下障害がある人に，100%安全な経口摂取を取り戻すのは難しい。しかし，だから経口摂取をあきらめるというのではなく，食べることが，栄養補給の面だけでなく，その人の生きる力や喜びや人々との絆にもなることを忘れずに，できる限り経口摂取を続けられるような努力を惜しんではならない。

第15章 エンドオブライフにおける「食べる」を支えるケア

【引用文献】
1) Gauderer MW : Twenty years of percutaneous endoscopic gastrostomy : Origin and evolution of a concept and its expanded applications. *Gastrointest Endosc*, **50**, 1999, 879-883.
2) Gauderer MW, Ponsky JL, Izant RJ Jr. *et al.* : Gastrostomy without laparotomy : A percutaneous endoscopic technique. *J Pediatr Surg*, **15**, 1980, 872-875.
3) 嶋尾 仁：内視鏡的胃ろう造設術の現況．*Gastroenterol Endosc*, **45**, 2003, 1217-1224.
4) 中日新聞：胃ろうを作りますか？ 2011年1月4日朝刊25面．
5) PDN PEGドクターズネットワーク：http://www.peg.or.jp/tekiou/index.html
6) Aita K, Takahashi M, Miyata H, Kai I, Finucane TE : Physicians' attitudes about artificial feeding in older patients with severe cognitive impairment in Japan : A qualitative study. *BMC Geriatrics*, **7**(1), 2007.
   http://www.biomedcentral.com/1471-2318/7/22
7) 会田薫子：胃ろう栄養法の適応と終末期の栄養摂取の考え方．診療研究，**462**, 2010, 38-45.
8) Finucane TE, Christmas C, Travis K : Tube feeding in patients with advanced dementia : a review of the evidence. *JAMA*, **282**, 1999, 1365-1370.
9) Gillick MR : Rethinking the role of tube feeding in patients with advanced dementia. *N Engl J Med*, **342**, 2000, 206-210.
10) Post SG : Tube feeding and advanced progressive dementia. *Hastings Cent Rep*, **31**, 2001, 36-42.
11) 星野智祥：認知症患者に対する経管栄養について．プライマリ・ケア，**29**, 2006, 22-30.
12) 石束嘉和：高度アルツハイマー型認知症（AD）についてどう考えるか．*Clinician*, **87**, 2007, 1141-1144.
13) Australian Government : Guidelines for a Palliative Approach in Residential Aged Care. Enhanced version-May 2006.
    http://www.nhmrc.gov.au/_files_nhmrc/file/publications/synopses/pc29.pdf
14) Printz LA : Is withholding hydration a valid comfort measure in the terminally ill ? *Geriatrics*, **43**, 1988, 84-88.
15) Ahronheim JC : Nutrition and hydration in the terminal patient. *Clin Geriat Med*, **12**, 1996, 379-391.
16) 植村和正：高齢者の終末期医療の特徴／井口昭久編：これからの老年学 [第二版]，名古屋大学出版会，2008, pp.304-307.
17) 会田薫子：延命医療と臨床現場―人工呼吸器と胃ろうの医療倫理学．東京大学出版会，2011.
18) 和田敬子：口腔ケア―う歯・誤嚥性肺炎予防／角田直枝編：在宅看護技術マスターQ&A 実践できる皮膚ケア・栄養ケアマネジメント・呼吸ケア，学研メディカル秀潤社，2010, pp.76-80.

【参考文献】
・藤島一郎：口から食べる―嚥下障害Q&A．中央法規出版，1995.
・小山珠美監修：脳損傷に伴う摂食・嚥下障害―経口摂取標準化ガイド．日総研出版，2005.
・浅田美江，ほか：これでわかった高齢者への食事介助Q&A．月刊ナーシング，**27**(8), 2007, 5-11.
・荻野 裕：誤嚥の機序―誤嚥はなぜ起こるのか？．ICUとCCU，**33**, 2009, 177-183.
・松本信子：高齢肺炎患者に対する看護．呼吸器ケア，**7**, 2009, 1250-1255.
・北川善政，ほか：口腔ケアの基礎知識．*Nursing Today*, **24**, 2009, 19-23.
・石塚 聡，ほか：肺炎．*Cognition and Dementia*, **10**, 2011, 90-91.
・佐々木英忠：高齢者肺炎における誤嚥性肺炎の重要性．日本医師会雑誌，**138**, 2009, 1777-1780.

第16章 「食べる」を支えるケア 管理・経営と専門職連携

1 はじめに：近年の医療の動向と対応

　医療は近年，高度化と複雑化が進展している。そのため，医師の判断と指示に基づく従来の診療のしくみでは，対応しきれなくなっている。そこで，対応の1つとして登場してきた活動がIPW（専門職連携）である。医師が不足している状況もあって，国としてもIPWの推進を図るために，診療報酬上のさまざまな部門でIPWを算定要件としている。また，患者の「食べる」についても，栄養状態が治療を左右することが認識され，栄養や食事にかかわる管理や指導が評価されている。これらの評価は，一時的には医療費がかさむことになる。

　しかし，IPWにより患者の立場に立った医療が行われることで，患者の満足と医療機関への信頼が得られ，わが国の医療制度への信頼へとつながる。また，栄養や食事にかかわる管理や指導の評価は，疾病の重度化を予防するなどの大きなメリットがあり，結果的に医療費の削減につながると考えられる。

2 診療報酬における「食べる」を支えることとIPW

（1）「食べる」を支えるための診療報酬とIPW

　「食べる」を支えるための診療報酬として，入院基本料の算定要件となっている栄養管理計画，栄養サポートチーム加算，外来栄養食事指導料，入院栄養食事指導料，集団栄養食事指導料，在宅患者訪問栄養食事指導料，摂食障害入院医療管理加算，糖尿病透析予防指導管理料などがある。また，食事療養というしくみにおいて，入院中の食事が提供され，そのなかでも疾病治療の直接的手段としての治療食に対して特別食加算が認められている。

　栄養管理計画や栄養サポートチームについての報酬は，栄養管理を評価するものであるが，一見して「食べる」こととどう結びつくのか疑問に思われるかもしれない。しかし，第5章で述べられているように，栄養状態の評価・判定と栄養法の決定は，「食べる」を支えるためには欠かせない事項である。結果として「食べる」ことが不可能な場合もあるが，基本的に「食べる」を目標に栄養管理を進めることが求められている。「食べる」ことは，栄養法のなかでも最も生理的であると同時に，経済的にも優位の方法であるからである。

　前述の診療報酬で，栄養食事指導を除くものでは，医師，看護師，薬剤師，管理栄養士などの専門職種が共同して取り組むことが算定要件となっている。多職種での取り組みは，それぞれの専門的な視点により問題を明らかにし，患者の立場に立って優先順位を決めて問題解決にあたることが求められている。

（2）医療療養型病院における，低栄養のリスクがある人の「食べる」を支える事例

> **事例** Zさん：83歳，女性，認知症，低栄養のリスク
>
> ①**リスクの発見**：管理栄養士による栄養回診により，入院患者のZさんは朝食が食べられないことで食事摂取量が不足し，低栄養のリスクがあると判定された。
> ②**問題解決の検討**：ケースカンファレンスが実施され，介護福祉士より，朝は覚醒状態が悪く食事摂取ができないとの発言があった。医師より，覚醒が悪い原因は睡眠薬を処方しているためかもしれないとの発言があり，睡眠薬の必要性の議論が行われた。薬剤師からは，睡眠薬の量が多いので減量して様子をみてはどうかという意見があった。一方，看護師の意見は，睡眠薬を一旦中止し，夜眠れるような生活サイクルを構築し直すほうが患者にとってよいだろうというものであった。家族も一緒に議論に加わり，睡眠薬が中止されることになった。
> ③**結果**：Zさんは，3日後に覚醒良好となった。朝食も食べられるようになり，低栄養リスク者リストからはずされた。夜眠れない問題については，看護師や介護福祉士，理学療法士などのチームがアセスメントとプランを繰り返しながら対応している。

　この事例は，管理栄養士だけで問題を抱えていたら，解決が遅れてしまったであろうと思われる。なぜなら，管理栄養士は栄養や食事そのものだけに注目してしまいがちだからである。
　IPWにより，患者にとって最善の方法で低栄養が回避され，「食べる」が守られたと考えられる。また，療養型病院の診療報酬は定額制であり，睡眠薬の中止はその経費の削減というメリットもあり，結果的にわずかではあるが経営に貢献することができた事例である。

3 介護報酬における「食べる」を支えることとIPW

　介護報酬においても，「食べる」を支えるための報酬として栄養ケアマネジメント加算，経口移行加算，経口維持加算，医療の特別食と同様の意味をもつ療養食加算，管理栄養士による居宅療養管理指導料，介護予防居宅療養管理指導料がある。
　療養食と療養管理指導を除いた報酬については，診療報酬と同様に専門職が共同で取り組むことが算定要件となっている。
　IPWや「食べる」ことについての考え方は医療と変わりはない。しかし，高齢者のQOL維持の観点から「食べる」を支える考え方が，介護報酬ではより鮮明になっている。
　また，指導の報酬は居宅におけるものであり，さまざまな問題に対応しなければならない。IPWなくして「食べる」を支えることは難しく，さらに地域連携も必要となる。

4 おわりに：患者・利用者の満足度向上につながる経営への貢献

　前章までに述べられてきたように，「食べる」を支えるためのさまざまな取り組みは，IPWによってよりよい効果を得ることが可能になる。その取り組みを診療報酬，介護報酬という対価に代えることで，医療機関や介護施設の経営に貢献することができると考えられる。
　また，これらIPWによる取り組みは，患者・利用者の満足度をさらに向上させることができるため，選ばれる病院，施設となり，経営への貢献につながることも期待できる。

索引

欧文

AHN	148
BSPD	140
BUN	45
catch up（生体の）	2
chE	45
EN → 経腸栄養法	
feed forward（生体の）	2
ICF	5
—の活用	13
—のコード	10
—の評価方法	10
—の分類	10
—のメリット	16
—の理念図	5
ICF－CY	16
interprofessional education → IPE	
interprofessional work → IPW	
IPE	28
IPW	27, 28
—構築	95
—の構造	31
JAIPE	29
MST	42
multidisciplinaly	28
ODA	43, 115
OR → 経口栄養法	
OT → 作業療法士	
PEG	53, 147
PEM	117
PN → 経静脈栄養法	
PPN	51
PT → 理学療法士	
QOL	3, 51
SGA	43, 115
ST → 言語聴覚士	
TPN	51
UDF	58
well-being	82

あ

アセスメント	40, 141
栄養—	40, 43
術後の食べる機能の—	122
術前の栄養—	119
退院支援の—	125
認知症の人の食べるを支えるための—	141
後片付け	20
アルツハイマー型認知症	141, 149
アルブミン	44
アンブレラ型組織	96

い

異化期	118
医学モデル	7, 9, 15
息こらえ嚥下	113
育児ストレス	98
医師	35, 50, 89
意識（経口摂取開始の）	138
意識レベル	153
意思決定支援（退院に向けた）	127
イニシエーター	2
命のワンスプーン	51
医療サービス	129
医療療養型病院	158
胃ろう栄養法	53, 147
—の適応	148
飲食物の逆流	113
咽頭	47
咽頭期	47, 113
咽頭蠕動運動不良	113
咽頭相	47

え

栄養アセスメント	40, 43
術前の—	119
栄養改善事業	79
栄養士	35, 89
栄養障害	117
栄養状態評価	42, 49
栄養スクリーニング	42
栄養摂取の問題	98
栄養素	1
栄養不良	42
栄養不良スクリーニングツール	42
栄養補給	1
栄養補給法	41, 51
エコマップ	13
嚥下機能（経口摂取開始の）	138
嚥下困難者	110
えん下困難者用食品	57
嚥下障害	152
嚥下食ピラミッド	55, 57
嚥下造影検査	50, 59
嚥下内視鏡検査	50
嚥下の期	47
嚥下の機構	47
嚥下の相	47
嚥下反射	152
—の遅延・低下	113
援助内容	100

お

おいしさ	2
おとなの健康教育	71
温度（食べ物の）	56

か

介護者	130
介護福祉士	35, 89
介護報酬	158
介護保険サービス	129
介護保険制度	78
介護予防	78, 79
介護予防事業	78
介護力	135
咳嗽反射	151
買い物	20
会話	137
覚醒	110
覚醒状態	153, 158
仮性球麻痺	55
家族へのケア	130
かたさ（食品の）	55
活動	7, 11, 12
活動制限	16
可動域制限（上肢の）	112
家庭での食べる支援	66
空嚥下	113
カルシウム	73
加齢	84, 87
感覚異常	98
感覚機能の視点（認知症の）	143

感覚機能の低下	84	—の判断基準	138	—のケア	155
環境	9, 145	経静脈栄養法	1, 41, 51	—の早期発見	154
環境因子	9, 12	傾聴	33, 107	—の治療	155
環境設定	88, 110	経腸栄養法	1, 41, 51, 53	—予防	152
環境の視点（認知症の）	144	経腸栄養実施（術後の）	122	誤嚥リスク低減	111
看護師	35, 46, 89	経鼻栄養法	53	コーディネーション	34
間接訓練	49	経皮内視鏡的胃ろう造設術		国際生活機能分類	5
間脳	88		53, 147	個人因子	10, 13
カンファレンス（退院準備の）	129	頸部保持困難	113	骨粗鬆症	85
顔面の麻痺・感覚障害	112	ケースの評価視点	98	古典的反応	117
管理栄養士	35, 50, 89	血液学的状態	45	こども	62, 95
緩和ケア	150	血清コレステロール	45	—の食育	62
		血中尿素窒素	45	個別相談	74
き		ケの食	23	コミュニケーション	
記憶障害	140, 142	健康	5		23, 33, 103, 150
機関間連携	32	健康教育の手法	74	コリンエステラーゼ	45
気道	48	健康寿命	78	コンピテンシー	32
機能障害	16	健康診断	71		
高齢者の—	83	健康日本21	72, 78	**さ**	
機能低下（高齢者の）	83	言語聴覚士	35, 50, 89	在宅患者	131
客観的栄養評価	43, 115	言語的コミュニケーション	24	在宅ケア	125
嗅覚	84	見当識障害	140	在宅支援	101, 114
凝集性（食品の）	55			在宅訪問栄養食事指導	134
共食	63	**こ**		在宅療養	125, 129
拒食	100	構音障害	113	サイトカイン誘発反応	117
拒食症	26	口腔	47	細胞性免疫機能	45
筋委縮	85	口腔期	47, 113	座位保持	137
筋緊張	113	口腔機能	144	作業療法士	35, 49, 89
筋力低下	85	口腔ケア	110, 154	サブスタンスP	152
上肢の—	112	経口摂取開始の—	138	サルコペニア	85, 86
		口腔疾患	112	参加	7, 11, 12
く		口腔相	47	参加制約	16
空腹感	4	口腔内環境不良	112		
口から食べる動作	21	口腔内清潔保持（術後の）	122	**し**	
訓練	50	口腔内の乾燥	86	ジェノグラム	13
		高血圧	72	歯科医師	35, 89
け		交互嚥下	50, 113	歯科衛生士	89
ケア	106	高次脳機能障害	89	視覚	84
—の方向性	19	恒常性	117	歯科的問題	112
ケア関係の構築	106	口唇閉鎖不良	112	脂質異常	72
ケアコーディネーター	95	口唇麻痺	112	自助具	21, 88
ケアマネジャー	47	行動・心理症状（認知症の）	140	姿勢	112
経営への貢献	158	喉頭挙上不良	113	舌の麻痺・感覚障害	112
経口移行	89, 114	高齢化率	78	失語	140
経口栄養法	41, 51	高齢者	55, 59, 78	失行	140
経口摂取	1, 42	—の健康教育	78	実行機能障害	140
—を検討できるよい徴候	137	—の食育	79	失調	112
経口摂取開始		誤嚥	50, 100	失認	140
術後の—	122	誤嚥性肺炎	55, 132, 151	児童福祉施設	66

死に至る経過	131	
社会貢献活動（高齢者の）	82	
社会資源	129	
社会心理の視点（認知症の）	144	
社会福祉士	35	
社会モデル	16	
周手術各期	119	
集団指導	74	
周辺症状（認知症の）	140	
終末期医療	147	
主観的包括的評価	43, 115	
手術	117	
手術侵襲	117	
主訴解決のためのフローチャート	101	
術後	121	
―の栄養管理	121	
―の経腸栄養実施	122	
―の口腔内清潔保持	122	
―の食事摂取方法	123	
―のストレス	122	
―の摂食機能変化	123	
―の絶食状態	122	
―の食べる機能のアセスメント	122	
術後必要栄養量	122	
術前	119	
―絶飲食期間	120	
―の栄養アセスメント	119	
―の栄養状態改善	120	
―のケア	119	
―の血糖コントロール	120	
旬の素材	22	
準備期	47, 112	
障害	15, 95	
障害児施設	95	
消化液の分泌低下	87	
消化・吸収機能の低下	87	
上肢		
―の可動域制限	112	
―の筋力低下	112	
―の失調	112	
―の麻痺	112	
小児期メタボリックシンドローム	64	
小児の摂食・嚥下障害の分類	97	
小脳	88	
傷病者の食事	4	
情報の伝達	24	

上腕筋囲	44	
上腕筋面積	44	
食上げ	50	
職域保健	71, 73, 75	
食育		
高齢者の―	79	
こどもの―	62	
食育基本法	62, 95	
職員教育	145	
食塩	72	
食塊形成（咀嚼・嚥下機能低下時の）	111	
食塊形成困難	112	
食形態	110	
―の工夫	123	
食形態指導	100	
食行動	18	
食残	112	
食事介助	88	
食事環境	145	
食事計画	20	
食事摂取状況	46	
食事摂取方法の指導	123	
食事の姿勢	21	
食事バランスガイド	73	
食生活改善推進員	73	
食生活リズム	22	
食卓づくり	20	
食道	48	
食道期	47, 113	
食道相	47	
職場給食	75	
食文化	22	
食物アレルギー	65	
食物移送	113	
食物の送り込み不良	113	
食物を食べる過程	18	
食物をつくる過程	18	
食欲	3	
食欲中枢	3	
触覚	84	
食感	84	
食器	88	
自立	17, 126	
自律	17	
事例検討会	35	
神経内分泌反応	117	
神経難病	152	
人工的水分・栄養補給法	148	

侵襲	117	
心身機能	7, 11	
心身状態のケア	110	
身体活動	73	
身体機能	50, 144	
身体計測	44	
身体構造	7, 11	
身体組成	44	
身体徴候	45	
身体的健康の視点（認知症の）	143	
診療報酬	157	

す

ストレス（術後の）	122	
スライス法	113	

せ

生化学検査値	44	
性格傾向の視点（認知症の）	144	
生活機能	7	
生活習慣	22	
生活モデル	5, 9	
生活歴の視点（認知症の）	143	
生産活動	20	
生体反応	117	
生理作用	2	
咳き込み	113	
咳払い	50	
摂食・嚥下		
―の機構	47	
―のプロセス	111	
―のリスク	98	
摂食・嚥下機能	46	
―の訓練	49	
―の障害	49	
―の低下	86	
―の評価	49	
摂食・嚥下障害	98, 152	
―の分類（小児の）	97	
―の予後	48	
摂食・嚥下障害看護認定看護師	95	
摂食・嚥下リハビリテーション	46	
摂食機能	18	
摂食機能変化（術後の）	123	
絶食状態（術後の）	122	
セルフコントロール	33	
先行期	47, 112	
全身状態（経口摂取開始の）	138	

索引

専門職の調整活動（退院に向けた） 128
専門職連携 28
専門職連携教育 28
専門職連携実践 27, 28
専門性の相互確認 104

そ

相互作用 24
双方向のコミュニケーション 24
ソーシャルワーカー 46, 89, 129
阻害的環境 10
促進的環境 10
組織間連携 31
咀嚼期 47, 112
咀嚼機能の低下 86
咀嚼障害 58

た

退院 123, 125
退院計画 125
退院後のケア 123
退院支援 125
　—のアセスメント 125
　—のプロセス 126, 127
退院準備カンファレンス 129
退院調整看護師 129
代謝機能 117
体重変化 44
対人援助 33
体調 144
ダイナミズム 109
大脳 88
唾液 137, 154
唾液分泌低下 154
　—を誘発する薬剤 154
多職種協働 28, 34
食べ方 105
食べない理由（認知症の人の） 145
食べ物
　—の成分 105
　—の物性 55
　—の物性（咀嚼・嚥下機能低下時の） 111
　—を準備するプロセス 140
　—を体内に取り込むプロセス 140
食べられない理由（認知症の人の） 145

食べる意味 1
　—の理解 125
食べる意欲 137
食べる過程 17
食べる機能 96
食べる口 49, 144
食べること 1, 17, 40
　—の自立の程度 126
食べる姿勢 153
食べる動作 21
食べるプロセス 140
食べる量 105
たんぱく質・エネルギー低栄養状態 117

ち

地域保健 71, 73, 75
地域連携 32, 47, 114
チームアプローチ 28, 114, 141
チーム医療 27
チーム形成プロセス 31
地産地消 22
窒息リスク低減 111
窒素バランス 44
中核症状（認知症の） 140
中心静脈栄養法 51
聴覚 84
朝食欠食 72
朝食摂取状況（こどもの） 64
腸の蠕動運動の低下 87
重複交流 25
調理 20
腸ろう栄養法 53
直接訓練 49

て

低栄養 78, 100, 114, 117, 158
低栄養予防 79
定期健診 71
低出生体重児 102
ディスコーディネーション 95
鉄 73
伝承 22
伝承料理 80
伝統食 22

と

同化期 118
糖尿病 72, 106

ドーパミン 152
特定健康診査 71
特別用途食品 57
トランスサイレチン 44
トランスフェリン 44

な

内臓たんぱく質 44

に

日本保健医療福祉連携教育学会 29
認知期 47, 112
認知機能 112
認知機能障害 142
認知機能低下 87, 112
認知症 36, 140, 149, 158
　—の行動・心理症状 140
　—の周辺症状 140
　—の中核症状 140
　—の人の食べるを支えるためのアセスメント 141
認知症終末期 149
認知の偏り 98

ね

熱産生 2

の

脳 48
　—の機能 88
　—の障害の視点（認知症の） 142
脳幹部 88
脳血管疾患 87
脳血管障害 152
脳梗塞 87
脳神経 48
飲み物の物性 58

は

パーソンセンタードケア 141
パートナーシップ 34, 103
背景因子 9
配食サービス 129, 134
排泄ケア 87
バイタルサイン 110
廃用症候群 49, 153
ハイリスクアプローチ 74
発達支援 96

歯の疾患	112
母親の育児ストレス	98
ハレの食	23
パワーバランス	103

ひ

鼻咽腔への流入	113
皮下脂肪厚	44
非言語的コミュニケーション	25
必要栄養量（術後の）	122
肥満	72
評価視点	98
表情	137
病状コントロール	105

ふ

不安定姿勢	112
フードテスト	49
福祉サービス	129
腹水	45
服薬管理	87
不顕性誤嚥	55
浮腫	46
付着性（食品の）	55
物性	
食べ物の—	55, 111
飲み物の—	58
プレアルブミン	44
プロダクティブ・エイジング	82

へ

平均寿命	78

ペーシング障害	112
ヘルスメイト	73
偏食	100

ほ

訪問栄養食事指導	134
訪問介護	129
訪問介護サービス	134
訪問看護	129, 133
訪問歯科	133
訪問診療	133
訪問入浴介護	133
訪問によるケア	131
訪問リハビリテーション	133
母子相互作用の低さ	98
歩数	73
骨の変化	85
ポピュレーションアプローチ	74
ホメオスタシス	117

ま

末梢静脈栄養法	51
マネジメント	34
麻痺（上肢の）	112
慢性疾患	105
満足度	158
味覚	2, 84
未知の有効成分	3
むせ	113
メタボリックシンドローム	72
小児期—	64
メンタル管理	89

問題意識	103
問題解決プロセス	31

や行

薬剤師	89
薬物	110
野菜摂取量	72
痩せ	72
思春期の—	65
ユニバーサルデザインフード	58
要介護状態	78

ら行

リーダー	103
リーダーシップ	34, 103
理解・判断力低下	140
理学療法士	35, 49, 89
リクライニング位	113
離乳	100
リハビリテーションスタッフ	35
リフレクション	33, 38
療養管理指導	129
臨床所見	45
臨床心理士	89
連携	27
老化	18
ロコモティブシンドローム	85
呂律障害	113

〔編著者〕　　　　　　　　　　　　　　　　　　　　　　　　　　　　　　　　　　（執筆担当）

氏名	所属	執筆担当
諏訪さゆり	千葉大学 大学院看護学研究科 教授，看護師	第2章，第14章，第15章-2
中村 丁次	神奈川県立保健福祉大学 学長，管理栄養士	第1章，第5章-1

〔著　者〕（執筆順）

氏名	所属	執筆担当
藤田 伸輔	千葉大学医学部附属病院 地域医療連携部 部長，医師	第2章
尾岸恵三子	日本赤十字秋田看護大学 看護学部 学部長，大学院看護学研究科 教授，看護師	第3章
大塚眞理子	埼玉県立大学 保健医療福祉学部 教授，看護師	第4章-1
長谷川真美	東都医療大学 ヒューマンケア学部 教授，看護師	第4章-2
吉内佐和子	関西医科大学附属枚方病院 栄養管理部，管理栄養士	第5章-2
西郊 靖子	横浜市立大学附属福浦病院 リハビリテーション科 助教，医師	第5章-3
伊藤美穂子	岩手県立一戸病院 栄養管理室，管理栄養士	第5章-4
栢下 淳	県立広島大学 人間文化学部 教授，管理栄養士	第5章-5
小切間美保	同志社女子大学 生活科学部 教授，管理栄養士	第6章
近藤 今子	浜松大学 健康プロデュース学部 准教授，管理栄養士	第7章
弘津 公子	山口県立大学 看護栄養学部 准教授，管理栄養士	第8章-1
清水紗弥香	鶴巻温泉病院 診療技術部栄養科，管理栄養士	第8章-2
荒木 暁子	千葉県千葉リハビリテーションセンター 人材育成部・看護局（兼）看護部長心得・人材育成部長（兼務），看護師	第9章
青木ゆかり	千葉県千葉リハビリテーションセンター 看護局，摂食・嚥下障害看護認定看護師	第9章
谷本真理子	千葉大学 大学院看護学研究科 准教授，看護師	第10章
工藤 美香	南大和病院 栄養科 科長，管理栄養士	第11章
三浦美奈子	東京女子医科大学 看護学部 助教，看護師	第12章
石橋みゆき	前 千葉大学 大学院看護学研究科 講師，看護師	第13章-1
島村 敦子	千葉大学 大学院看護学研究科 助教，看護師	第13章-2
松永美根子	介護老人保健施設 孔子の里 副施設長	第14章
桑田 昭子	介護老人保健施設 孔子の里，管理栄養士	第14章
大塚 弥生	介護老人保健施設 孔子の里，介護福祉士	第14章
会田 薫子	東京大学 大学院人文社会学系研究科 特任准教授	第15章-1
佐伯 恭子	千葉大学 大学院看護学研究科 博士後期課程，看護師	第15章-2
林 静子	湘南ホスピタル 栄養科 科長，管理栄養士	第16章

「食べる」ことを支えるケアとIPW
－保健・医療・福祉におけるコミュニケーションと専門職連携－

2012年（平成24年）5月25日　初版発行

編著者	諏訪さゆり
	中村丁次
発行者	筑紫恒男
発行所	株式会社 建帛社 KENPAKUSHA

〒112-0011　東京都文京区千石4丁目2番15号
TEL（03）3944-2611
FAX（03）3946-4377
http://www.kenpakusha.co.jp/

ISBN 978-4-7679-6159-0　C3047　　　　壮光舎印刷／ブロケード
Ⓒ諏訪さゆり・中村丁次ほか，2012　　　　Printed in Japan
（定価はカバーに表示してあります）

本書の複製権・翻訳権・上映権・公衆送信権等は株式会社建帛社が保有します。
JCOPY　〈(社)出版者著作権管理機構 委託出版物〉
本書の無断複写は著作権法上での例外を除き禁じられています。複写される場合は，そのつど事前に，(社)出版者著作権管理機構（TEL 03-3513-6969, FAX 03-3513-6979, e-mail：info@jcopy.or.jp）の許諾を得て下さい。